Die einzige Antwort auf Krebs

Besiege die Ursache aller Krankheiten

Dr. Leonard Coldwell

Hardin B. Jones, Ph.D., ehemaliger Professor für medizinische Physik und Physiologie an der Universität von Berkley, Kalifornien machte folgende Aussagen auf der 11. Jahresversammlung der wissenschaftlichen Autoren der American Cancer Society: „Es gibt Nachweise dafür, dass unbehandelte Gruppen eher überleben als behandelte Kontrollgruppen … Die augenscheinliche Lebenserwartung von unbehandelten Fällen von Krebs nach den Anpassungen in der Tabelle scheint höher zu sein als die Lebenserwartung der behandelten Fälle … Es existiert die Möglichkeit, dass die Behandlung die durchschnittliche Situation verschlimmert.“

DISCLAIMER

 Personen oder Institutionen, die an der Erstellung, Publikation und dem Verkauf dieses Buches beteiligt sind, übernehmen keinerlei Verantwortung für das Ergebnis oder die Folgen der Nutzung der Informationen aus diesem Buch.

Bitte nehmen Sie zu Kenntnis, dass der gesamte Inhalt dieses Buches lediglich die Meinung des Autors wiedergibt. Nahezu alle im orthodoxen medizinischen Feld Tätige stehen konträr zu dem, was in diesem Buch gesagt wird, inklusive der Ideen, Methoden und Systeme, die dem zugrunde liegen. Mir, dem Autor, ist das egal! Warum? Weil ich jederzeit Ergebnisse vorzeigen und Krebsheilungen reproduzieren könnte, wenn mir die offizielle Erlaubnis erteilt würde, mein IBMS® zu praktizieren. Nach meiner Erfahrung kann Krebs in einem Zeitraum von zwei Wochen bis zu vier Monaten geheilt werden, solange noch nicht zu viel Schaden durch die Behandlung mit „Schneiden, Vergiften und Verbrennen" der schulmedizinischen Berufe angerichtet wurde oder der Patient nicht Willens oder fähig ist, alles das zu tun, was nötig wäre, um vollständige Gesundheit zu erlangen. Manchmal kommt es vor, dass der Patient bereits durch die gesundheitlichen Herausforderungen zu sehr geschwächt ist, die er oder sie erleben muss, dass dann auch diese Methoden nicht mehr greifen, was aber meiner Erfahrung nach sehr selten vorkommt. Das bedeutet, es hängt von Ihnen und Ihren gottgegebenen Rechten ab. Ihr Recht auf einen freien Willen, Ihr Recht zu wählen, Ihr Recht auf Selbstverteidigung und all die wundervollen Rechte, welche uns laut unserer Verfassung zustehen, um genau das zu tun, wofür wir uns entscheiden!

Aber Sie müssen das auf eigenes Risiko und auf Ihre eigene Verantwortung tun und die Konsequenzen Ihrer Entscheidungen und Handlungen tragen. Wir übernehmen keinerlei Verantwortung für jegliche Entscheidung, die Sie treffen. Jegliche Heilung, die Sie erfahren werden, haben Sie - wehrte Leser/wehrte Leserin - sich selbst zu verdanken. Sie selbst sind verantwortlich für Ihren Erfolg oder Ihre Fehler, die auf Ihren Entscheidungen basieren. Wenn ich hier über Gott rede, ist das nur meine persönliche Überzeugung. Ich glaube an Gott, aber nicht an organisierte Religion. Unser Gewissen (dadurch spricht Gott mit uns) sagt uns, was wir tun und lassen sollen und was richtig oder falsch für uns ist.

Wir brauchen keinen Pfarrer oder Priester, der uns sagt, was Gott von uns erwartet oder will. Organisierte Religion wurde nur zur Kontrolle, Macht und Ausnutzung entwickelt.

Haftungsausschuss bezüglich FTC, FDA etc.: Mein Anwaltsteam ließ mich wissen, dass sie außerhalb von Washington DC keine „juristische Zuständigkeit" haben, auch keine „order of deferred authority". Ich weiß nicht, ob das wahr ist oder nicht und es ist mir ehrlich gesagt auch egal, weil ich in keiner Weise Handel betreibe oder etwas verkaufe. Der gesamte Inhalt dieses Buches wurde bereits zu einem früheren Zeitpunkt in verschiedenen Sprachen (mindestens 8 verschiedenen Sprachen) veröffentlicht und ist durch nationales Handelsrecht etc. geschützt. Die meisten originalen Urheberrechte gehören unterschiedlichen Verlagen und Institutionen der IBMS oder Dr. Leonard Coldwell. Ich übe mein Recht auf freie Rede und auf freie Meinungsäußerung aus. Der gesamte Inhalt dieses Buches basiert zu 100 % auf meinen eigenen persönlichen Erfahrungen und gibt meine Meinung wieder. Ich beanspruche keinerlei Akzeptanz irgendeiner Industrie oder eines Teils der Regierung, noch behaupte ich, mich auf Fakten zu berufen. Der Inhalt dieses Buches ist nach meiner Erfahrung, Erinnerung und meinem Glauben richtig und wahr. Alle Schlussfolgerungen basieren auf meinen eigenen Gedanken und Glaubenssystemen. Alles in diesem Buch ist nur meine Meinung, aber ich könnte ja recht haben. ™

Alle anderen Autoren, die am Buch mitgeschrieben haben, geben auch einfach ihre persönliche Meinung und Schlussfolgerungen aus eigener Erfahrung wieder und sind selbst verantwortlich für ihre Veröffentlichung innerhalb dieses Werkes. Dr. Leonard Coldwell und/oder der Verlag, Verkäufer oder Versender, übernehmen keine Verantwortung für die Veröffentlichung und die Verwendung der Informationen der einzelnen Autoren durch den Leser oder durch die anderen Autoren dieses Buches. Der Inhalt dieses Buches ist zu Zwecken der eigenen Forschung geschrieben worden und jegliche Anwendung der hier genannten Informationen findet in der Eigenverantwortlichkeit des Lesers statt.

Obwohl der Autor versucht hat, ein tief greifendes Verständnis der besprochenen Themen zu geben und Genauigkeit und Ganzheit der Informationen zuzusichern, gelten diese nur zu rein informativen Zwecken. Autor, Verlag und Beteiligte an der Produktion, des Vertriebs oder Verkaufs dieses Buches übernehmen keine Verantwortung.

WIDMUNG

Dieses Buch ist dem Kampf gegen Krebs gewidmet sowie allen Menschen, die sich nicht mit einem Todesurteil oder einem Leben voller Leiden zufriedengeben, nur, weil ein Arzt es ihnen so sagt.

Die ganz besondere Widmung geht an meine IBMS®-MS-Familie! An die Mitglieder der IBMS® Masters Society, der am schnellsten wachsenden privaten Aus- und Weiterbildungsgemeinschaft, in der die Mitglieder Mitgliedern dabei helfen, frei, gesund, erfolgreich und glücklich zu sein. Ich widme dieses Buch auch meinen neuen lizenzierten und zugelassenen IBMS® Coaches® und Therapeuten™.

Ganz besonders widme ich dieses Buch der stärksten Frau der Welt, meiner Mutter sowie all den wunderbaren Menschen, die mich, meinen Erfolg und mein System sowie dessen Veröffentlichung möglich machten. Und jedem, der mich auf meinem Weg mit meinen Ideen unterstützt hat, ebenso wie meinen ehemaligen Patienten für ihr Vertrauen, meinen mehr als 5. 6 Millionen Seminarteilnehmern und meinen mehr als 157 Millionen Lesern für ihre Unterstützung und für die freundlichen Worte, die mich auf dem Weg begleiteten.

DANKSAGUNG

Ich danke meiner Mutter, meiner Frau Amy, meinem Bruder Jens, meinen Freunden Dr. Thomas Höhn, Dr. Holger Crone, Kongressmitglied Joe Wilson, Moshe und Yaffa Popack und allen anderen, die mich auf diesem steinigen, aber wunderbaren Weg begleitet haben und die es für mich ermöglicht haben, meinen Kampf, meine Arbeit, meine Berufung immer weiter auszuführen, trotz aller Hindernisse und Schwierigkeiten, die mir von der pharmazeutischen und medizinischen Industrie, die an unserem Leid und Tod verdienen, immer wieder in den Weg gelegt und bereitet werden.

Ich danke dem Zahnarzt, der mein Leben gerettet hat. Thomas Sentz und den Zahnärzten, die mir wieder Lebensqualität gegeben haben, Dr. Ralph Hoffman und Dr. Coleman.

Ich danke meinem Team: Dave, Rumi, Meral und Amy für die Verwirklichung der deutschsprachigen Ausgabe meines Mega-Bestsellers "The Only Answer to Cancer."

Die einzige Antwort auf Krebs

Dr. Leonard Coldwell

Verlag: Jim Humble Verlag

Jim Humble Uitgeverij B.V.
Postbus 1120
6040 KC Roermond
Niederlande

www.jimhumbleverlag.com

1. Ausgabe: November 2017
7. Ausgabe: März 2024
8. Ausgabe: März 2025

ISBN: 978-90-8879-172-7 - Hardcover - 242 Seiten

Cover: Isis Sousa

INHALTSVERZEICHNIS

VORWORT

Auf meinem langen, letztlich erfolgreichen, Weg mit vielen Tief- und Rückschlägen begegnete mir vor knapp 20 Jahren der Autor dieses Buches, Doktor Leonard Coldwell. Dieses Ereignis krönte meinen bisherigen Lebenslauf und war der Beginn einer respektvollen Zusammenarbeit, Erfahrungsaustausch und Freundschaft auf hohem Niveau. Damit sich diese meine subjektive Erkenntnis den Leser/innen besser erschließt, liegt es mir am Herzen, meinen Werdegang so kurz wie möglich in einigen Gedankensprüngen zu skizzieren.

Seit meiner frühen Kindheit hatte ich mich mehrmals von zum Teil gefährlichen Krankheiten selbst geheilt und erlebte von meiner Geburt an eine Mutter, die jeden Atemzug "plante und durchführte", wie sie mir vier Jahre vor ihrem Tod mit 87 Jahren erklärte. Ich erinnere mich noch heute daran, dass jeder ihrer Atemzüge zu hören war. Sie trug ihr chronisches Asthma bronchiale seit meiner Geburt würdevoll und ohne Klagen über 50 Jahre lang. Sie brachte mir das Wichtigste bei, was das Leben formt: das Atmen. Viele Stationen meines Lebens konnte ich erfolgreich passieren und Schwächen meines Immunsystems sowie der Disziplin überwinden, indem ich (leider viel zu wenig) intensiv meine Atmung bewusst einsetzte. So vergingen Prüfungsangst und immer wieder auftretende Infekte und Allergien jedes Mal wie von selbst.

Nach dem Abitur führte mich jahrelange geistige Arbeit neben einer Basisausbildung in der Krankenpflege zu dem Entschluss, Medizin zu studieren und somit direkt in das Hamsterrad des Lernens in einer medizinischen Fakultät.

Ich wollte der Welt, nachdem ich die Hürden des Studiums der Theorie und Praxis der Medizin überwunden haben würde, berichten, was ich selbst praktisch erfahren hatte und was jedermann anwenden könnte, um seine eigenen inneren Heilswege aufzuspüren und seine eigene Heilung in Gang zu bringen und zu erkennen, warum die Krankheit aufgetreten ist, was es daraus zu lernen gibt und welches Verhalten sie ein für alle Mal verhindert.

Krankheit ist ein Lernvorgang! Das war mir schon als Kleinkind und Schüler offenbart worden. Ohne die Überwindung einer schweren Krankheit, die mich in den letzten drei Schuljahren begleitete, und mir beinahe das Tor zum frohen, erfolgreichen Leben verschloss, die meine Noten drückte, Lernen erschwerte, Vergessen „förderte“, wäre ich nicht zu dem geworden, was ich heute bin.

Was Ärzten nicht gelang, das übernahm ich nach dem Abitur selbst. Und gewann - gegen die Gewohnheit, gegen die Angst, gegen die Menschen in meiner Umgebung, die glaubten, meine Ziele hingen zu hoch. Ich erlebte mich zum ersten Mal als Gewinner. Und das tat gut.

Im Studium erlebte ich, wie der Mensch, dieses beseelte lebende Wesen, dem der Schöpfer die Möglichkeit eines eigenen Willens geschenkt hat, in seine Einzelteile zerlegt wurde, bis er nicht mehr zu einem Lebewesen zusammengesetzt werden konnte.

Ich lernte auch, vitale Abläufe in einem kranken aber lebenden Organismus durch modellhafte Vorstellungen im Reagenzglas und unter dem Mikroskop zu „verstehen", auswendig zu lernen (ohne es zu verinnerlichen und auf den Patienten zu übertragen) bis meine Ideale und das „Wesen" in dem „Lebe-Wesen" Mensch durch den Verstand komplett verstellt waren.

Später, als Arzt in der Klinik und danach in der eigenen Praxis versuchte ich, den Menschen wieder zusammenzufügen, wieder zu beleben, doch ich hatte etwas verloren: die Beseeltheit des Heilenwollens, den Menschen zu seinem Heil zu führen, zu seiner Bestimmung.

Ich wollte wissen, wie das geht. Ich wollte es selbst erlernen. Dabei hatte ich doch schon am eigenen Leibe diese wunderbare Erfahrung gemacht.

Ich empfand mich mehr und mehr losgelöst von meinen ursprünglichen Idealen. Diesen schleichenden Vorgang bemerkte ich schon während des Studiums und vermochte ihn nicht vollends aufzuhalten. Autogenes Training, die Atemratschläge meiner Mutter und meditative Übungen hielten mich damals im Fluss. Sie verhinderten, dass ich durch das Pauken von "toten" Fakten ganz abdriftete. So konnte ich später allmählich den Faden wieder aufgreifen und weiter „spinnen".

In den ersten Berufsjahren galt es, Erfahrungen zu sammeln an vielen Patienten mit dem theoretischen Wissen im Hinterkopf.

Ich freute mich, dass ich aus eigener Motivation während der Studienzeit und davor wenigstens über Ernährung viel lernen konnte. Seit dem Abitur hatte ich mich mit Ernährung als meinem Lieblingsthema beschäftigt. Die Ernährungswissenschaften waren eine angenehme Abwechslung zum lernintensiven Medizinstudium, in dem das Fach „Ernährung“ einfach nicht vorkam, ja, die Ernährung spielte auch keine fachübergreifende Rolle, ebenso wenig wie die Psychosomatik, außer etwas Psychologie.

Außerdem las ich unter anderem neben der Studenten-Pflichtlektüre das Buch Nasamecu (Natura Sanat Medicus Curat = die Natur heilt, der Arzt behandelt). Dieses Werk von Dr. Georg Groddek, Vater der Psychosomatik, von dem Dr. Sigmund Freud abgeschrieben hat, war mir ein wichtiger Wegweiser und prägte meine frühe Arzt-Karriere.

Mit all den hier vorgetragenen Eindrücken versuchte ich, neben einer zehn- bis zwölfstündigen täglichen Arbeit als Intensiv-Mediziner, Stationsarzt, Ersthelfer, Tröster, "Pastor", Behandler, Hinhörer, Sterbebegleiter, Personalchef (der Praxis), Dauerstudent (ständige Fortbildungen), etc. einen Weg zu finden, meine Anlagen, Talente, Erfahrungen, Ideale, Selbstheilungs-Einsichten und die Ratschläge meiner chronisch kranken Mutter, die 30 Jahre länger lebte, als es ihre Freunde (allesamt Ärzte) und ihre behandelnden Ärzte ihr vorausgesagt hatten, in meine tägliche Arbeit als Arzt zu integrieren.

Mein Ziel „vom Mediziner zum Arzt“ gewann Gestalt. Ich entwickelte meine Vision, meine Version einer Ganzheitsmedizin. Ich integrierte die Schulmedizin des Westens in die Akupunktur des Ostens (oder war es umgekehrt?), psychosomatische Konfliktlösung, Reflexzonen-Behandlung, Bioresonanz-Therapie, Kinesiologie, Chelat-Therapie, die neue „Human-identische Hormonmedizin“ und vor allem die Neuraltherapie so gut ich es vermochte. Ich gab Kurse in autogenem Training und führte damit schon früh einige Patienten zur Selbstheilung. Erste Erfolge auf dem Gebiet der „biologischen Krebsmedizin“ stellten sich ein, die meine wichtigste Tätigkeit werden sollte.

Wenn das erste Kind behindert zur Welt kommt am Tag des medizinischen Staatsexamens und obendrein die Familie nebst Freunden voller Unverständnis die folgende erfolgreiche Berufsentwicklung betrachten und entsprechend, zum Teil ungebeten, kommentieren, man, umgeben von einer großen Anzahl

Menschen, so allein ist, wie man sich das nie hätte träumen lassen, dann verkriecht man sich entweder und verkauft dieses Rückzugsverhalten als ein „Im-Stillen-Gutes-Tun“. Oder, man handelt, wie in meinem Fall, völlig anders, nämlich zielstrebig, demütig und tolerant.

Je mehr Widerstände ich vorfand, desto einfallsreicher wurde ich. Ich machte im Kleinen einen gewaltigen Prozess durch, den man in der Physik so beschreibt: Durch Druck entsteht aus Kohlenstoff ein Diamant (sonst übrigens nicht!). Andere sagen: „Aus der Not eine Tugend machen".

Ich entdeckte und entwickelte meine verborgenen, wegerzogenen Talente und war jahrelang für viele Menschen um mich herum nur der Kassenarzt von nebenan mit den langen Wartezeiten. Auf der immerwährenden Suche nach Lösungen für Krankheiten, die in immer größerer Zahl in meiner Praxis auftauchten, und immer weniger dem entsprachen, was ich mal zu meinem Examen wissen musste, besuchte ich viele Seminare und Kongresse.

Die Begegnungen auf dieser Heilungschancen-Suche mit vielen später anerkannten Experten in verschiedenen Gebieten der Naturheilkunde, Biophysik, Schulmedizin und Psychologie prägten meinen konsequenten Weg. Ich folgte wieder meinen Idealen. Die Anerkennung wuchs, die Anforderungen stiegen. Die Erfolgsrate war in etwa gleich, nur auf einem höheren Niveau. Das war mir aber nicht genug.

So war es nur eine Frage der Zeit, das heißt, des passenden Augenblickes (im wahrsten Sinne des Wortes), dass ich einen besonderen Menschen kennenlernte, den Doktor Leonard Coldwell, meinen heutigen Lehrer, Motivator und Freund. Im Gegensatz zu einigen Motivationstrainern, die ich vorher erlebt hatte, faszinierte mich nur dieser Redner mit seinen Vorträgen und Aussagen, nämlich der Doktor Leonard Coldwell. Er erweckte im Auditorium das Gefühl der Selbstverantwortung und Eigeninitiative, ohne ein „Guru" oder „Meister" sein zu wollen. Er war intensiver, fundierter als all die anderen und bewegte die Menschen zu Taten für ihren direkten Nutzen. So auch mich.

Seit dem ersten Kontakt entwickelte sich ein Gedanken- und Faktenaustausch, der neue Facetten in meinem therapeutischen Spektrum eröffnete und mich neu motivierte, bessere Heilerfolge zu erzielen. Dies läutete eine neue Ära ein.
Erst hatte ich Dr. Coldwell auf der Bühne erlebt, dann kennenlernen dürfen nach einem Seminar, ihn in der Folge mit Fragen überhäuft und meine Skepsis bezüglich seiner proklamierten Heilerfolge (als Coach, durch Hilfe zum Selbsthilfe-Training) voll ausgelebt, indem ich Unterlagen durchsah, in denen seine Krebs-Heilerfolge verzeichnet waren.

Ich lernte seine vitale Mutter kennen, die durch den unermüdlichen Einsatz des Zehn- bis Zwölfjährigen Tag und Nacht neben der Schulzeit, von einer schweren komplizierten Krebserkrankung genas. Seine Mutter war und ist der Anfang von Vielem: von Doktor Coldwells Leben. Sie war für ihn Lehrmeisterin darin, Krebs gründlich zu erkennen und zu heilen und dadurch in seine Lebensaufgabe zu wachsen, die Welt über die faszinierenden Krebs-Heilerfolge zu informieren, die auf jedermann anwendbar waren. Sie lebte immer noch, 23 Jahre nach mehreren "Vorhersagen" "kompetenter" Ärzte und Chefärzte, sie habe nur noch wenige Monate zu leben und in der Folge durfte ich ihr dabei helfen, Gewicht zu reduzieren. Dies war bedeutend weniger erfolgreich als ihre Krebsheilung durch ihren geliebten Sohn. Sie erfreut sich auch heute noch, 44 Jahre nach ihrer (ich nenne es) verbalen "Einbalsamierung" durch Fachärzte.

Nachdem meine Skepsis gegenüber dem Wirken von Dr. Coldwell zögernd gewichen war, empfahl ich einigen Patienten, ihn aufzusuchen. Sie kehrten geheilt zurück.

Ich begann die Ausbildung zum „NAPS"-Coach (so hieß das damals) und bin heute, fast 20 Jahre später, Europa-Chef-Coach und -Trainer in der Institution IBMS, die Dr. Coldwell geschaffen hat. Die Abkürzung bedeutet „Instinkt-basiertes Medizinsystem" (in Englisch: Instinct Based Medicine System).

Das wunderbare Team um uns herum wächst permanent. Viele Menschen werden täglich von diesem Geist inspiriert.

Was hat das nun alles mit diesem Buch zu tun, das Sie verehrte Leserinnen, verehrte Leser, in Händen halten? Eine Menge!

„Die einzige Antwort auf Krebs" ist die deutsche Ausgabe des Original-Buches, das vor sechs Jahren in den USA mit dem Titel „The Only Answer to Cancer" auf den Markt kam und mehrere Millionen Mal verkauft wurde.

Als einer der ersten Leser des Originals war ich schon damals von der Klarheit und überzeugenden Darstellung der Schritte vom Heil-Wunsch zum Heil-Sein fasziniert. Mir kam aufgrund eigener Erfahrung und jahrelangem Austausch mit Doktor Coldwell Vieles bekannt vor. Es war bis dahin noch keinem mir bekannten Autor gelungen, solch profundes Wissen nebst wertvollen Strategien als die „richtige Antwort" auf dem Weg vom Krebs zur Heilung derartig eindrucksvoll zu beschreiben.

Das Buch ist eine Handlungsanleitung zum Heilerfolg. Nicht nur bei Krebs. Schon im Titel unterscheidet es sich von Motivationsbüchern wie z.B. "The Secret", dessen Inhalt auch ein "Geheimnis" bleiben wird, nach dem man ihn zunächst aufgewühlt gelesen hat, um anschließend wieder in seinen alten Modus zurückzusinken, ohne zu spüren, wo und wann man in seinem Leben etwas ändern kann und soll.

Auf „Die einzige Antwort auf Krebs“ haben Millionen Menschen und der Buchmarkt seit Jahrzehnten gewartet. In diesem Buch ist drin, was draufsteht. Es wird viele Diskussionen auslösen und neben Befürwortern auch den einen oder anderen Zweifler und Kritiker hervorrufen. Das ist erwünscht, das ist Leben und Kontroverse.

So entwickelt sich über das Buch eine Idee, die für viele Menschen zum Inbegriff von Heilung in Selbstverantwortung werden wird. „Die einzige Antwort auf Krebs“ ist für jeden Menschen ein Lern- und Erfahrungsbuch, ein Begleiter und Wegweiser und, was in der Medizin oft zu kurz kommt, ein Mutmacher.

Menschen, die die Diagnose Krebs erleben, leben und dennoch haben sie interessanterweise von einer Sekunde auf die andere den Tod vor Augen. Psychologen haben in Studien herausgefunden, dass die Art der Diagnose-Mitteilung den weiteren Lebensweg der betroffenen Person sehr beeinflusst und oft erst zu einem Leidensweg macht, auf dem die Angst geschürt wird und den Lebenswillen lähmt.

Merkwürdigerweise betrifft dies Menschen, die mit der viel schwereren Diagnose Herzinsuffizienz konfrontiert werden, deren Lebenserwartung oft wesentlich kürzer als bei einer Krebserkrankung ist, nicht.

Woran liegt das?

Es handelt sich um den Umgang mit der Angst. Auch das ist für Psychologen längst ein Faktum.

Ohne jemandem im System zu nahe treten zu wollen, ist der sogenannte „Krebs“ neben „AIDS“ die Krankheit mit dem größten Gewinn bei den Herstellern von Pharmazeutika und Bestrahlungsgeräten.

Die sogenannten Leit-Linien der (derzeitigen) Schulmedizin werden oft zu Leid-Linien der betroffenen Menschen, der „Patienten“, der „Geduldigen“ (wörtlich übersetzt).

Als Arzt mit mehr als dreißigjähriger Erfahrung freue ich mich über dieses Buch, das eine große Lücke füllt. Es liegt immer auf meinem Schreibtisch. Es klärt auf und regt zum verantwortungsvollen Handeln und Umgang mit sich selbst an. Dr. Coldwells Buch befreit von der Ideologie, die Krebserkrankung sei die Vorstufe zum Tod. Genau genommen ist das Leben seit der Geburt die Voraussetzung, überhaupt sterben zu können.

„Krebs“ und andere schwere und/oder chronische Leiden sind ernst zu nehmende Prüfungen, Aufforderungen, in Selbstachtung und mutig zum eigenen Leben zu stehen. Alle "Krankheiten" sind Tore zur Selbsterkenntnis, wie ich es seit Jahren meinen Zuhörern sage. Wir sollten lernen, sie willkommen zu heißen, wenn sie nun mal schon da sind und sie aufrecht durchschreiten in Richtung auf uns selbst.

Aufklärung, Mut machen und Hilfe zur Selbsthilfe geben, das ist die „Missio“ dieses großartigen Buches „Die einzige Antwort auf Krebs“.

Patienten und ihre Angehörigen, Therapeuten, Ärzte, Selbsthilfegruppen und Interessierte, auch und gerade „alte Hasen“ können dank diesem „Buch der Heil-Möglichkeiten“ eine Menge lernen und profitieren von dem hierin verdichteten Wissen, das für einen verhältnismäßig kleinen Preis großzügig preisgegeben wird.

Es ist ein Highlight auf dem Büchermarkt. Ärzte sollten es lesen, bevor Ihre Patienten es tun.

Das Buch „Die einzige Antwort auf Krebs“ wird viel bewegen - in die richtige Richtung: zum Mut „wieder gesund (zu) werden“ wie Doktor Carl Simonton es in seinem Buch vor vielen Jahren forderte.

Das vorliegende Buch wird der IBMS-Bewegung wie ein Flaggschiff vorausfahren und viele Menschen aufklären und ermutigen, ihr Schicksal selbst in die Hand zu nehmen. Viele werden diesem Flaggschiff folgen.

Ein lateinisches Sprichwort lautet: „Tempora mutantur, et nos in iis.“ "Die Zeiten ändern sich und wir in ihnen. Das vorliegende empfehlenswerte Buch ändert die Zeiten und nimmt die Menschen mit. Das gefällt mir besser, es setzt den Menschen als ein handelndes Wesen voraus und fordert ihn heraus. Das Vermögen ansonsten nur epochale Werke. Die Zukunft wird zeigen, wie viele Menschen schon bereit sind, den Heilungsweg der angeborenen Gesundheit zu schaffen und zu gehen.

Zur Umsetzung dieser hehren Ziele wünscht sich mancher professionelle Hilfe. Dafür stehe unter anderem ich zur Verfügung mit dem IBMS-Coaching und spezieller biologischer „Krebs-Medizin“, als Coach und als IBMS-Therapeut sowie -Ausbilder, immer mit Dr. Coldwell und dem Team im Rücken.

Wir beginnen in diesem Jahr die Ausbildung von Interessenten, die es ernst meinen mit der Erziehung zur Selbstheilung. Dies ist eine königliche Disziplin, für die das Wort "Disziplin" hätte erfunden worden sein können. Denn es fordert Empathie, Achtsamkeit, Strenge mit sich selbst und dem Klienten/Patienten und unerschütterlichen Glauben an die ewigen Heilgesetze des Universums.

Ich wünsche dem Bestseller „The Only Answer To Cancer“ in der nun endlich vorliegenden deutschen, erweiterten Übersetzung große Verbreitung, nachdem es in 9 Sprachen bereits ein weltweiter Bestseller ist, jetzt auch endlich im deutschen Sprachraum.

Herzlichen Glückwunsch, Doktor Leonard Coldwell, für diesen großen Wurf! Herzlichen Glückwunsch auch an Sie, liebe Leserinnen und Leser, zu Ihrem Entschluss, dieses Buch, das Sie in Händen halten, zu lesen und zum Teil Ihres Lebens zu machen.

Aber Vorsicht! Es besteht die hohe Wahrscheinlichkeit, von dem Heil-Virus in diesem Buch angesteckt zu werden, das bereits beim Lesen in Ihnen aktiviert wird und durch die Umsetzung der darin enthaltenen vielen praktischen Anleitungen zum Gesundwerden und Gesundbleiben vollends alle Zellen ihres Organismus beleben wird.

Kleiner Tipp: Lächeln Sie leicht, während Sie dieses Buch lesen. Sie werden gewiss schon bald spüren warum.

Anmerkung:
Weder erwarte ich mit diesem Vorwort noch Dr. Coldwell mit diesem seinem bisherigen Lebenswerk, dass die sorgfältige Untersuchung und Beratung bei der Ärztin oder dem Arzt Ihres Vertrauens mit dem Lesen dieses Erfolgsbuches für Krebsheilung überflüssig werden würde. Eine fachkundige ärztliche Betreuung ist natürlich in jedem Falle wichtig.

Dr. med. Thomas Höhn (TV-Host, Radio-Host, Bestseller-Autor)
Facharzt für Allgemeinmedizin – Naturheilverfahren – Sportmedizin.

Lehrpraxis der Charité (Universitätsklinikum, Berlin)
Breitestr. 12
14199 Berlin
Tel.: 030-8235086
www.praxis-dr-hoehn.de
Email: drthoehn@gmx.de

Tätigkeitsschwerpunkte:
Mesotherapie - Neuraltherapie - Psychosomatik - Integrative Medizin - Biologische Krebsmedizin - Stressreduktion Center - Individuelle Heilpilzmischungen - Gesundheitstraining – Entgiftungen - Energetische Medizin - Allergielöschungen - Coach „Das Unternehmen ist ein Organismus." „Versuche so intelligent zu werden wie Dein Körper."

Wege und Erfolge eines Superstars in der Hilfe zur Selbsthilfe, Selbstheilung und Motivation:

Dr. C: 2.4 Milliarden geschätzte Sichtungen von seinen Videos in 9 Sprachen! Über 3000 Fernseh- und Radio-Interviews, über 4.6 Millionen Live Seminar Teilnehmer! 3.2 Million Zuhörer aus 151 Ländern, seiner weltweiten Radio Show „Dr Coldwell Opinion" und „Dr Coldwell Meinung"! 22 Buchbestseller in mindestens 8 Sprachen (auch als Audio-Bücher)! 157 Millionen Leser! Tausende von Publikationen weltweit! Berater für Präsidenten und zahlreiche der größten Unternehmen der Welt. Dr. C ist der Arzt der Ärzte, wenn diese gesundheitlichen Probleme haben. Dr. Leonard Coldwell ist am amerikanischen Kongress für seine Verdienste für die Menschheit ausgezeichnet worden und hat die Ehrendoktorwürde von der Louisiana Baptist Universität für seine Verdienste für die Menschheit erhalten. Die Erfolge und Leistungen von Dr. Leonard Coldwell vollständig aufzuzählen, ist buchstäblich unmöglich!

Dr. Leonard Coldwell führt seine Titel und Würden in Deutschland nicht aufgrund eines immer noch geltenden Hitlergesetzes. Hier ist seine offizielle USA Namens und Titel-Bezeichnung: (Dr. C hat seine ärztliche Zulassung und Lizenz am 18. Januar 2016 nicht weiter verlängert, da er nicht mehr mit Patienten arbeitet.)

Einführung in die Welt des IBMS®-Instinkt Basierte Medizin™ - eine Lösung für Krebspatienten: IBMS® - der natürliche Weg zu sich selbst!

Ein persönliches Schreiben vom Autor an den/die Leser/in:
Lieber Leser, herzlichen Dank dafür, dass Sie mein Buch lesen. Ich habe das Wissen und die Gedanken, Ratschläge und Techniken in diesem Werk mit Tränen, Blut und Schmerzen erworben und hoffe, dass Sie von meinem Lebensweg lernen können, ohne den gleichen Preis dafür bezahlen zu müssen. Dieses Buch soll Ihnen Hoffnung, Hilfe und Verständnis, aber auch Wissen, Training und Ausbildung geben. Ich würde mich freuen, wenn ich im Laufe der Zusammenarbeit durch dieses Buch zu Ihrem Freund werden könnte. Bitte lesen Sie den Inhalt einfach nur mit einem offenen Herzen und treffen Sie Ihre Entscheidungen später, wenn Sie ein Gesamtbild von mir und meinem IBMS-System erlangt haben. Bevor Sie sich mit mir auf Ihre persönliche, individuelle Reise zu optimaler Gesundheit, Glück, Erfolg und höchstmöglicher Lebensqualität begeben, möchte ich zunächst kurz vorstellen.

Seit ich 3 Jahre alt war, kannte ich meine Mutter lediglich weinend vor Schmerzen und praktisch tagtäglich ein kleines Stückchen sterbend, zudem schlug mein Vater sie jedes Mal, wenn er Alkohol getrunken hatte. Meine Mutter hatte 168 Gallensteine und starb fast bei der Operation. Sie gaben ihr mit Hepatitis C verseuchtes Blut, sodass sie auch Hepatitis C bekam. Das führte zur Entwicklung einer Leberzirrhose und später zu Leberkrebs im Endstadium mit der Prognose, noch 6 Monate zu leben zu haben. Ich persönlich wuchs in einem Umfeld aus Krebs und Leid und Tod auf. Alle sieben Geschwister meiner Mutter hatten Krebs. Meine beiden Großmütter und meine beiden Großväter starben an Krebs. Ebenso erging es meinem Vater und meinem Stiefvater. Sogar meine Schwester entwickelte Gebärmutterhalskrebs, den ich innerhalb von 3 Tagen für immer geheilt habe – vor ca. 28 Jahren.

Ich denke, dass es auf diesem Planeten kein Lebewesen gibt, das auch nur 10 % darüber weiß, was ich an Wissen über das Leiden um die Auswirkungen von Krebs auf den Krebspatienten und auf die meist übersehenen Wirkungen von Krebs auf die Angehörigen des Krebspatienten habe.

Ich bin die einzige lebende Person, von der ich weiß, dass sie Krebs heilen kann und das auch bewiesen hat: Meine eigene Mutter war vor mehr als 48 Jahren mein allererster Patient. Sie hatte wegen ihrer Hepatitis C, Fettleber, Leberzirrhose und Leberkrebs im Endstadium die Prognose, maximal noch 6 Monate zu leben.

Und hier kommt die gute Nachricht: Ich heilte meine eigene Mutter, und sie ist heute noch immer am Leben und zu 100 % gesund! 48 Jahre vorher wurde sie von den Medizinern aufgegeben, und ich habe sie von Hepatitis C, Leberzirrhose und Leberkrebs im Endstadium geheilt!

Erst vor wenigen Tagen wurde meine Mutter 84 Jahre alt. Vor über 20 Jahren heilte ich sogar meine eigene Schwester von Gebärmutterhalskrebs und half mehr als 35 000 Krebspatienten dabei, ihre Gesundheitsprobleme zu überwinden. Ich habe in meinem Leben über 66 000 Patienten gesehen und Tausende Erfahrungsberichte und Dankesbriefe, E-Mails und Schreiben von Menschen erhalten, die mein System erfolgreich nutzten, um sich selbst von allen möglichen, ungewollten gesundheitlichen Entwicklungen zu befreien.

Ich entwickelte IBMS®, das auf Instinkt basierende Medizin-System, das auf meinen eigenen Erfahrungen, Nachforschungen, Schlussfolgerungen, Resultaten und Erfolgen basiert. Bei diesem einzigen bis heute bekannten ergebnisorientierten Selbsthilfe-, Ausbildungs- und Coachingsystem geht es darum, die Grundursache jedes ungewollten Ergebnisses im Leben eines Menschen zu finden und zu beseitigen. Es gibt in Anwendung und Resultaten nichts Vergleichbares. Meine auf unabhängigen Studien belegte Krebsheilungsrate von 92,3 % ist in der Welt der Medizin und Therapie unbekannt und unnachahmlich.

Demgegenüber gibt es unwissende Wichtigtuer, die über theoretische Krebsheilmittel schreiben oder sprechen, ohne den geringsten beweisbaren oder signifikanten Erfolg bei der Heilung von Patienten vorweisen zu können. Die meisten sind inkompetente Theoretiker, die von anderen Autoren und meistens von mir abgeschrieben haben und selbst nichts Eigenes in der Krebstherapie entwickelt und erreicht haben. Folgen Sie keinem Folger. Lernen Sie nur von Menschen, die Erfolge über Jahrzehnte hinweg produziert haben und die etwas selbst entwickelt oder erfunden haben. Nachahmer können mit ihrem Halbwissen äußerst gefährlich für Ihre Gesundheit und Ihr Leben sein. Je mehr sich jemand auf Schulwissen bezieht, umso dümmer und unfähiger ist dieser Mensch, denn erlerntes, auswendig gelerntes Wissen ist in der Regel nicht individuell und flexibel anwendbar. Kein Arzt hat jemals etwas über Krebsheilung gelernt. Wenn es eine Heilung von Krebs in der Medizin geben würde, würden wir alle davon wissen und die Schulmedizin würde mehr als eine 2- bis 3-prozentige Langzeit-Heilungsrate haben. Hat sie aber nicht! Ich werde nie verstehen, wie so viele Menschen durch die Massenmedien so gehirngewaschen werden konnten, dass sie immer noch an die mörderischen, barbarischen Methoden der sogenannten Lehrmedizin gehirngewaschener Ärzte glauben. Die Gehirnwäsche ist der einzige Grund für eine staatliche Ausbildung der Ärzte, um sicherzustellen, dass sie die Produkte, Drogen und Methoden der Pharma- und medizinischen Industrie „verkaufen!". Wie kann jemand, der wie Sie wahrscheinlich auch Verwandte, Bekannte oder Freunde hat sterben sehen, die durch Gemetzel verstümmelt, durch radioaktive Verstrahlung verbrannt und durch Chemotherapie (basierend auf Senfgas, das nach der Genfer Konvention als Kriegskampfstoff verboten ist) vergiftet wurden, immer noch den barbarischen Weg der sogenannten Schulmedizin gehen wollen? Die über 400 bekannten natürlichen Heilmethoden helfen Krebspatienten häufig 10.000-mal effektiver als Chemotherapie und haben keine schädlichen Nebenwirkungen. Dr. Gary Null hat durch eine massive, jahrelange Studie bewiesen, dass die westliche Medizin und die pharmazeutische Industrie die Hauptursache für den Tod von Patienten ist. Dr. Tulio Simoncini und Dr. Null sind beide zu dem Schluss gekommen, dass die westliche Medizin nur eine Krebsheilungsrate von 2 bis 3 % aufweisen kann, während 27 % aller Patienten nach objektiver Beobachtung von selbst gesunden und überhaupt nichts tun. Dr. Royal Rife, Harry Hoxey, Dr. Max Gerson oder Dr. Johanna Budwick etc. hatten mit rein natürlichen Methoden schon vor fast 100 Jahren nahezu 100 % Heilerfolge nachzuweisen.

Aber zurück zu meiner Geschichte und wie die Entwicklung meines IBMS®-Systems begann: Ich habe jedes Buch gelesen, jedes Seminar besucht, war in jedem Workshop, jeder Vorlesung, die sich mit einer möglichen Krebsheilung beschäftigt. Ich besitze jede DVD, CD, jedes Video oder Audioband welches irgendjemand, der jemals Ergebnisse im Gesundheitsbereich erzielte, veröffentlicht hat. Ich habe mit sterbenden und kranken Menschen gesprochen, die sich gegen jegliche Erwartung und Prognose erholten, gesund wurden und es auch blieben. Ich habe die Welt bereist, um nach Wegen zu suchen, um das Leben meiner Mutter zu retten.

Ich habe mit jedem Arzt und mit jedem Heiler gesprochen, mit dem ich sprechen konnte. Ich lernte von jedem. Ich reiste um die Welt, um alle möglichen Heiler oder Menschen zutreffen, die behaupteten, dass sie heilen könnten. Viele davon waren Betrüger, manche wussten das noch nicht einmal selbst.

Ich jedoch lebte und reiste einen ganzen Sommer lang mit Zigeunern umher, um deren Tausende Jahre alten, natürlichen Behandlungsmethoden zu erlernen und lebte vier monatelang mit einem afrikanischen Medizinmann in Nigeria. Ich tat alles, was in meiner Macht stand! Versagen war keine Option. Ich experimentierte und versuchte alles Neue, das ich von der Hypnose, Akupressur, in Kräuterheilkunde und anderen natürlichen Heilweisen oder Behandlungen erlernt hatte. Bereits in meinen Teenagerjahren war ich ein erfolgreicher Chiropraktiker und ich wendete alles, was ich an Neuem lernte, sofort an meiner Mutter an, weil wir sowieso nichts mehr zu verlieren hatten.

Ich entwickelte mein IBMS® Instinkt Basiertes Medizin® System™, indem ich alles verfügbare Wissen so schnell wie möglich erlernte und war dadurch bereits in sehr jungen Jahren ein voll ausgebildeter Heilpraktiker, lange bevor ich juristisch legal mit Patienten arbeiten durfte. (Das Mindestalter, um in Europa zu praktizieren, beträgt 25 Jahre). Das IBMS-System ist die Essenz aller existierenden, Resultate produzierenden Systeme und Techniken, erweitert mit meinen eigenen Erkenntnissen und Erfolgen.

Ich fand heraus, was funktionierte und was nicht und integrierte die Essenz der funktionierenden Elemente in mein IBMS®-System. Für die nächsten 4 Dekaden fuhr ich auf diese Weise damit fort, das System zu perfektionieren. Die Essenz all meiner Erfahrung, Nachforschung, Ausbildung und praktischer Anwendung führte zum EINZIG bekannten Selbsthilfe-Trainingssystem, das in der Lage ist, die gleichen Ergebnisse in jedem Bereich des menschlichen Lebens zu erzielen und das den Nutzer dazu befähigt, die Grundursache aller ungewollten Ergebnisse und Entwicklungen in ihrem oder seinem Leben zu finden und sie loszuwerden. Es ist wichtig zu verstehen, dass NUR mein IBMS®-System auf jeden Anwender individuell und persönlich entwickelt und durchgeführt wird. Es gibt kein pauschales Training, Coaching und keine Therapie im IBMS®-System. Mein System trainiert sogar die Angehörigen von Krebspatienten mit, die als Co-Trainer oder Co-Therapeuten in deren Leben wirken. Wir arbeiten mit unseren Patienten oder Klienten an der Erstellung von Zielen, der Entwicklung von Handlungsplänen als motivierende Anregung, um alle Ziele und Erfolgspläne in jedem Bereich des Lebens zu erreichen, da Gesundheit ein ganzheitliches Element ist, das nicht nur ein Teil eines Puzzles sein kann, unabhängig davon, wie perfekt dieser einzelne Teil sein mag. In Deutschland, Österreich und der Schweiz, gibt es mittlerweile von mir persönlich ausgebildete und lizenzierte IBMS-Coaches®.

Keiner kann sich die Nahrung, die dazugehörigen Nahrungsergänzungen etc., welche er oder sie benötigt, um gesund zu werden oder zu bleiben, leisten, wenn sie nicht das Geld haben, um sie zu bezahlen. Keine Beziehung wird konstanten, chronischen Geldmangel überleben - durch den Stress und die Probleme, welche aus Geldmangel resultieren. Deshalb coachen wir unsere Klienten/Studenten auch in Erfolgstechniken, die bei der Erschaffung finanzieller Freiheit helfen können. Niemand kann gesund sein ohne glücklich zu sein oder ohne sich selbst zu lieben. Niemand kann gesund sein ohne Hoffnung auf eine Zukunft. Darum sind beim IBMS®-System Motivations- und Erfolgstrainings, Zielsetzungsworkshops und die Entwicklung von Aktionsplänen für Ihren Erfolg in jedem Ihrer Lebensbereiche stützende Faktoren des Heilungsprozesses. Um heil zu werden, muss Ihre Seele geheilt sein. Sie können nur glücklich, gesund und erfolgreich sein, wenn Sie wissen, wer Sie wirklich sind und Sie Ihre individuellen Bedürfnisse, Talente und Charaktereigenschaften kennen. Die Hauptursachen von Krebs und allen anderen Autoimmun-Erkrankungen sind mentaler und emotionaler Stress, häufig basierend auf einem Leben in Angst, Hoffnungslosigkeit, Zweifel, Sorgen und vor allem mit Kompromissen gegen sich selbst. Das IBMS®-System ist das einzige System, das dem Anwender dabei hilft, in allen Bereichen des Lebens erfolgreich und glücklich zu sein. Oft haben mich Menschen gefragt, warum ich nicht nur der erfolgreichste therapeutische Ausbilder und Coach bin, sondern auch der höchstbezahlte Motivationscoach, Erfolgstrainer, Verkaufstrainer, Partnerschaftscoach, Finanzberater etc. Die Antwort ist ganz einfach: Ich habe es alles selbst getan, erarbeitet und vorgemacht. Ich war arm, so arm, dass Sie sich das wahrscheinlich gar nicht vorstellen können, und bin zum mehrfachen Selfmade-Millionär geworden. Ich hatte alle möglichen Krankheiten und Limitationen und habe diese selbst geheilt und überwunden. Ich war nach einem Reitunfall 4 Monate im Rollstuhl und sollte nie wieder laufen können. Ich habe für die größten Unternehmen der Welt gecoacht und bin von diesen als er effektivste Trainer aller Zeiten bezeichnet worden. Nun frage ich Sie, wer außer mir hat schon im Alter von 14 Jahren Hunderten von Patienten geholfen? Wer ist ein lebenslanger chronischer Schmerzpatient und hat über 400 Stunden im Zahnarztstuhl gelitten? Wer hat 45 Jahre Anfeindungen und Angriffe durch die medizinische und pharmazeutische Industrie ausgehalten? Wer hat über 5,6 Millionen live Seminarteilnehmern und über 157 Millionen Lesern und geschätzten 2,8 Milliarden Youtube Zuschauern dabei geholfen, ein besseres Leben für sich selbst zu kreieren. Wer hat über eine Million Dankschreiben und Video-Kundenreferenzen nachzuweisen? Außer mir NIEMAND! Und deshalb bin ich der einzige Coach der Welt, der qualifiziert genug ist, um ein System zu entwickeln und zu vermitteln, das jedem Anwender dabei helfen kann, jede Ursache für jedes negative Resultat in jedem Lebensbereich zu identifizieren und zu beseitigen. Und ich bin der einzige Coach der Welt, der dem Anwender ermöglicht, sein Leben zu dem Leben eines Champions zu machen. Man ist entweder gesund, glücklich und erfolgreich oder nicht! Es gibt keinen Mittelweg. So wie Sie nicht ein bisschen schwanger sein können, können Sie auch nicht ein bisschen gesund sein. Sie sind es oder Sie sind es nicht!

Ich sage das hier deshalb so klar und vielleicht auch arrogant, um Sie zum Denken anzuregen und Ihnen die Zeit und das Geld für Verlierer, Nachahmer und wertlose Techniken zu ersparen. Wenn Sie Krebs haben, haben Sie keine Zeit zu verlieren, und wenn Sie glauben, Sie können von jedem etwas machen, ein bisschen westliche Medizin, ein bisschen Naturheilmethoden, dann sind Sie meiner Meinung und Erfahrung nach schon so gut wie tot. Alle Patienten, die ich kenne, die beides gleichzeitig gemacht haben, sind verstorben. Der Grund ist, weil das eine das andere in der Regel aufhebt.

Für mich gibt es keinen zweiten Platz im Leben, keine Silbermedaille! Ich bin der Beste oder ein Niemand! Mein System ist das effektivste oder ich habe versagt.

Der Grund, warum das IBMS®-System das erfolgreichste und oftmals das einzige Langzeitergebnisse bringende System ist, ist der, dass wir dem Patienten dabei helfen, die alte Person komplett loszulassen, um alle negativen Konditionierungen und Programme der Vergangenheit ein für alle Mal zu eliminieren und durch neue, gewollte, neurologische und biochemische Programme zu ersetzen. Wir helfen ihm oder ihr dabei, jede negative Erinnerung anzuschauen und sie loszulassen und durch positive Selbstprogrammierung und Konditionierung (ohne ihr besondere Beachtung zu schenken, Psychoanalyse und Therapie sind die denkbar größte Zeit- und Geldverschwendung aller Zeiten und sie funktioniert nicht, niemals, langfristig gesehen), also bringen wir Ihnen Folgendes bei: „Komm drüber hinweg und geh weiter“. Kein Gejammer und Beschweren, keine Selbstmitleidspartys mit sich selbst. Das Erfolgsgeheimnis des IBMS®-Systems ist, dass wir Menschen nicht verändern wollen. Wir helfen den Anwendern dabei, das wahre Selbst zu finden, zu realisieren und zu leben.

Wir bringen ihnen bei, wieder auf ihren Instinkt, ihre innere Stimme zu hören und gesunden Menschenverstand zu benutzen, aber vor allen Dingen NUR auf sich selbst zu hören! Jede Manipulation im IBMS®-System, jede Bewertung oder Verurteilung des Anwenders ist ausdrücklich verboten. Der Anwender bestimmt die Richtung, den Verlauf und Ausgang des IBMS®-Trainings.

Wenn Sie das IBMS®-Training absolvieren, werden Sie lernen, Ihr falsches, aufgesetztes, manipuliertes, gehirngewaschenes und eventuell sogar entmutigtes und zerstörtes Selbstverständnis loszulassen und die Vergangenheit zu verabschieden, sodass Sie ohne Schuld oder Belastung der Vergangenheit vollkommen im Moment leben können. Dadurch können Sie Ihre eigene Zukunft so gestalten, wie SIE sie sich vorstellen und wünschen. Das IBMS®-Selbsthilfe-Ausbildungs- und Trainingssystem ist das einzige bekannte System, das das ganze Dasein einer Person mit einbezieht. WIR bringen Ihnen bei, zu verstehen, warum Sie ein Champion sind, wie Sie Ihre Einmaligkeit optimal nutzen und einsetzen können und weshalb Sie das allerbeste Leben verdienen: das Leben eines Champions! Gesundheit beinhaltet Erfolg in jedem Lebensbereich!

Wir bringen Ihnen bei, wie Sie Ihre perfekten Beziehungen mit sich selbst und andern führen und wie Sie optimal und effektiv mit sich selbst und Ihrer Umwelt kommunizieren. Wie Sie sich selbst lieben und respektieren können. Wie Sie an sich selbst glauben und an Ihr unbegrenztes Potenzial und wie Sie Aktionspläne entwickeln, um diese einmalige Chance auch effektiv nutzen zu können. Wir zeigen Ihnen die Möglichkeiten zur Selbstheilung und der Erfolgsproduktion und Ihre Glückspotenziale. Das IBMS®-System ist das absolut einzige System, das jeden Bereich des Lebens einer Person mit einbezieht und Wissen, Werkzeuge und Training bereitstellt, um in jedem Bereich des Lebens die erstrebten Ziele zu erreichen. Da alle diese Bereiche Bestandteile eines gesunden Menschen sind, müssen diese auch alle ins IBMS-Training integriert sein.

Bedenken Sie, wenn Sie unglücklich oder pleite sind, können Sie nicht auf lange Sicht gesund bleiben, da Stress die Hauptursache einer jeden negativ gefärbten gesundheitlichen und auch partnerschaftlichen Entwicklung ist.

Einer der Hauptgründe, weshalb ich erfolgreicher als jeder andere bin und bessere Ergebnisse erziele als irgendjemand anderer in meinem Bereich, ist der, dass ich dazu bereit bin, mich zum Bösewicht zu machen, mit und gegen den Patienten zu kämpfen, sodass er mich als seinen besten Freund und übelsten Widersacher zugleich erlebt. Sodass ich der beste Befürworter des Patienten sein kann aber auch dessen heftigster Herausforderer. Oftmals muss ich die Patienten bekämpfen, bis er oder sie dazu bereit sind, zu sehen und sich selbst gegenüber einzugestehen, welche tragende Rolle sie bei der Entwicklung ihrer sich verschlechternden Gesundheit oder Lebenslage spielen. Das Schwerste an meiner Arbeit ist es, dem Menschen zu erklären, wenn er krank ist und die Krankheit selbst geschaffen hat, auch nur er selbst die negative Entwicklung wieder rückgängig machen kann. Die meisten Patienten hassen mich während dieser Phase, bis sie erkennen, dass diese Tatsache eine unglaubliche Macht beinhaltet. Denn wenn man sich selbst krankmachen kann, dann kann man sich doch auch selbst gesund machen! Ist doch nur logisch, oder?

Außer mir, und meinen lizenzierten und zertifizierten IBMS-Coaches®, kenne ich keinen anderen Therapeuten, der bereit ist und das Zeug dazu hat, sich in einer gesunden ausgewogenen Weise zum Wohl des Patienten auch zum Feind des Patienten zu machen und ihn zu provozieren und zu reaktivieren, um ihn dazu zu bringen, seine eigenen Antworten, Lösungen und Wege zu finden. Wir beim IBMS®-Training machen für gewöhnlich immer wieder die gleiche Erfahrung mit unseren Klienten oder Patienten. Früher sagte ich immer zu einem neuen Patienten: „Zuerst werden Sie mich mögen, danach werden Sie mich hassen und am Ende gehen wir als Freunde auseinander! "Sehen Sie, wenn der Therapeut nicht gewillt ist, auch für eine Weile der Bösewicht zu sein, den Patienten zu schubsen, zu sticheln und ihn zu provozieren, dann gibt es keine langfristig anhaltende Lösung oder Heilung. Scherzhaft habe ich oft gesagt: „Wenn es notwendig ist, werde ich Sie an den Haaren ziehen und in den Hintern treten, Ihnen Angst machen und alles Erforderliche dazu tun, damit Sie sich wieder selbst gesund und glücklich machen!“ Das Geheimnis des Erfolges eines IBMS®-Coaches und -Therapeuten ist, dass dieser bereit dazu ist, alles zu tun, was immer notwendig ist, um dem Menschen der sich uns anvertraut dabei zu helfen, die Verantwortung und Kontrolle über sein Leben selbst zu übernehmen und das Leben für sich selbst zu kreieren, das er sich wünscht und verdient.

Das IBMS-System befähigt den Anwender, die Grundursache jeder negativen Entwicklung oder Ergebnis in jedem Bereich seines Lebens zu finden und auszulöschen sowie Gesundheit, Glück, Wohlstand, Erfolg, Beziehungen und positive gewünschte Resultate zu erzielen. Der Krebs in ihrem Körper kann dieselbe Ursache haben, wie der Krebs in ihrem Geldbeutel (pleite sein). Jedoch kann mein Instinkt Basiertes Medizin System® nur dann funktionieren, wenn der Patient es auch anwenden will. Es ist nicht einfach, Krebs zu entwickeln und es ist sehr oft nicht einfach, die mentalen Verhaltensmuster oder Handlungen zu ändern, die in erster Linie zur Entwicklung des Krebses beitrugen. Deswegen sage ich es noch einmal: "Jeder Krebs kann innerhalb weniger Wochen geheilt werden, aber nicht jeder Patient!" Nur der Patient, der bereit dazu ist, zu tun was immer notwendig ist, um gesund zu werden und zu bleiben und den Preis dafür zu bezahlen (harte Arbeit, mit Rückschlägen umzugehen, die notwendigen Veränderungen zu machen etc.), den das Leben für den Erfolg verlangt, wird sein Ziel auch erreichen.

Ich bin dazu bereit, alles zu tun, was es braucht, um der Person, die mich um Hilfe bittet, zu helfen. Das bedeutet lediglich, alles zu tun, was es braucht, diesem Patienten zu helfen. Nur Ergebnisse zählen!

Ich habe noch nie eine andere Person erlebt, die das macht, was wir beim IBMS®-System tun: Wir schulen und behandeln die ganze Familie. WIR sind bereit, uns zu den Bösen zu machen, und zwar zum Wohl des Patienten und Klienten. Aber Sie dürfen nicht vergessen, Sie bzw. der Patient, müssen gewillt sein, alles dafür zu tun, was es braucht, um gesund zu werden und zu bleiben und alles zu meiden, was nicht das gewünschte Resultat erzielt hat.

Jede Krebserkrankung kann, wie ich glaube, geheilt werden, nach meiner Erfahrung innerhalb von 2 bis 16 Wochen (für gewöhnlich 2 bis 6 Wochen), aber nicht jeder Krebspatient kann geheilt werden. Das bedeutet, wenn der Patient nicht bereit ist, alles zu tun, was nötig ist, die benötigten Veränderungen vorzunehmen, wie etwa eine gesunde Ernährung einzuhalten und die nötigen Nahrungsergänzungen zu sich zu nehmen oder nicht bereit ist, sich aus einer destruktiven Beziehung zu lösen und zerstörerische Verhaltensmuster zu verändern, kann und wird dieser Patient nicht geheilt werden.

Der allerwichtigste Bestandteil der anderweitig unerreichten Ergebnisse, die das IBMS®-System hilft zu erreichen, ist die Tatsache, dass es nur die individuellen persönlichen Bedürfnisse, Charaktereigenschaften, Talente und Ziele des Individuums nutzt.

Nichts davon kommt vom IBMS®-Coach®. Es ist sehr schwer, Letzterem beizubringen, nicht zu bewerten oder seine eigenen Gedanken und Gefühle mit einzubringen. Alle Ziele und alle Errungenschaften, die durch diese Ziele erreicht werden, kommen direkt aus bewussten oder unbewussten Prozessen, die das Handeln, Denken und Fühlen des Patienten beeinflussen. Jeder Mensch ist individuell und einzigartig und deswegen braucht er individuelle Schulung, Training und Beratung. Das IBMS®-System ist das einzige System, das diese

Elemente in sich vereint und wir werden niemals jemanden führen oder manipulieren. Das ist der Grund, warum ich ein großer Gegner von Hypnose und NLP (Neurolinguistische Programmierung) bin. Diese Techniken sind falsch, schlecht und können u. a. Krebs, Psychosen, mentale und emotionale Abhängigkeit, Schizophrenie und multiple Persönlichkeitsstörungen verursachen. Halten Sie sich davon fern, denn es ist gefährlich und funktioniert nicht auf lange Sicht. Symptome zu unterdrücken, eine Gehirnwäsche zu bekommen, manipuliert zu werden oder in Verleugnung bzw. Verdrängung zu leben ist das Allerschlimmste, was Sie sich selbst antun können.

Sie können nur gesund, glücklich, zufrieden und erfolgreich sein, wenn Sie Ihr wirkliches, wahres Selbst entdecken, es für sich einsetzen und voll ausleben! Das IBMS-System hilft Ihnen dabei, genau das zu tun, nämlich Ihr wahres Champion-Potenzial zu erkennen und Ihr Leben auf dem höchsten Niveau von Erfüllung und Begeisterung zu leben. Sich selbst zu lieben, respektieren und akzeptieren, so wie Sie wirklich sind und wie Sie fühlen, ist das wichtigste Element von Gesundheit. Wir können Ihnen zeigen, wie Sie genau das Leben verwirklichen und leben, das Sie sich wünschen und das Sie verdienen. Die Natur, Gott oder das Universum, unabhängig davon, wie Sie es nennen mögen, produziert keine Versager – nur Champions! Sie sind als Champion geboren, Sie sind dazu geboren, glücklich, gesund und erfolgreich zu sein. Sie sind nicht dazu geboren, zu leiden oder gerade so zu überleben oder mittelmäßig zu leben. Sie sind dazu geboren, das Beste vom Besten zu sein und es zu besitzen. Wenn Sie die Kernaussage dessen verstanden haben, was Sie gerade gelesen haben, werden Sie ganz einfach verstehen, warum das IBMS-System das erfolgreichste Selbsthilfe- und Selbstheilungs-Ausbildungs- und Trainingssystem aller Zeiten ist. Mit IBMS® sind Sie unbesiegbar.

Warum Ärzte und Pharmazeuten keine Krebspatienten heilen können

Von Geld geleitete und inkompetente Ärzte und deren Behandlungsmethoden sind die Hauptursache von Krankheit, chronischem Verfall, unnötigen Symptomen und Zuständen von schlechter Gesundheit sowie die Todesursache Nummer eins in Amerika.

Um Krebs im großen Stil heilen zu können, müssen wir die Einmischung der Regierung jeglicher Art im Gesundheitssystem, bei der Behandlung oder Heilung von Krebspatienten verhindern und eliminieren.

Wir müssen lernen, „Ergebnisse, Resultate“ anzustreben und zu akzeptieren! Und aufhören, die Lügen und die Betrügereien der arglistigsten Berufsgruppe der Welt zu glauben. "Der Ärzteschaft". Wie kommt es, dass wir einen Berufsstand, der statistisch die kürzeste Lebenserwartung (56 Jahre) hat und den höchsten Alkoholismus und Drogenmissbrauch, fragen, wie wir gesund werden und bleiben können? Die Rockefeller und Carnegie Stiftungen, haben sichergestellt, dass KEIN Arzt HEILEN lernt oder natürliche Heilmethoden anwenden kann und darf. Zumindest nicht in den USA. Ein Arzt, der in Amerika natürlich heilt, kann im Gefängnis landen und seine ärztliche Zulassung verlieren.

Wir müssen nur damit aufhören, Ärzte und Anwälte zu bezahlen, wenn sie uns nicht heilen oder helfen, uns nicht gesund erhalten können und unsere Gerichtsfälle nicht gewinnen.

Die Medizin wird von Geld kontrolliert, nur von Geld (und der Macht dahinter), darum ist jeder lizenzierte, praktizierende Arzt ein Hochstapler. Die medizinischen Berufe sind eine Religion und keine Wissenschaft. Was sie sagen und was sie praktizieren, dreht sich um Glauben und basiert nicht auf Wissenschaft. Medizinische Behandlungen basieren nicht auf Wissenschaft.

Sie bringen Patienten dazu, zu glauben, dass Medizin eine Wissenschaft sei, weil sie wissenschaftliche Werkzeuge zur Messung von Blutspiegel oder Körperfunktionen, Blutwerten, Gehirnfrequenzmessungen, EKGs, MRIs etc. benutzen. Aber direkt im Anschluss daran verwandelt sich das Ganze meiner Meinung und Erfahrung nach in reinen Betrug.

Alle medizinischen Behandlungen sind in der Regel symptomunterdrückende und symptombehandelnde Methoden. Das bedeutet: manuelle oder chemische Beeinflussung von Symptomen und ungewollten Veränderungen im Körper. Ein Arzt studiert Pathologie, die Wissenschaft von Verfall und Tod, aber nicht die der Heilung und bleibenden Gesundheit oder Prävention.

Der medizinische Ansatz besteht aus Verstecken, Ignorieren, Unterdrücken, Lügen, Angst machen und Symptomveränderung. Die medizinischen Berufe kümmern sich tatsächlich mehr um die Krankheit als um den Patienten.

IBMS® identifiziert und löst die Grundursache aller negativen und ungewollten Ergebnisse im Leben. In diesem Fall die Grundursache der Entwicklung von kanzerogen Zellen im physischen System.

Medizinische oder medizinisch akzeptierte Behandlungen von mentalen und emotionalen Zuständen (Psychologie ist absoluter Unsinn und Psychiatrie ist reiner Betrug) sind sogar ein noch größerer Betrug als die physischen Behandlungen. Die Psychologie ist überhaupt keine Wissenschaft - es ist eine Ansammlung von Theorien von zum größten Teil verstorbenen Personen wie Jung und Freud und dessen, was sie gedacht haben und deren Hypothesen.

Die Psychiatrie ist von Anfang bis Ende ein totaler Betrug und weist noch nicht einmal die geringste Basis von Wissenschaftlichkeit auf. Das Gehirn mittels Operationen zu zerstören (und damit auch persönlichkeitsbildender Teile des Gehirns) und mit chemischen und operativen Interventionen das Verhalten und emotionale Zustände zu verändern, sind deren einziges (betrügerisches und oft mörderisches) Werkzeug. Hitler war ein großer Befürworter von psychiatrischer Zwangsbehandlung.

Zahnheilkunde ist bei weitem die schlimmste aller medizinischen Disziplinen. Die meisten Methoden sind nur dazu geschaffen, um so viel Geld wie möglich zu verdienen. Darum sind Wurzelkanäle (Krebs auslösend) und Kronen, teure Implantate und Brücken deren hauptsächliches Behandlungsziel. Die Produktionskosten betragen fast nichts gegenüber deren hohen Gebühren und sie benötigen nur einen einzigen Patienten pro Monat, um alle ihre Rechnungen bezahlen zu können. 20 000 bis 50 000 Euro für Kronen und Brücken sind für mich reiner Wucher. In Polen oder Mexiko erhalten Sie gleichwertige Zahnersatze oft für nur 10 % vom deutschen Wucherpreis. In dem Moment, in dem Sie etwas haben, was nicht in dem simplen und einfachen handwerklichen Bereich dieser Zahnhandwerker liegt, sind Sie bereits mitten in einer langen und teuren Behandlung mit gewöhnlich unbefriedigendem Ergebnis. Wenn Sie bereits Implantate oder Kronen haben, versuchen die meistens, Sie dazu zu überreden, dass diese erneuert werden müssen, sodass sie mit Ihnen schon wieder das große Geld machen können. Heuchlerische Aussagen von Zahnärzten sind sehr oft: "Es sind eben nicht Ihre echten Zähne, da müssen Sie Abstriche machen!", "Sie werden sich daran gewöhnen". Ich habe noch nie gesehen oder gehört, dass ein massiver Zahnersatz beim ersten Mal gepasst hat oder ohne Probleme funktioniert. Sogar klimakterische Störungen werden als Ursache chronischer Schmerzen vorgeschoben, weil die Bücke nicht passt und drückt.

„Wir können das später reparieren", „versuchen Sie es erst mal" und ähnliche Aussagen, sind oft der Beginn der Vertuschung der Inkompetenz. Die Hauptschuldigen sind oft die Dentallabore. Die Kompetenz, funktionsfähigen und kosmetisch akzeptablen Zahnersatz zu kreieren, scheint unmöglich. Wenn Sie Knochenprobleme haben (Kiefer) sind Sie mehr oder weniger verdammt. Ein Zahnarzt gab mir gegenüber zu, dass er minimale Löcher in die Zähne eines Teenagers gebohrt hatte, um sicherzugehen, dass dieser später wiederkommen muss, um diese repariert zu bekommen, sodass er mit den Problemen, die er zuerst selbst verursacht hatte, Geld verdienen konnte.

Eine andere absurde medizinische Erfindung ist die Gynäkologie. Nach meiner Beobachtung ist das immer ein sexueller Übergriff und Vergewaltigung. Es mag sein, dass sie einen Weg gefunden haben, rechtlich legal etwas in die Vagina einer Frau stecken zu dürfen und damit davon zu kommen. Aber für mich ist auch das weiterhin nichts anderes als ein sexueller Übergriff. Aber das ist nur meine persönliche Schlussfolgerung daraus, nachdem ich mit zahllosen Gynäkologen auf Ärztetreffen und Konferenzen gesprochen habe. Wenn nur eine der Frauen jemals hören würde, was diese über ihre Patientinnen sagen und die Kommentare, die sie bezüglich ihrer Arbeit von sich geben, die stark sexueller und die Patientinnen verletzender Natur sind, dann würde keine einzige Frau jemals wieder einen Gynäkologen irgendetwas in sie hineinstecken oder sie ansehen oder in sie hineinsehen lassen. Wie kann es eigentlich sein, dass Frauen über die ganze Zeit der Existenz der Menschheit hinweg und jetzt die letzten 80 Jahre lang Kinder bekamen? Waren dazu wirklich Gynäkologen nötig? Männliche Massagetherapeuten sind eine ganz besondere Gruppe, wenn sie untereinander über ihre weiblichen Patienten reden.

Die betrügerischen tödlichen Methoden der medizinischen Berufe könnten ganz einfach verändert werden: Alles, was sie dafür tun müssten, wäre, den Patienten erst dann zur Kasse zu bitten, wenn er geheilt oder symptom- und krankheitsfrei ist. Auch die Möchtegern-Ärzte, viele Heilpraktiker sind nichts weiter als besondere Kurpfuscher, obwohl es ca. 10 % ehrliche und gute Heilpraktiker gibt. Bei den Zahnärzten habe ich nur 3 gute und ehrliche unter den Hunderten, die ich kenne, erleben dürfen und nur eine einzige kompetente Labortechnikerin.

Die Medizin, außer der Notfallmedizin und der plastischen Chirurgie und Unfallbehandlung und Korrektur, ist am besten von Menschen mit gesundem Menschenverstand zu praktizieren, die ihre Instinkte benutzen und nachweislich wirksame natürliche Behandlungen einsetzen. Nur wer Erfolge nachweisen kann, sollte Ihr Vertrauen genießen.

Der einzige Mensch, dem es erlaubt sein sollte, Patienten zu behandeln, sollte beweisen können, dass er oder sie die gewünschten Ergebnisse aufgrund der Vorgabe des Patienten produzieren kann und produziert hat.

Die meisten medizinischen Behandlungen können als Übergriffe gesehen werden, die der Gesundheit des Patienten Schaden und Verletzungen zufügen. Alle Medikamente haben eine lange Liste an potenziellen Nebenwirkungen, die oft schlimmer sind, als die Krankheit, die sie behandeln sollen.

Wir müssen uns nicht über die nachweislich tödlichen Nebeneffekte (in Wahrheit die Effekte) von Chemikalien unterhalten, welche Medizin genannt wird, und darüber, dass eine Impfung ein Angriff mit einer tödlichen Waffe ist und die einzige Ursache für Autismus, wie ich glaube. Das sollte jedoch mittlerweile im Zeitalter des Internet jedem bekannt sein. Da alle autistischen Kinder geimpft sind und soweit mir bekannt ist, kein Kind, das nicht geimpft ist, Autismus hat, ist das durch „Ausschluss" der wissenschaftliche Beweis dafür, dass Impfungen die einzige Ursache für Autismus sind. Deshalb hat heute eins von 38 Kindern eine Form von Autismus. Auch Konzentrationsschwäche und Hyperaktivität kommen von Impfungen. Einige Kinder haben durch die Impfung ihrer schwangeren Mutter Autismus bekommen, andere, weil sie in der Nähe von Minen leben und deren tödlichen Metallen ausgesetzt sind.

Wenn ein Elternteil zu faul oder zu ignorant ist, um die Gefahren zu erforschen, welche die immer gefährlichen Impfungen in sich bergen (nicht einer einzigen Impfung konnte bisher Sicherheit und Effektivität nachgewiesen werden), dann sollten diese meiner Meinung nach für Kindswohlgefährdung verurteilt werden. Wenn Sie einen Beweis dafür haben möchten, wie gefährlich Impfungen wirklich sind: Versuchen Sie einmal Ihren Arzt dazu zu bringen, einen persönlichen Vertrag mit Ihnen zu schließen, der beinhaltet, dass er oder sie die volle Verantwortung für jeden Schaden übernehmen wird, der von der Impfung entstehen kann und dass er die volle finanzielle Verantwortung für jegliches Ergebnis, benötigte Pflege, Behandlung oder Tod übernehmen wird. Das könnte diese Gauner davon abhalten, die tödlichen Behandlungen weiter durchzuführen und wird Ihnen als Beweis dienen, dass sogar die Leiter dieser Impfungen nicht an deren Sicherheit und Effektivität glauben.

Impfungen sind meiner Meinung nach immer ein Angriff mit einer tödlichen Waffe und Körperverletzung, eventuell sogar Mord. Gardasil (HPV Impfstoff) ist der beste Beweis dafür. Zahlreiche tote und neurologisch zerstörte Mädchen sind der Beweis. Es soll Gebärmutterkrebs verhindern. Dieser wird jedoch nicht von HPV, wie es lügnerischerweise behauptet wird, erzeugt und kann, wie bei meiner Schwester, durch drei Spülungen mit Natronwasser schnell geheilt werden. Es kann auch rechtlich keine Zwangsimpfungen geben, wenn Sie dagegen klagen und Strafanträge stellen, da Sie das Recht auf Leben und körperliche Unversehrtheit haben. Die IBMS® Masters Society™ hilft unseren Mitgliedern mit den Strafanträgen und Zivilklagen mit unseren eigenen Anwälten und Rechtsexperten.

Weitere Informationen finden Sie bei www.IBMSMS.de. Wir garantieren, dass unsere Mitglieder vor Impfungen, Zwangsimpfungen und Organspenden, rechtlich einwandfrei, geschützt werden können. Kein Kind muss geimpft werden bevor es die Kita oder Schule besuchen darf. Wir sorgen dafür!

Der einzige Weg, gesund zu bleiben und ungewollten Ergebnissen vorzubeugen, was die mentale und emotionale Ebene genauso beinhaltet wie die physische, ist, die Natur einzusetzen und unsere angeborenen Selbstheilungsfunktionen in unserem Körper und unserem Geist zu unterstützen. Diese natürlichen vorbeugenden Kräfte können zusätzlich angeregt oder konzentriert werden, aber nur durch naturbelassene Mittel. Bedenken Sie bitte, dass wir ohne Immunsystem geboren werden und durch Kinderkrankheiten sich das Immunsystem erst entwickelt.

Allerdings muss die finale Schlussfolgerung dieser Zusammenfassung zum vollen Einsatz des IBMS-Systems führen, um die Grundursache jeglicher ungewollter Gesundheits- (Krankheits-) Entwicklung zu finden und zu eliminieren. Auch die Symptombeseitigung kann mit naturgegebenen Mitteln geschehen. Einfach gesagt glaube ich, dass etwas, das es vor 150 Jahren noch nicht gab, nicht in Ihren Körper gelangen sollte. Wenn die Natur es nicht gemacht hat, brauchen wir es auch nicht.

Diejenigen, die den Betrug, das Morden, das unnötige Leid und den potenziellen Tod von Krebspatienten ermöglichen, sind die Schlimmsten. Schlimmer als jene, welche die Nichtwissenschaft, die Religion der Medizin ausüben. All das basiert auf meinen persönlichen Beobachtungen und Schlussfolgerungen. Nicht nur die Politiker und die medizinischen Institute, mehr noch die FTC (Federal Trade Commission) und AMA (American Medical Association) und hauptsächlich alle Non-Profit-Organisationen, wie die Amerikanische Krebsgesellschaft (Deutsche Krebsgesellschaft) und andere Organisationen wollen meiner

Erkenntnis nach nur Geld verdienen. Im 19. Jahrhundert hatten 7 % der Menschen Krebs, und das, obwohl alles, was man nicht kannte oder nicht heilen konnte, ebenfalls einfach als Krebs bezeichnet wurde. Heute nach all den Milliarden, die für die Krebsforschung und Früherkennungs-Betrügereien ausgegeben werden, sind es 57 % aller Menschen, die an Krebs erkranken. Mammografie und Koloskopien erzeugen oft Krebs, sie verhindern ihn nicht. Noch nie hat eine wissenschaftliche Studie bewiesen, dass irgendeine Impfung sicher und effektiv im Verhindern oder Behandeln von Krankheiten ist.

Die oben genannten Organisationen und Institutionen haben immer wieder bewiesen, dass ihr Hauptinteresse dem Geld und der Macht gilt. Besonders interessant ist die schätztungsweise 300-Milliarden-Dollar-Krebsindustrie. Denken Sie niemals, wirklich niemals daran, eine Spende an irgendeine dieser Non-Profit-Organisationen zu tätigen, die Geld für Krebsforschung oder für die Entwicklung eines Heilmittels sammeln. Denn diese sind die Bodyguards des Einkommens der pharmazeutischen und medizinischen Industrie und sie halten die wahren Heilmittel und das Wissen zur Nutzung dieser von Ihnen fern, sodass Betrug und Täuschung der Krebsindustrie weitergehen können. Das Geld fließt dann zurück in die Taschen der Drogenhändler und Mediziner, die nur an Krankheit Geld verdienen. Es gibt wahrscheinlich nur 1 % ehrliche, kompetente, gute und erfolgreiche Ärzte.

Menschen sterben oft zu früh, weil sie Organspender sind und Organtransplantationen ein Riesengeschäft sind. Alle Ärzte, die ich kenne, sind deshalb keine Organspender. Organe können nur von **lebenden** Menschen gespendet werden. Gehirntod ist ein krimineller Unsinn, den die „Weiße Mafia" nur für ihre eigenen Zwecke erfunden hat. Alles ist Lug und Trug. Die Organe werden aus lebenden Menschen ohne Betäubung herausgeschnitten. Oft, wenn sich ein Patient auf der Kippe zwischen Leben und Tod befindet, entscheidet die Geldgier, ob man ihn rettet oder nicht. Als unser Mitglied in der IBMS® Masters Society sind Sie vor Zwangs-Organspenden geschützt.

Menschen sterben unnötigerweise, weil diese Organisationen sicherstellen, dass Krebspatienten niemals von den 400 natürlichen Krebsheilungsmethoden erfahren, die heutzutage bekannt und verfügbar sind und dass es Ärzten offiziell oft nicht erlaubt ist, diese natürlichen Krebsheilmittel auf legalem Wege bei ihren Patienten anzuwenden. Durch deren Gesetze und Regularien ist jeder Arzt dazu verpflichtet, Chemotherapie, Bestrahlung oder Operationen an Krebspatienten durchzuführen (selbst wenn sie bessere Wege kennen würden, um

Krebs zu heilen). Oder sie gehen das Risiko ein, ihre Lizenz zu verlieren und eventuell sogar dafür ins Gefängnis zu gehen, wie der Arzt in Kalifornien, dem die Approbation entzogen wurde und der ins Gefängnis musste, nachdem er in einer Fernseh-Talkshow vom Erfolg seiner mit Laetril (B17) geheilten Krebspatienten gesprochen hatte.

Die megareiche und mächtige amerikanische Krebsgesellschaft muss ihre Vereinigung an dem Tag auflösen, an dem ein Heilmittel gegen Krebs gefunden wird. Also, was denken Sie, wie viel Interesse die daran haben, eine Heilung zu finden und das auch noch zuzugeben? Ich kenne Hunderte natürlicher Krebsheilungsmethoden wie Vitamin-C-Injektionen, Wasserstoffperoxid, Essiac Tee, Oleandersuppe, Graviola, Zimt mit Honig, Natron mit Ahornsirup, Natriumbikarbonat (besser bekannt als Natron,) Tee von getrockneten Löwenzahnwurzeln, Kurkuma, H2O2, Sauerstofftherapie, etc. etc. Selbst Tee von Butterblumen-Blättern oder der getrockneten Wurzel von Löwenzahn haben nachweislich Krebspatienten geheilt.

Also geben Sie den Scharlatanen nicht noch mehr Geld! Das Geld, was die verdienen, landet in ihren eigenen Taschen oder in den Taschen derselben Menschen, die mit Ihrem Leiden und Ihrem Sterben den Löwenanteil ihres Lebensunterhalts verdienen, die medizinische und pharmazeutische Industrie! Sie bezeichnen es einfach als Forschung und für gewöhnlich benutzen sie es, um teurere Behandlungen zu entwickeln, die sie Ihnen sowieso in Rechnung stellen und die niemals überhaupt nur das geringste realistische Potenzial haben, irgendetwas zu heilen.

Krebs ist eine Erkrankung der ganzen Person: Körper, Geist und Seele. Und ist in 86 % aller Fälle stressbedingt (emotionaler und mentaler Stress). Er ist, wie ich es nenne, eine seelische Krankheit. Nur ein ganzheitlicher Behandlungsansatz, der mit der ganzen Person individuell arbeitet, hat überhaupt eine Chance, Krebs bzw. Autoimmunerkrankungen zu heilen. Bei diesem holistischen Heilverfahren geht es darum, auf der Basis der einzigartigen Lebensumstände und Charakteristika des Patienten die Grundursache des Krebses zu identifizieren und zu beseitigen. Mir ist kein einziges System bekannt, das nur auf Ergebnissen basiert und das der Person dabei hilft, die Grundursache ihrer oder seiner Krankheit herauszufinden und sie loszuwerden, außer meinem IBMS®-System. Oft ist Krebs die Folge von unterbewussten Selbstmordbefehlen; in der Lebenssituation nicht mehr leben zu wollen.

Gute Heiler wie Dr. Stanislav Burzinsky oder Dr. Tulio Simoncini sind in der Lage, Tumore mit sehr hohem und erstaunlichem Erfolg zu eliminieren. Wenn jedoch der Krebs nicht von Vergiftung oder Übersäuerung oder aufgrund einer Diät, Wassermangel oder anderen physischen Auslösern von Krebs (ich schätze ca. 14 % basieren auf Toxämie und Azidose) verursacht wurde, werden der Krebs und seine Symptome wiederkehren, weil die Grundursache dieser negativen gesundheitlichen Entwicklung immer eine ganzheitliche, mentale, emotionale und körperliche Ursache hat, welche nicht gelöst wurde. Der Tumor ist einfach nur ein Symptom. Jedoch kann das Eliminieren der Symptome alleine den Krebs keinesfalls heilen. Der Tumor ist in Wirklichkeit Ihr Lebensretter, da er die Gifte im Körper sammelt und isoliert, sodass diese Sie nicht umbringen können. In diesen Lebensretter mit einer Nadel bei einer Biopsie zu stechen und die konzentrierten Gifte wieder in den Körper schießen zu lassen, kommt meiner Ansicht nach des Straftatbestandes des Mordes sehr nahe. Aber die schützen sich ja alle gegenseitig vor straf- und zivilrechtlicher Verfolgung. Wir helfen geschädigten Patienten.

Für mich ist es eine Tatsache, dass mindestens 86 % aller Krebserkrankungen von mentalem und emotionalem Stress verursacht werden, meistens begleitet von Mangelernährung und Wassermangel (Vergiftung und Übersäuerung). Otto Warburg und Max Planck wurden im Jahre 1911 und 1936 mit dem Nobelpreis für Medizin geehrt, indem sie nachwiesen, dass Krebs sich in einem basischen sauerstoffreichen Milieu nicht entwickeln und auch dort nicht wachsen kann (das bedeutet in einem sauberen und voll funktionierenden Körper). Sogar Louis Pasteur hat am Ende seines Lebens zugegeben, dass der Keim nichts ist, der Nährboden aber alles in Bezug auf die Entwicklung von Infektion oder Krankheit. Damit gab er auf seinem Totenbett zu, dass sein Erzfeind Antoine Béchamp recht hatte. Ebenso haben heutige, die Keimtheorie ablehnende Forscher, wie etwa Peter Duesberg und Stefan Lanka recht, dass die Mikrobe (Bakterium, Virus oder Pilz) nichts bedeutet, aber das Territorium (der Körper) alles.

Heutzutage glauben die Menschen immer noch daran, dass eine Mikrobe wie ein Virus sie krankmachen kann und sie sich mit gefährlichen Impfstoffen schützen und andere Drogen kaufen können, um gesund zu werden. Das ist von der Wahrheit so weit entfernt wie möglich. kein Virus oder Bakterium oder Pilz kann sich vermehren oder Ihrer Gesundheit schaden, wenn der Körper die unendliche Multiplikation dieser Mikrobe nicht zulässt. Kurz gesagt: Einem gesunden, energiereichen Körper kann ein Virus nichts anhaben.

Es gibt bis heute keinen Beweis dafür, dass ein Virus Menschen krankmachen kann.

Für gewöhnlich glauben die meisten Ärzte in den ersten Jahren, dass sie das Richtige tun. Dann kommen die Investitionen und teuren monatlichen Abzahlungen und die Suche nach Geld bringenden Methoden beginnt. Während der ersten Praxisjahre jedoch, wenn sie den medizinischen Betrug praktizieren, wissen sie meistens, dass das alles nur eine große Inszenierung, eine Täuschung und Verblendung ist. Und das ist meine Schlussfolgerung, warum die im medizinischen Bereich Tätigen statistisch gesehen die kürzeste Lebensspanne, die höchste Selbstmordrate und die höchste Drogen- und Alkoholmissbrauchsrate aller Beschäftigungsfelder aufweisen. Ich glaube, dass fast alle Ärzte ihren Beruf mit einer guten Absicht antreten und auch zu den guten Menschen gehören. Es ist das korrupte, pharmazeutische und politische System, das sie mit ihren Gesetzen, Regularien, Verschuldungen und Schmiergeldern in den tödlichen Konflikt mit sich selbst stürzt.

Energiemangel ist die einzige Ursache von Krankheit

Da jede körperliche, mentale oder emotionale Erkrankung auf Energiemangel basiert, sollten wir lernen, uns selbst zu fragen, was zwischen dem Zeitpunkt passierte, in dem unsere Gesundheit noch perfekt intakt war und der Zeitspanne, in der die ungewollten gesundheitlichen Folgen auftraten.

Alle Krankheiten und Arztbesuche sind zu 86 % stressbedingt, basieren auf geistigem und emotionalem Stress!

Stress ist die Hauptursache für Energieverlust, folglich die Hauptursache aller Gesundheitseinschränkungen und die Grundursache aller Erkrankung. Wenn Sie nur diese absolute Wahrheit verstehen, werden Sie einfach in der Lage sein zu begreifen, dass der Umgang mit Symptomen wie Schmerzen, Abbausymptome, Deformationen oder abnormale Entwicklungen komplett absurd ist, wenn das der einzige Behandlungsansatz ist, um Ihre Gesundheit wiederherzustellen. Die Grundursache, abgesehen von den 14 % durch Ernährung und Vergiftung ausgelöste Übersäuerung, Übertraining und Wassermangel etc., ist immer mit Stress verbunden. Daher würde es nicht sehr viel Sinn machen, nur die Symptome zu behandeln, ohne die Ursache der Symptome zuerst zu eliminieren oder zumindest gleichzeitig anzugehen, wenn Sie eine optimale Gesundheit erreichen möchten.

Die Hauptursachen für krankmachenden mentalen und emotionalen Stress sind: Leben in konstanter Angst, Sorgen und Zweifeln. Ein Leben ohne Hoffnung, Selbstliebe, Selbstrespekt und einem Gefühl der Kontrolle. Aber der Hauptstress, der für gewöhnlich immer zu Gesundheitsstörungen, Krebs oder einer anderen Autoimmunerkrankung führt, ist der, mit permanenten, sich wiederholenden Kompromissen gegen die eigene Person zu leben.

Bei der Arbeit mit meinen eigenen Patienten fand ich heraus, dass die Hauptursache von Krebs meistens auf mentalem und emotionalem Stress basiert, der entsteht, wenn man in Lebensumständen lebt, die der Mensch nicht länger ertragen kann oder will.

Für mich ist die Hauptursache dafür, dass die meisten Menschen ihre erste und tödliche Herzattacke Montag morgens zwischen 8:00 und 9:00 Uhr erleiden, wenn sie sich gerade auf die Arbeit vorbereiten. Es sind jene, die lieber sterben, anstatt eine Arbeitswoche zu beginnen, die sie wortwörtlich nicht mehr aushalten und sich nicht noch ein einziges Mal dieser stressigen Situation auszusetzen können.

Nach meiner persönlichen Beobachtung leiden die meisten Personen an Krebs, die in schlechten privaten und beruflichen Beziehungen bleiben, von denen sie genau wissen, dass sie nicht richtig sind und die sie im wahrsten Sinne des Wortes umbringen. Kompromisse gegen sich selbst kombiniert mit dem Gefühl von Hilflosigkeit oder Hoffnungslosigkeit sind oft primäre Ursachen von Krebs und anderen Autoimmunerkrankungen.

So viele Patienten, die ich erlebt habe, haben sich selbst den unbewussten Selbstmord-Befehl gegeben. Oftmals sehen sie keinen anderen Ausweg aus ihren Lebensumständen, in denen sie nicht mehr leben können. Es ist auch oft der bewusste oder unbewusste Versuch, indirekt einen Selbstmord zu begehen. Manche Patienten entziehen sich von unerträglichen Lebensumständen durch Krankheit, Verfall, Schwäche oder Limitationen, zu denen auch unbewusst eingeleitet Unfälle zählen können. Oft haben Menschen einen Unfall zur Selbstbestrafung, weil sie sich für etwas schuldig fühlen wie z. B. den Partner oder die Kinder ungerechtfertigterweise angeschrien zu haben. Das kann auch zum Tod führen! Es sind oft unbewusste Lösungsversuche, um die unerträgliche Lebenssituation zu beenden oder ihr zu entrinnen, weil die Person keine Hoffnung und keine Lösung für eine bessere Zukunft oder ein besseres Leben hat.

Die gesamte Familie muss mitbehandelt oder ausgebildet werden

Meiner Erfahrung nach ist einer der Haupt- oder zumindest Nebenverursacher von Krebs die Familie oder zumindest einige Familienangehörige der Krebspatienten. Deshalb sollte die ganze Familie behandelt oder zumindest darin unterrichtet werden, wie sie am besten mit dem Krebspatienten umgehen. Wenn möglich sollte ein Co-Training für die Gesundheit Ihres Angehörigen mit Krebs durchgeführt werden.

Ich glaube, ich bin der Einzige, der jemals die Familien der Krebspatienten gleichzeitig mit dem Patienten mit IBMS® behandelt hat.

Der Auslöser dafür war, dass die Krebspatienten oftmals komplett geheilt und krebsfrei gewesen waren, aber später mit einem rezidiven Krebs wiederkamen.

Nachdem ich nach der Ursache dafür forschte, fand ich heraus, dass dasselbe Umfeld von Familie, Freunden, Kollegen etc., das in erster Linie die Ursache des Krebses gewesen war oder zumindest einen großen Anteil daran hatte,. Die Angehörigen verhielten auf dieselbe Energie raubende, destruktive Weise, wie sie es schon immer getan hatten. Genau das machte die Patienten vor allem krank, und wenn der Patient nach dem er zuerst geheilt gewesen war, in die krankmachenden Umgebung zurückging, wurde er wieder krank.

Also machte ich es zumindest für die Menschen, die mit dem Krebspatienten leben, zur Bedingung, dass diese auch zu meinen Workshops für Angehörige und Freunde von Krebspatienten kamen oder ich würde erst gar nicht mit dem Krebspatienten arbeiten. „IBMS® ist eben ein holistisches, natürliches, ganzheitliches System™."

EIN PERSÖNLICHES VORWORT VOM AUTOR

Seit über vierzig Jahren heile ich Krebs. Ich habe das einzige Gegenmittel gefunden und dieses ist eine gottgegebene, natürliche Selbstheilung und mein IBMS-System ist die „Gebrauchsanweisung zur natürlichen Selbstheilung und Erfolg in jedem Lebensbereich™"

Mein IBMS®-System ist die einzige, effektive Gebrauchsanweisung für Hilfe zur Selbsthilfe ihrer Art, um zu bleibenden und ständig wachsenden Erfolgen und effektiven Resultaten in jedem Lebensbereich zu führen. Es ist die Auffassung von Experten, dass es kein vergleichbares Selbsthilfe-Coaching-System zu IBMS® gibt.

Sie wurden dazu geboren gesund, glücklich und erfolgreich zu sein. Sie sind nicht dazu bestimmt, für den monetären Profit der Pharmaindustrie oder der Mediziner bzw. der geld- und machthungrigen American Cancer Society und deren bezahlten Handlangern in der Politik, den Medien oder deren „Selbsthilfegruppen" zu büßen.

Meiner Meinung nach besteht das Hauptziel von Regierungsbehörden wie der FTC oder der FDA (diese sollten offiziell aufgelöst werden, und zwar schnell!) und anderer Organisationen darin, die Profite der pharmazeutischen und medizinischen Industrie zu wahren. Wir müssen erwachen und für unsere eigene Gesundheit einstehen!

Die Krebsindustrie ist eine 300-Milliarden-Dollar-Industrie und Krebs und Krankheit im Allgemeinen sind ein riesiges Geschäft, das weltweit Billionen an Einkommen produziert. Deshalb haben viele natürlich kein Interesse an Gesundheit und permanenter Heilung! Der Arzt und die Krankenhäuser sind Gewerbebetriebe, die alle pleite wären, wenn es keine kranken Menschen mehr gäbe.

Diese Institutionen haben definitiv nicht unser Bestes im Sinn, sonst hätten sie nicht Gesetze und Bestimmungen verabschiedet, die besagen, dass nur Arzneimittel eine Krankheit behandeln oder zu heilen vermögen und zur Diagnose und zur Prävention einzusetzen sind – das ist für sich gesehen bereits absurd. Kein einziges Medikament hat bisher irgendeine Krankheit geheilt oder ihr vorgebeugt – niemals! Sie setzen uns dem bewusst aus, damit wir leiden, zahlen und schließlich daran sterben. Ich sage Ihnen, die einzige Person die eine Krankheit verhindern oder heilen kann, sind Sie selbst! Oder Gott oder die Natur bzw. woran Sie persönlich glauben. Die Nebenwirkungen von Medikamenten und Behandlungsmethoden sind so gut wie immer schlimmer als die Krankheit selbst und die medizinische Industrie ist die Hauptursache von Tod weltweit, wie es der großartige Wissenschaftler Dr. Gary Null in seiner weltverändernden Studie belegt hat.

Ich habe seit mehr als 40 Jahren selbst erlebt, dass jede Krankheit geheilt werden kann. Jedoch kann nicht jeder Patient geheilt werden, da einige Menschen unbewusst sterben wollen oder einfach nicht bereit sind, zu tun, was nötig wäre, um gesund zu werden. Faulheit, Feigheit, Selbstmitleid und der Glaube an die chemische Medizin, deren Vertreter und die Gehirnwäsche und Manipulationen durch die Medien sind die Ursache für den Tod der meisten Krebspatienten - oder anderer autoimmuner Erkrankungen. Fakt ist, wenn jemals eine Krankheit geheilt wurde, ist das bereits der Beweis dafür, dass diese Krankheit heilbar ist.

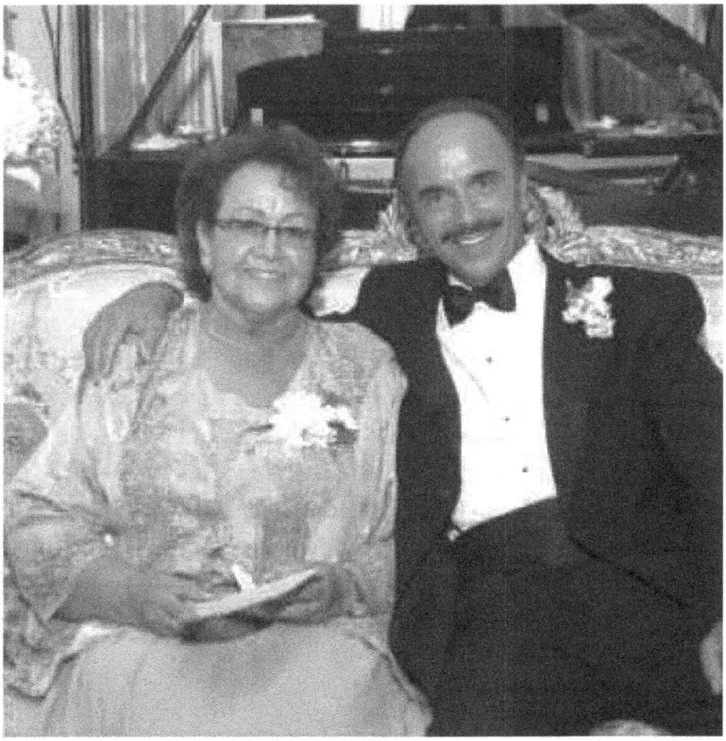

Mama Coldwell wurde vor 48 Jahren von ihrem eigenen Sohn, Dr. Leonard Coldwell, von Leberkrebs, Leberzirrhose, Fettleber und Hepatitis C geheilt. Heute ist sie der gesündeste und vitalste, lebendige Beweis dafür, dass Dr. C die Fähigkeit besitzt, Krebs zu heilen!

DAS EINZIGE SYSTEM, DAS KREBS PATIENTEN WIRKLICH HEILEN KANN, IST DAS IBMS® -SYSTEM!

Ich bin es so leid immer wieder von Personen, zu hören, die Bücher schreiben oder ihre Geschichte erzählen, wie sie sich selbst vom Krebs geheilt haben und jetzt versuchen anderen zu sagen, dass sie Ihnen auch dabei helfen können, ihren Krebs zu heilen. Das ist absoluter Unsinn. Nur weil jemand sich selbst geheilt hat oder aus welchen Gründen auch immer wieder gesund geworden ist, bedeutet das noch lange nicht, dass sie andere auch heilen können oder ihnen dabei helfen können, gesund zu werden oder sich selbst zu heilen. Viele wissen nicht mal, was sie geheilt hat, bzw. welche Veränderungen und Erkenntnisse sie zur Gesundheit geführt haben. Jeder muss das individuell für sich selbst herausfinden und IBMS® ist der Weg dazu.

Jede Krankheit basiert auf Tausenden verschiedenen Faktoren, Realitäten und Komponenten. Mental, emotional, spirituell und körperlich! Ihre Krankheit kann sogar durch Schuldgefühle, fehlende Selbstliebe, Selbsthass, Vergiftungen, Übersäuerung oder Unfälle verursacht sein.

„Ich bin diese ganzen Nachahmungen leid, die Doktor C's Informationen klauen und veröffentlichen, ohne die geringste Ahnung davon zu haben, was sie eigentlich tun oder sagen. Am allerschlimmsten ist, dass diese ganzen Schauspieler niemals dieselben Ergebnisse produzieren können, die für Dr. C und sein IBMS®-System Normalität sind." Katie, Persönliche Assistentin von Dr. C

Es kursiert so viel Unsinn, da draußen, die sprechen darüber, dass man alles mit der richtigen Ernährung heilen kann! Welch gefährlicher Unsinn!!! Wenn die Krankheit auf mentalem und emotionalem Stress basiert (rund 86 % aller Krankheiten tun das), was soll dann die Nahrung dagegen machen? Wenn Sie lernen müssen, mit sich selbst, ihrer Vergangenheit, ihren Fehlern und Fehltritten zu leben, was tut die beste Diät dann für Sie? **Nichts!!!**

Wenn Ihre Wirbelsäule vom Stress verkorkst ist (Schuldgefühle und Angst), basierend auf Verengung der Muskulatur, was tut dann eine Diät für Sie???

All diese Pseudoheiler da draußen töten Patienten, weil die Kranken daran glauben, dass sie sich selbst mit irgendwelchen Diäten heilen können. Diese Patienten verschwenden ihre Zeit, werden kränker und sterben, nur aufgrund der ganzen Möchtegern-Heiler. Ganz gefährlich sind oft Heilpraktiker. Es gibt keine vorgeschriebene Heil- oder Behandlungsausbildung für Heilpraktiker.

Sie müssen nur Recht und Gesetz lernen und wissen, was sie rechtlich dürfen und was nicht. Es gibt keinen Befähigungstest oder vorgeschriebene Ausbildung. Deshalb tummeln sich so viele Möchtegern-Ärzte und Wichtigtuer unter den Heilpraktikern, die oft mehr Schaden anrichten als nutzen. Wir werden Listen von guten und schlechten Heilpraktikern und Ärzten auf: www.KrebsPatientenAdvokat.de publizieren.

Ach ja, und noch etwas: Wenn Gott Sie heilen würde, warum hat er Sie dann überhaupt krank gemacht bzw. krank werden lassen? Wenn die einzige Begründung für Ihr Leben persönliches Wachstum und Entwicklung ist, warum in aller Welt sollte Gott Sie davon abhalten zu lernen, die Verantwortung und die Kontrolle über Ihr Leben zu übernehmen? Wie kommt es dann, dass Jesus sagte oder zumindest steht das in der Bibel, ich habe dich nicht geheilt, dein Glaube oder die Hoffnung haben dich geheilt? In der Bibel steht geschrieben, wenn dein Glaube größer als ein Senfkorn ist, kannst du Berge versetzen. Warum dann darauf warten, dass Gott den Job für uns macht? Wir sind nach Gottes Ebenbild erschaffen - Gott ist ein Schöpfer, also sind wir das auch. Und das ist das Thema, weshalb Sie hier sind, um zu lernen! Nicht um den Lehrer anzubetteln, Ihnen die Lösungen für den Test zu geben, damit Sie eine gute Bewertung ohne die geringste Anstrengung bekommen.

Wir können auch keinem vergeben, denn Vergebung wird zu Krebs führen oder einen Splitter noch tiefer in den Finger hineinschieben und hoffen, dass das Problem dann verschwunden und gelöst ist, denn es wird schlimmer und genau das gleiche trifft für den Splitter in unserer Seele zu. Die NWO (Neue Weltordnung), die Eigentümer dieses Planeten, wollen, dass wir friedfertig sind, sie wollen, dass wir sie nicht zur Verantwortung ziehen für ihre Straftaten und darum haben sie die Bibel ins Spiel gebracht und dass wir vergeben müssen und Gott die Rache für uns erledigt. Es ist dieser ganze Mist, der uns schwach und krankmachen und dazu beitragen soll, dass wir mit Autoimmunkrankheiten und frühem Tod enden. Glauben Sie wirklich, Gott mit SEINER Bibel wollte, dass Sie der Regierung gehorchen und 10 % für organisierte religiöse Kriminelle zahlen, die kleine Kinder (junge Messdiener) missbrauchen und mehr als 6 Millionen Hexen verbrannt haben? Und was ist mit den Qualen und den Verbrechen und Morden und Diebstählen, die nur von Kirchen verübt wurden durch den Missbrauch von Macht, Glauben und organisierter Religion? Was hat die Kirche den Indianern und den Ureinwohnern Südamerikas angetan? Wie kann überhaupt nur irgendein Idiot da draußen noch daran glauben, dass der reichste Grundbesitzer in der Welt, die katholische Kirche, nicht der

Repräsentant des Bösen ist? Diese Vergehen des von Juden besessenen Vatikan und die Kirchen sind entsetzlich und so viel an der Zahl, dass man Hunderte von Seiten benötigen würde, um sie alle aufzulisten. Wie hätte es Ihnen gefallen während der heiligen Inquisition so lange gefoltert zu werden, bis Sie zugegeben hätten, eine Hexe zu sein??? Warum ist Gott oder die Kirche eigentlich immer pleite oder braucht Geld, obwohl die katholische Kirche der größte Grundbesitzer und die reichste Institution der Welt ist?

Wie viele der 6 Millionen Hexen, die gequält und ermordet wurden, waren wohl echte Hexen? Nicht eine Einzige. Also, wenn Gott sich einmischen würde, warum hat er das dann nicht während der letzten 12.000 Jahre getan. Warum hat er dann nicht die Gebete der Gefolterten und Ermordeten erhört? Weil es ihn nicht interessiert! Er stellt uns hier raus, genauso wie ein Bauer seine Samen in die Erde steckt und er gibt uns die Kraft des freien Willens und der Schöpfung und er lässt uns unser Ding machen. Ende der Geschichte!

Kein Gott würde jemals befehlen, 10 % Ihres hart erarbeiteten Geldes irgendeiner organisierten Religion zu überlassen. Geben Sie es einem Freund oder Nachbarn der Hilfe benötigt, aber geben Sie es niemals einer Kirche! Ich weiß, dass viele von Ihnen daran glauben, dass Sie Ihr Geld dafür einsetzen können, sich einen Platz im Himmel zu erkaufen. Eilmeldung: nein, das können Sie nicht.

Es gibt so etwas wie Himmel oder Hölle nicht. Es gibt nur das hier, wo wir alle sind und leben und wo wir für die schlechten Dinge bezahlen müssen, die wir in unserem künftigen Leben noch begehen werden und wir für unsere guten Taten im künftigen Leben belohnt werden. Himmel und Hölle sind hier und es ist das, was wir aus unserem Leben machen.

Katie McWilliams Persönliche Assistentin für Dr. C

NOBELPREISTRÄGER DIE ÜBER KREBS SPRECHEN ...

„Jedoch kann heutzutage niemand mehr sagen, dass man Krebs und seine Hauptursache nicht kennen würde. Gerade das Gegenteil ist der Fall, es gibt keine Krankheit, deren Hauptursache besser bekannt ist, sodass es heute unmöglich ist Unwissen als Entschuldigung dafür anzusehen, dass man sich nicht vor ihr schützen könnte. Doch dieser Schutz wird kommen, zweifelsohne denn die Menschheit möchte überleben. Wie lange jedoch diese Abhilfe verhindert werden wird, hängt davon ab wie lange die Propheten des Agnostizismus erfolgreich darin sein werden die Anwendung wissenschaftlicher Erkenntnisse im Bereich von Krebs zu verhindern. Zwischenzeitlich werden Millionen von Menschen unnötigerweise an Krebs sterben müssen."

- Nobelpreisträger Otto Warburg auf einem Treffen von Nobelpreisträgern am 30. Juni 1966

Dr. James Watson erhielt einen Nobelpreis für die Bestimmung der Struktur der DNA. Während der 1970er Jahre war er zwei Jahre lang für das „National Cancer Advisory Board" tätig. 1975 wurde er gefragt, was er vom nationalen Krebs-Programm halten würde.

Er erklärte dazu: *„Es ist ein Haufen Mist."*(orig: A bunch of bull)

- Nobelpreisträger James Watson

„Jeder sollte wissen, dass der sogenannte ‚Krieg gegen den Krebs' im Wesentlichen Betrug ist."

- Zweifacher Nobelpreisträger Linus Pauling

1. DEFINITIONEN VON KREBS

Nach unserem aktuellen, medizinischen Modell ist Krebs die allgemeine Bezeichnung für eine Gruppe von 100 einzigartigen Krankheiten, die durch unkontrolliertes Wachstum und der Ausbreitung von abnormalen Zellen definiert ist. Aber im Grunde ist Krebs gleich Krebs. Sie benennen ihn nur nach der Stelle, wo die Symptome auftreten, wie er sich verhält oder auf welche Weise er diagnostiziert und im Labor kategorisiert wurde. Wenn der Körper dazu geschaffen wurde zu überleben und nicht, um sich selbst zu zerstören, warum sollte er dann plötzlich das Wachsen von zusätzlichem Zellgewebe zulassen und sich selbst töten? Das größte Hindernis auf dem Weg, die reale Heilung für Krebs zu finden, ist die moderne Krebstherapie, weil sie auf der falschen Annahme basiert, dass der Körper manchmal versucht, sich selbst zu zerstören.

Nun, das tut er nicht! Fakt ist, eine Krebszelle ist eine DNS veränderte Stammzelle.

Während Krankheit den Anschein macht, zerstörerisch oder schädlich für den Körper zu sein, ist sie eigentlich ein Versuch des Körpers, sich selbst zu reinigen und zu heilen oder zumindest sein Leben zu verlängern. Wenn Sie beispielsweise Schwitzen, Fieber haben, sich erbrechen müssen oder Durchfall bekommen, wenn Sie eine Erkältung oder die Grippe haben, ist das die Art und Weise des Körpers, sich von Giften und Mikroben zu entledigen, sodass er sich selbst heilen kann.

Krebszellen sind nicht Bestandteil einer bösartigen Attacke auf gesunde Zellen und auf den Körper. Sollten Sie jemals Salmonelleninfektion oder eine Vergiftung gehabt haben, wissen Sie, dass das Übergeben und der Durchfall Wege sind, wie der Körper sich des Giftes entledigt. Wenn Sie die Ableitung der Gifte stoppen würden, würden Sie an dem Gift sterben. Der Körper ist schlau und er hat über viele Generationen hinweg gelernt, wie er überleben kann. Er muss nicht aufgeschnitten, vergiftet oder verbrannt werden, wenn er gerade dabei ist, zu heilen!

Die drastische Reduzierung oder das Fehlen von Vital- und Nährstoffen der Zellen eines Organs ist nicht in erster Linie die Folge eines kanzerogenen Tumors, sondern das ist in Wirklichkeit dessen Hauptursache.

Darum ist eine gesunde Ernährung und ausreichende Zufuhr von Flüssigkeit aber auch eine effektive Atmung, Hauptbestandteil der Prävention und Behandlung der physischen Ursachen von Krebssymptomen.

Krebszellen sind normale, gesunde Zellen, die genetisch verändert wurden, sodass sie in einer Umgebung existieren können, in der es keinen Sauerstoff gibt.

Wenn man den Zellen lebenswichtigen Sauerstoff entzieht (ihre Hauptenergiequelle), werden einige von ihnen sterben; andere jedoch werden es schaffen, ihr genetisches Softwareprogramm zu verändern und in höchst genialer Weise zu mutieren, sodass sie ohne Sauerstoff leben können.

Nachdem der Nobelpreisträger Otto Warburg wissenschaftlich nachgewiesen hat, dass Krebszellen nicht in einer sauerstoffreichen, alkalischen Umgebung wachsen können, was auch Nobelpreisträger Max Planck belegte, ist es sehr simpel und einfach zu verstehen, dass, wenn man ein leicht alkalisches und sauerstoffreiches Milieu im Körper schafft, die Krebszellen verschwinden müssen!

Aktuelle statistische Informationen zeigen, dass die Behandlung von Krebs mit unterdrückenden Methoden wie Bestrahlung, Chemotherapie, und Operationen die Regeneration und die Wahrscheinlichkeit eines kompletten Rückgangs auf sieben Prozent oder weniger reduziert. Dabei geht es bisher nur um die Remission und um die 5-Jahres-Überlebensrate. Es geht noch nicht darum, worüber ich eigentlich spreche, wenn es um echte Heilung und eine normale Lebenserwartung einer gesunden Person geht.

Ein ähnliches Prinzip gilt, wenn Infektionen „verhindert" oder durch medizinische Maßnahmen unterdrückt werden und die Leber und Nieren weniger effizienter darin werden, die Gewebezellen im Körper frei von Giften zu halten; genauso wie das Immun-, Lymph- und Verdauungssystem.

Krebszellen sind normale, sauerstoffabhängige Zellen, die genetisch umprogrammiert worden sind, um in einer sauerstoffarmen Umgebung zu überleben. Krebs so zu behandeln, als wenn er eine Krankheit wäre, ohne seine zugrunde liegende Ursache zu beseitigen, ist ein Behandlungsfehler und gewissenlos.

Sauerstoffmangel führt bei einer gesunden Zelle dazu, dass sie ihre originale, genetische Struktur aufgibt und aufhört, Sauerstoff zu benötigen. Krebszellen führen nicht zum Tod, sie verhindern ihn, zumindest eine Zeit lang, bis das Verrotten eines Organs zum kompletten Untergang des ganzen Organismus führt. Ein Tumor ist im Inneren oft sehr giftig, da er die ganzen Schadstoffe angesammelt hat, sodass diese sich nicht im Körper verteilen und Sie umbringen können. Das ist der Grund, warum Biopsien und Operationen – alles, was die schützende Hülle des Tumors zerschneidet, öffnet oder beschädigt – für gewöhnlich zu einem sehr schnellen Tod führt.

Wenn das passiert, nennen sie es meistens eine schnell wachsende oder eine sich schnell ausbreitende Form von Krebs. Sie erwähnen auch nichts davon, dass sie in Wirklichkeit die Gifte im Körper des Patienten verteilt haben und dass das die Ursache ist, die den Patienten getötet hat. Wenn die Auslöser für den Krebs richtig versorgt werden würden, könnte man solche Folgen komplett verhindern.

2. ALLGEMEINE ANTWORTEN ZU KREBS

Wenn Sie sich einmal umhören, werden Sie feststellen, dass die allgemeinen Antworten darauf, was Krebs verursacht, folgende sind: Diät, umweltbedingt, genetisch bedingt, Lebensstil usw. Offensichtlich hat niemand die wahre Antwort, sonst gäbe es keinen einzigen Krebs, mit dem man anfangen könnte. Aber während der Jahre habe ich die Grundursache aller Krebsarten entdeckt und das ist es, was ich Ihnen in diesem Buch mitteile. Einige Menschen sind sehr skeptisch, weil sie nicht glauben können, dass es „so einfach" ist. Überhaupt kann etwas so Einfaches stimmen?

Sagen Sie zu sich selbst das Wort „Krebs". Wie fühlen Sie sich? Panisch, richtig? Natürlich! Das ist genau das, was die pharmazeutische Industrie und die Medizin möchte, dass Sie fühlen. Wenn Sie sich zu Tode fürchten und daran denken in die Chemotherapie und Bestrahlung zu gehen, was passiert dann? Diese Menschen haben ihre Arbeit sehr gut gemacht und Sie werden dazu beitragen, dass diese Menschen reich werden! Sie arbeiten einzig und allein mit dem Faktor Angst.

Tödliche Missverständnisse über Krebs

Ich schreibe hier, um die Dinge gerade zu rücken. Wie ich bereits vorher erwähnte, ist Krebs lediglich ein Mangel an Energie, der hauptsächlich durch mentalen und emotionalen Stress verursacht wird. Ja, es gibt eine kleine Menge von 14 %, die von anderen Ursachen herrührt, wie z.B. verschiedene Gifte, radioaktive Strahlen usw. Aber wenn Sie einen gesunden Lebensstil führen und die Hauptursache herausfinden, wie und weshalb Sie Ihren Krebs entwickelt haben, müssen Sie sich nie wieder um das „K-Wort" sorgen.

Die Krebsbehandlungen, die uns von der pharmazeutischen und medizinischen Industrie aufgezwungen werden, da sie die Medien benutzen, um uns eine Gehirnwäsche zu geben, die uns hörig machen soll, hat nichts mit Prävention oder Heilung zu tun.

Die Früherkennungsmethoden sind gefährlicher und verursachen mehr Krebs, als man jemals glauben würde. Es ist ein einfacher Weg neue Kunden zu gewinnen. Die Behandlung mit Einschnitten, Giften und Verbrennungen verursachen mehr Schaden als sie Gutes tun und heutzutage sterben Leute normalerweise nicht mehr am Krebs, sie sterben an den Auswirkungen der Behandlung. Verbrennen, Vergiften oder Schneiden heilt keinen Krebs. Bösartige Tumorerkrankungen sind eine ganzheitliche Angelegenheit von Körper, Geist und Seele. Ihr Körper entwickelt und vermehrt mutierte Zellen normalerweise aufgrund von chronischem, mentalem und emotionalem Stress.

Wenn die Ärzte mit ihren Bestrahlungen und Operation Wunden produzieren, ist das genau eine Einladung für den Krebs, neue Stellen zum Wachsen zu finden.

Chemotherapie, ein tödliches Gift, das aus dem Zweiten Weltkrieg übrig geblieben ist und auf dem Schlachtfeld dazu benutzt wurde, Soldaten zu töten, verursacht Krebs. Bestrahlung verursacht ebenso Krebs. Operationen machen den Krebs für gewöhnlich noch aggressiver und können veranlassen, dass er sich im ganzen Körper verteilt.

Nachdem sie den Krebs aggressiver gemacht haben, nennen sie es einfach einen schnell wachsenden Krebs. Anstatt zuzugeben, dass das, was sie anwenden, nicht funktioniert, in Wirklichkeit den Krebs sogar noch schlimmer macht, schütteln sie für gewöhnlich den Kopf und sagen den Familien, dass Sie zu spät dran waren. Chemotherapie kann nicht einmal die Krebszelle erreichen sondern nur die Tochterzellen. Daher kann ein lebensbedrohlicher Chemo-Angriff nicht einmal theoretisch Krebs beseitigen.

Krebs ist Krebs! Es ist alles dasselbe. Es gibt keine verschiedenen Arten. Einige verhalten sich nur anders aufgrund der individuellen Umstände des Patienten oder des Organs bzw. einer bestimmten Körperstelle, an der der Krebs gefunden wurde. Unter dem Strich bedeutet das, lassen Sie sich nicht mit komplizierten großen Worten verschrecken und sich dann schnell in eine Operation und tödliche Behandlungen locken, bevor Sie nicht die Möglichkeit hatten, sich selbst zu erkundigen und eine gut fundierte informierte Entscheidung treffen zu können.

Sagen die Ihnen, dass Sie keine Zeit haben? Es gibt immer genug Zeit! Sie haben keine Eile, und dieser Quatsch, den sie Ihnen erzählen, dass sie nur 3 bis 6 Monate zu leben hätten, wenn sie sich nicht für deren mörderische Prozeduren entscheiden, ist absurd. Das Erste, was Sie tun sollten, ist, diese Leute Folgendes zu fragen: „Wie lange werde ich nach Ihrer Behandlung noch zu leben haben? Ich möchte eine schriftliche Garantie." Wenn Sie das tun, werden die

Ärzte in den weißen Kitteln schneller zurückrudern, als Sie blinzeln können. Das Problem ist, dass die immer mit diesen Lügen davonkommen können, denn wenn der Patient gestorben ist, gibt es niemanden mehr, der die Ärzte beschuldigen, verantwortlich machen oder sie für ihre Lügen belangen kann!

Krebs braucht Jahre, um zu wachsen! Also warum die große Eile dabei, Sie zum Beginn der schmerzvollen Behandlungen zu drängen oder zu erpressen? Brustkrebs wächst 7 bis 12 Jahre, bis er eine Größe erreicht, dass man diesen überhaupt finden und diagnostizieren kann. Wo kommt nun die plötzliche Eile her?

Die Begründung ist die, sie wollen an Ihr Geld und sie wollen nicht, dass Sie genug Zeit haben, darüber nachzudenken; bilden Sie sich selbst weiter und schlängeln Sie sich heraus aus deren gierigen Klauen. Also noch mal, wenn jemand Ihnen Krebs diagnostiziert, es gibt immer genug Zeit, um sich zu informieren und in Ruhe über alles nachzudenken, bevor Sie eine Entscheidung treffen.

Beweise dafür, dass natürliche Heilmittel funktionieren

In meinen Kliniken in Europa haben wir oftmals die Sauerstoff-Mehrschritttherapie nach Professor Manfred von Ardenne eingesetzt. Via Kamera konnten wir sehen, wie Darmtumore vor unseren Augen verschwanden, als wir ionisierten Sauerstoff direkt auf den Tumor bliesen. Der Gründer dieser Therapie hat Tausende solcher Erfolgsgeschichten publiziert.

Dr. Gerson hat in unzähligen Fällen bewiesen, dass Krebsgeschwüre innerhalb von 14 Tagen aufhörten zu wachsen, wenn der Patient sich an eine komplett biologische Rohkost-Diät hielt.

Dr. Batmanghelidj, Autor des Buchs „Sie sind nicht krank – Sie sind nur durstig!“, berichtet über ähnliche Ergebnisse der Selbstheilungskräfte, die der Körper lediglich durch Benutzung von Wasser aktiviert.

Ich habe auch Spontanheilungen von Krebstumoren erlebt, nachdem der Patient die Entscheidung traf, sich von seinem Partner scheiden zu lassen, welcher die Hauptursache für die Entwicklung des Krebses gewesen war oder nachdem ein Beruf beendet wurde, der den Patienten im wahrsten Sinne des Wortes umbrachte.

Also, als allererstes nehmen Sie sich Zeit. Lesen Sie dieses Buch und mein anderes Buch: „Instinktbasierte Medizin – Wie Sie Ihre Krankheit und Ihren Arzt überleben." Lesen Sie Carol Simonton's und Bernie Siegel's Bücher und alles, von dem Sie glauben, dass es nach Ihrem Ermessen dazu beiträgt, eine fundierte Entscheidung treffen zu können. Es ist Ihr Körper und Ihr Leben! Niemand sollte Entscheidungen für Sie treffen. Aber treffen Sie eine wohl informierte Entscheidung. Benutzen Sie Ihren gesunden Menschenverstand, vor allem jedoch, benutzen Sie Ihren Instinkt.

Bei den schulmedizinischen Standardbehandlungen es ist oft ein Wettrennen darum, was Sie zuerst umbringen wird – die Behandlung oder der Krebs!

Wir haben uns darüber schon unterhalten, dass die durchschnittliche Krebsheilungsrate der medizinischen „Profis" erbärmliche 2 - 3 % beträgt. Was wäre, wenn Ihr Verteidiger vor Gericht Ihnen sagen würde, dass Sie eine 97 - 98%ige Chance hätten, ein Todesurteil zu bekommen? Dann würden Sie doch versuchen, den Anwalt zu wechseln! Nun, was, wenn Ihr Arzt Ihnen sagt, dass Sie nur noch 3 bis 6 Monate zu leben haben? Sollten Sie dann nicht den Arzt wechseln?

In einem Vortrag sagte Dr. Bernie Siegel, dass Patienten, die ihren Arzt mögen, wahrscheinlicher innerhalb des Zeitrahmens sterben, den ihnen dieser Arzt gesagt hat, nur, weil Sie auf einer bestimmten unbewussten Ebene nicht wollen, dass ihr Arzt unrecht hat! Außerdem kommt das Gesetz der Erwartung hinzu. Wenn Sie erwarten, innerhalb eines bestimmten Zeitrahmens zu sterben, werden Sie es wahrscheinlich auch tun.

Es ist ein erwiesener Fakt, dass Ihr Immunsystem sofort herunterfährt, sobald Sie die Diagnose Krebs erhalten, wegen all der negativen Informationen, die Sie aus den Medien kennen oder weil Sie jemanden erlebt haben, den Sie lieben oder kennen, von dem Sie wissen, dass er oder sie diesen schrecklichen Krebstod sterben muss. Es ist dadurch bereits tief in Ihrem Glaubenssystem verankert, dass Sie sterben müssen, wenn Sie Krebs haben. Das ist aber total falsch!

Ich muss sagen, dass ich immer wieder erstaunt bin über die Tatsache, dass so viele Krebspatienten es nicht schaffen, sich von der Grundursache Ihres Krebses zu lösen.

Das vergangene Trauma, die schlechte Beziehung, den unerträglichen Beruf oder was immer es ist, das Sie umbringt. Sobald Sie keine Schmerzen oder Symptome mehr haben und auch keine Angst mehr vor dem Sterben, gehen Sie zurück in die Situation oder in das Verhalten, das Sie zuvor krankgemacht hat, und sterben schließlich!

Also seien Sie gewarnt, wenn Sie sich nicht von den Situationen und Menschen befreien können, die Ihnen Stress verursachen und die Ihnen Krebs geben, dann sind Sie in Schwierigkeiten. Wenn Sie das nicht schaffen, und sogar, wenn Sie den „Krebs besiegt haben", wird er immer wieder zurückkommen und für gewöhnlich doppelt so stark und schnell wie davor; oftmals ohne Heilung.

Fakt ist: Zeigen Sie mir einen chronisch dehydrierten Menschen und ich zeige Ihnen einen Krebspatienten!

Diagnose Krebs erhalten? Keine Sorge, Sie müssen nicht sterben!

Nach meiner Erfahrung besteht die Hauptangst von Krebspatienten nicht vor dem Leid und dem Sterben. Was Ihnen allermeiste Angst bereitet ist, von Ihren Familienangehörigen und Ihren Ärzten abgeschoben zu werden. Ich verspreche Ihnen hier, mein teurer Freund, ich werde Sie nicht alleine lassen! Ich werde für Sie und mit Ihnen kämpfen, und wenn es soweit kommen sollte, werde ich Ihnen helfen, gegen sich selbst zu kämpfen!

Ich möchte Ihnen dabei helfen, jede gesundheitliche Herausforderung zu überwinden, die Sie haben, sodass Sie vollständiges Glück und die Lebensqualität erleben können, die Sie sich wünschen und die Sie verdienen. Ich bin davon überzeugt, dass Sie nicht leiden oder an Krebs sterben müssen. Die Heilung liegt in Ihren Händen und das ist eine sehr ermächtigende Nachricht für Sie! Wie auch immer, sollten Sie unter der Illusion leiden, dass irgendjemand aus dem medizinischen Feld oder der pharmazeutischen Welt an einer schnellen, sicheren Behandlung und Heilung für Sie interessiert ist – dann werden Sie sehr enttäuscht werden!

Was ich über die Jahre herausgefunden habe, ist, dass Krebs die Krankheit ist, die am Leichtesten zu heilen ist! In der Tat es ist so, dass es etwa 400 nachgewiesene Möglichkeiten gibt, Krebs auf natürliche Weise zu behandeln.

Sie können Tumore und mutiertes Zellwachstum heilen mit:

- Vitamin B17
- 35%iges Wasserstoffperoxid in Lebensmittelqualität
- Vitamin C oder Aloe-vera-Injektionen
- Essiac-Tee oder Kapseln
- Verschiedene Pilze
- Sauerstoff oder Ozontherapie
- Vitamin D oder Sonnenlicht
- Rohkost oder makrobiotische Diäten
- Ganzkörper- und Organentgiftungen
- DMSO- und Cäsiumchlorid-Therapie
- Chinesischer „Happy Tree"
- Graviola-Frucht
- Triphala (ayurvedische Kräutermischung)
- Gerson-Therapie (Mischung aus Diät und Nahrungsergänzung)
- Hanf- oder Hoxsey-Therapie
- Enzymtherapie
- Hydrosoles (kollodiales) Silber
- Omega 3 Fettsäuren
- Aubergine (BEC-5)
- Natron (Natriumbikarbonat) und Ahornsirup
- Chelat-Therapie
- Fotodynamische Therapie
- Rosenkohl, Brokkoli, Knoblauch, grüner Tee, Spinat oder Tomaten
- Echinacea
- Folsäure
- Milchsäurebakterien
- Sägepalme
- Selen
- Mineralien

Viele andere Kräuter, Lebensmittel und Nahrungsergänzungen können die Symptome dessen heilen, was man als Krebs bezeichnet. Sie finden lange Listen von Krebsheilungspotenzialen auf www.KrebsPatientenAdvokat.de

Es stimmt, dass es viele natürliche und einfache Methoden gibt, gegen die Symptome von Krebs anzukämpfen. Aber es bleibt die Tatsache, dass 86 % aller Krankheiten und Arztbesuche stressbedingt sind. Das bedeutet, dass alle diese körperlichen Behandlungen, die oben erwähnt wurden, lediglich an den 14 % wirken können, die übrigbleiben. Darum habe ich, der Meinung vieler

Experten und Institute nach, die höchste Krebsheilungsrate von 92,3 % wie das Berliner Gesundheitsamt und das Institut für medizinische Statistik nachwies. Andere kommen dem noch nicht einmal nahe. Die meiste Zeit über habe ich ausschließlich mit Menschen gearbeitet, die Krebs im Endstadium hatten und ich habe immer noch die höchste, bekannte Krebsheilungsrate. Der Unterschied ist, dass ich nicht den Krebs und die Tumore und auch nicht die mutierten Zellen behandle. Ich behandle noch nicht einmal das Krebsopfer. Ich habe in über 30 Jahren Forschung und sichtbaren Erfolgen gelernt, wie ich den Menschen helfen kann, die Grundursache ihrer gesundheitlichen Probleme oder der Zerstörung ihrer Gesundheit zu finden und sie zu lehren, zu coachen und zu beraten, wie sie die Grundursache ihres persönlichen Krebses oder jeder anderen Krankheit beseitigen können.

Der große Krebsheiler, Dr. Simoncini in Rom, heilt seit Jahrzehnten Krebs mit Natriumhydrogenkarbonat. Er behauptet, dass die Schulmedizin mit ihrer standardmäßigen schulmedizinischen Therapie mittels Chemotherapie, Bestrahlung und Operationen, lediglich eine Krebsheilungsrate von 2 % bis 3 % erreicht.

Das bedeutet, der Berufsstand der Mediziner tötet fast jeden Patienten, der ihnen in die Hände fällt! Warum? Weil, wie ich bereits erwähnt habe, wir heutzutage wissen, dass die Menschen für gewöhnlich nicht an Krebs sterben; sie sterben aufgrund der Nebenwirkungen der Behandlung. Die Ärzte behaupten, sie hätten ganz andere Überlebensraten, aber das kommt daher, dass sie die Studien und die Ergebnisse manipulieren. Wenn ein Krebspatient fünf Jahre nach der ersten Diagnose immer noch am Leben ist, wird er als „geheilt" angesehen, auch wenn er nur einen Tag oder eine Stunde nach diesem Zeitpunkt X sterben sollte; ungeachtet dessen, dass er unter der Wirkung des Schneidens, Brennens und der Vergiftungen schrecklich leiden musste.

Krebs ist ein chronischer Mangel an Energie

Trotz der sehr weit verbreiteten Meinung, dass Krebs keine körperliche Krankheit sei, ist Krebs eine mentale und emotionale Krankheit, die aus einem Fehlen von Energie auf der Ebene unserer Lebensenergie verursacht wird. Das ist der Grund, warum der Krebs im Endeffekt wiederkommen wird, dann sogar noch hinterlistiger als zuvor, obwohl alle Krebsbehandlungen funktioniert haben. Einige denken, sie könnten mit Rohkost, perfektem Wasserhaushalt und einigen Nahrungsergänzungsmitteln und Kräutern ihren Krebs heilen. Überhaupt nicht! Die Symptome, der Tumor oder die Zellschäden mögen für eine

Weile verschwinden, aber sie werden zurückkommen, solange der Patient noch nicht eingegrenzt hat, was die Grundursache für den Krebs und/oder ihre Krankheit ist und diese Ursache beseitigt hat. Nur dann kann der Patient gesund oder als geheilt bezeichnet werden!

Es ist eigentlich ganz einfach!

Ich habe mittels meines Instinkts und meines gesunden Menschenverstandes gelernt, wie man Krebs heilt. Während der letzten Jahrzehnte habe ich mein System perfektioniert, welches ich jetzt auf diesen Seiten mit Ihnen teilen möchte.

Einige mögen denken, dass es eine sehr hochtrabende Behauptung sei, zu sagen, ich hätte die Heilung für Krebs und jeder anderen sogenannten unheilbaren Krankheit gefunden. Warum ist das so schwer zu glauben? Mediziner stellen den Krebs in einem sehr mysteriöseren und nebulösen Licht dar, aber die Wahrheit ist so einfach, dass ich die Heilung ganz alleine herausgefunden habe. Wenn Sie einmal dieses Buch zu Ende gelesen haben „Die einzige Antwort auf Krebs", werden Sie das ebenso sehen und dass es eigentlich sehr einfach ist!
Nun, wie bin ich eigentlich auf die Heilung gekommen? Als junger Mann las ich sehr viel und bin in jedes Seminar gegangen und in jeden Weiterbildungsworkshop, in den sie mich hineinließen, aber alle diese Sachen haben nicht wirklich viel geholfen. Was mir jedoch half war, mit den Patienten zu sprechen, die krank gewesen waren und ohne die „Hilfe" der modernen Medizin wieder zu vollständiger Gesundheit gekommen waren. Ich war auf einer Mission herauszufinden, wie sie das geschafft hatten. Ich lernte auch von allen möglichen Arten von Heilern und fand heraus was funktionierte und was nicht funktionierte. Dann probierte ich alles an meiner Mutter aus, da wir sowieso nicht viel zu verlieren hatten. Wir behielten, was funktionierte und verzichteten auf den Rest.

Als die Jahre vergingen, war ich in der Lage, die meisten Krebspatienten innerhalb weniger Tage oder in 2 bis 6 Wochen zu heilen – solange die Patienten nicht zuvor von der mörderischen „Therapie" des medizinischen Berufs zerstört worden waren. Die einzigen Patienten, die ich während der letzten fünf Jahre meiner klinischen Arbeit jemals verloren hatte, waren Patienten, die von den Giften der Chemotherapie, den zerstörerischen Verbrennungen der Bestrahlungen und/oder der Absurdität von Operationen bereits zerstört waren.

Also, wenn Sie keine Querverweise zu anderen Büchern oder Studien (mit einigen raren Ausnahmen) finden, dann verstehen Sie bitte, dass ich alles das schon vor bereits über 40 Jahren wusste, praktiziert und publiziert habe. Seit langer Zeit schon habe ich angewendet, wovon andere behaupten, es wäre eine „brandneue Entdeckung, welche sie erfunden hätten".

Es ist wahr! Ich veröffentlichte bereits vor über 40 Jahren Bücher, in denen Sie all die Informationen finden können, von denen viele sagen, Sie hätten sie gerade eben erst entdeckt. Sogar der gesamte Inhalt des Buches und des Films „The Secret – das Geheimnis" wurde in meinem Buch mit dem Titel: „Die unbestimmte Kraft ihres Unterbewusstseins" veröffentlicht, welches bereits vor über 20 Jahren erschien.

Es beinhaltet auch die Kraft der Anziehung und alles andere, das plötzlich als Neuentdeckung auftaucht. Es ist in Wirklichkeit so, dass der führende Mediziner und Arzt in Europa, Doktor Thomas Höhn, Arzt und Heilpraktiker, gesagt hat: „Doktor Coldwell ist in der Medizin und der alternativmedizinischen Welt so weit voraus, das ist als wären wir im Vergleich dazu im Kindergarten und er hat die Universität bereits zum vierten Mal abgeschlossen".

Wenn Sie dieses Buch lesen, behalten Sie im Hinterkopf, dass ich nach Ansicht vieler führender Autoritäten auf dem Gesundheitsgebiet die weltweit höchste Krebsheilungsrate besitze. Ich habe mich selbst und mein erfolgreiches System über viele Jahrzehnte bestätigt, weil meine Krebspatienten alle noch am Leben sind. Wo sind die Patienten derer, die immer ihr wissenschaftliches Gerede mit klinischen Studien und massiven Mengen von Referenzen anbringen? Es mag klingen, als würde ich prahlen oder als hätte ich ein übersteigertes Ego, aber ich möchte das einfach aus dem Weg räumen, sodass ich Ihnen schließlich sagen kann, wie ich den Krebs heile und, wie ich glaube, dass jeder andere sich selbst von Krebs heilen kann – für gewöhnlich innerhalb von Wochen.

Sie müssen die Verantwortung übernehmen

Mein Ziel mit diesem Buch ist nichts anderes, als Sie von der Tatsache zu überzeugen, dass, wenn Sie die Verantwortung für Ihr eigenes Leben, Ihre Gesundheit, Ihre Entscheidungen und Handlungen übernehmen, Sie sich selbst heilen können. Ja, Sie haben die gottgeschaffene oder naturgegebene Kraft, sich selbst zu heilen, sofern Sie das möchten und sofern Sie bereit sind, alles Nötige dafür zu tun, um dieses Ziel zu erreichen.

Sie müssen mir auch versprechen, dass Sie leben möchten! Sie müssen aufhören, auf sich wütend zu sein und in Selbstmitleid zu baden. Beginnen Sie die Kontrolle über Ihr Leben und Ihre Handlungen zu übernehmen! Um zu heilen, müssen Sie Willens sein, Ihr Leben in allen Bereichen, die es benötigen, zu verändern.

Es wird keine Kompromisse geben, es wird keine Verhandlungen geben, keine Sympathie, einfach nur Verständnis, viel Liebe für meine menschlichen Artgenossen, und dem Willen, alles zu tun, was in meiner Macht steht, um Ihnen dabei zu helfen, jegliches Gesundheitsproblem, das Sie jetzt oder in Zukunft haben mögen, zu überwinden.

Ein Weckruf

- Hören Sie damit auf, nach einer Medizin zu suchen!
- Beenden Sie Ihre Spenden an die American Cancer Society, Deutsche Krebshilfe oder andere Europäische Versionen davon.
- Hören Sie damit auf, Zeit für karitative Zwecke zu verschwenden, die Geld für Krebsforschung sammelt.

Das ist alles Betrug. Es gibt bereits mindestens 400 bekannte, nachgewiesene Heilungsmöglichkeiten für Krebs auf diesem Planeten. Diese Krebs-Wohltätigkeitsveranstaltungen und Forschungsgruppen sind einfach nur geldgierige Betrüger.

Sie saugen Sie aus und stellen sicher, dass Sie in etwa fünf Jahren sterben werden, nicht an Krebs, aber an den Symptomen von deren Behandlung. Krebs ist die einfachste Fehlfunktion des Körpers, die sich in einer relativ kurzen Zeitspanne normalisieren lässt. Wenn die „medizinische Behandlung“ beginnt, verschwindet Ihre Lebensqualität und sehr oft, Ihr langsames und furchtbares Sterben hat begonnen.

Hören Sie damit auf, sich selbst Krebs zu geben, indem Sie die sinnlosen und gefährlichen Krebs auslösenden Früherkennungs- und diagnostischen Methoden von Medizinern folgen. Diese sind alle lediglich dazu da, neue Kunden für die medizinische Gemeinschaft zu kreieren. Es gibt keinen wissenschaftlichen Nachweis, dass eine Mammografie oder andere gefährliche Früherkennungsmethoden jemals irgendjemanden davor bewahrt haben, Krebs zu entwickeln oder daran zu sterben!

Hören Sie damit auf, die Verantwortung für Ihr Leben und für Ihre Gesundheit in die Hände von anderen Menschen zu geben, und im Besonderen, hören Sie damit auf, sich in die Hände von Medizinern zu begeben. Der Arzt ist die Todesursache Nummer eins in Amerika, und Rezepte und Medikamente, die über den Ladentisch gereicht werden, sind die Hauptursache von Krankheitsentwicklung.

Der Durchschnittsmediziner hat eine Krebsheilungsrate von 2 % bis 3 % – was für ein Witz! Würden Sie einen Fernseher kaufen, der nur zu 3 % funktioniert? Die Selbstmordrate von Medizinern und Ärzten ist statistisch die höchste von allen Berufen. Ihre durchschnittliche Lebenserwartung liegt bei 56 Jahren und ist die kürzeste von allen Berufen. Also warum in der Welt sollten Sie Ihr Leben und Ihre Gesundheit in deren Hände geben? Medizin ist keine Wissenschaft, weil Sie nicht funktioniert wie eine Wissenschaft, sie funktioniert wie eine Religion. Nur im Glauben an eine Hypothese, nicht an die Fakten und nicht an die Wissenschaft, behandeln sie ihre Patienten. Die Wahrheit ist, dass sie nur Geld machen, wenn Sie krank sind!

Hören Sie damit auf, vor der Verantwortung für Ihr eigenes Leben und Ihrer Gesundheit davonzulaufen. Sie sind der einzige Mensch, der sich selbst sofort krankmachen kann und der sich selbst heilen kann.

Hören Sie mit dem Selbstmitleid auf und fangen Sie an zu leben! Fangen Sie damit an, sich selbst zu heilen und akzeptieren Sie die Tatsache, dass Sie der einzige Mensch sind, der durch wohldurchdachte Entscheidungen und Handlungen Ihre Gesundheit, Ihr Leben und Ihre Zukunft täglich bestimmen kann.

Es gibt keine heilende Kraft außerhalb des menschlichen Körpers. Wenn Sie gesund sein und gesund bleiben wollen – werden Sie aktiv!

Hören Sie damit auf zu denken, dass andere eine Heilung für Krebs haben und dann erzählen Sie mir es geht um Ernährung und Säfte und Nahrungsergänzungsmittel oder Kräuter – das ist einfach nicht wahr! Ja, diese Zutaten sind hilfreich und ich empfehle sie, aber sie sind kein Heilmittel. Warum denken Sie, dass so viele Menschen Kräuter einnehmen oder ihre Ernährungsgewohnheiten verändern, es ihnen eine Zeit lang besser geht und sie dann später dennoch an Krebs sterben?

Weil Krebs eine energiebezogene Krankheit ist. Krebs ist im ganzen Dasein einer Person und nicht nur im Körper vorhanden und die Grundursache dieser Krankheit ist geistiger und emotionaler Stress. Ja, die zugrunde liegende Ursache jeder Krebserkrankung ist der zerstörerische Mangel an Energie. Wenn Sie sich der Ursache nicht entledigen, werden Sie den Krebs niemals los! Jede Krankheit stammt von einer direkten Verletzung gottgegebener Regeln oder der Naturgesetze. Es ist ein Verstoß gegen die Nutzung unserer Kraft und unseres freien Willens, den wir haben.

Es ist ein unausgewogenes Energiesystem, welches Ihr Immunsystem versagen lässt. Es ist Selbstverleugnung, Selbstablehnung, Selbsthass oder ein unbewusster Selbstmordversuch, der zu Krebs führt. Es sind Sie selbst!

Es liegt an Ihnen

Ob Sie es glauben mögen oder nicht, Sie haben sich dieses Gesundheitsproblem selbst gegeben und Sie können es jederzeit rückgängig machen, wenn Sie wollen. Aber als Erstes müssen Sie bereit sein, die Verantwortung für Ihr Leben zu übernehmen und aufhören, sich hinter Selbstmitleid, Unwissenheit und Überheblichkeit oder Angst zu verstecken. Das mag harsch klingen, aber ich möchte, dass Sie verstehen, dass Sie nie wieder gezwungen sind, ein Opfer der medizinischen Vereinigung oder Ihrer eigenen selbstzerstörerischen Entscheidungen zu sein. Sie sind viel stärker als das, Sie sind weiser!

Jetzt ist Ihre Zeit, um zu leben! Es ist Ihr Leben! Sie leben im Hier und Jetzt und hier und jetzt können Sie sich dafür entscheiden, glücklich, gesund und erfolgreich zu sein. Sie müssen auch keine Zeit verschwenden, weil Ihr Leben genau jetzt stattfindet. Stehen Sie auf und kämpfen Sie! Hören Sie damit auf, fremden Personen die gesamte Macht über Ihr Leben und Ihre Gesundheit zu geben. Hilflosigkeit und Hoffnungslosigkeit sind beides Gefühle, welche Krebs entstehen lassen. Wenn Sie sich in die Hände der Mediziner begeben, was denken Sie, wovon Sie mehr bekommen? Genau, Hilflosigkeit und Hoffnungslosigkeit, Angst und eine Menge Leiden!

Lassen Sie mich wiederholen: Jede Krebsform kann geheilt werden. Stehen Sie auf und stehen Sie für sich selbst ein, für Ihre/n Partner/in, Ihre Kinder und alle Menschen, die Sie lieben und die Sie lieben!

Betrachten Sie dieses Buch als Schlachtplan dafür, wie man Korruption, Unwissenheit und Arroganz bekämpft und siegt. Eine Strategie im Kampf gegen

Angst, Einsamkeit, falsche Information und Manipulation, aber vor allem gegen die Medien (diese falschen Propheten), zusammen mit den Ärzten, der pharmazeutischen Industrie und jedem anderen, der mit Ihrem Schmerz, Ihrem Leid und Ihrem letztendlichen Tod Geld verdient. Beginnen Sie sich zu wehren! Das ist Ihr Recht! Wie Jesus sagte: *„Steh auf und geh!"*

Behandeln Sie nicht den Krebs, behandeln Sie den ganzen Menschen

Sie müssen sich nur einmal anhören, wie Ärzte sprechen: „Wir behandeln den Tumor, wir töten den Krebs und wir behandeln den Krebs." Das ist wie Schwimmen gegen eine Brandung. Egal wie viel Sie kämpfen. Sie werden immer wieder unter Wasser gezogen! Krebs ist nur ein einziges Symptom eines ganzen Lebens, dem die Energie fehlt. Um Krebs zu heilen, wäre alles, was dazu nötig wäre, dem Patienten dabei zu helfen, die Grundursache seiner oder ihrer individuellen Krankheit zu finden und ihm beizubringen, wie er diese auslöschen kann.

Sobald das erreicht ist, wird das, was Sie Krebs nennen ganz von alleine verschwinden. Aber es gibt einen Haken: Mit Ihrer Gesundheit lässt sich kein Geld verdienen. Also ist auch keiner im medizinischen Berufsstand daran interessiert, Sie darin zu beraten, wie Sie auf möglichst natürliche Art gesund bleiben oder gesund werden können. Außerdem hat niemand diese Mediziner jemals darin geschult, Naturheilmethoden, heilsame Ernährungspläne, Nahrungsergänzungsmittel oder Kräuter effektiv zur Stressreduktion einzusetzen. Meiner Erfahrung nach ist Stress immer die Ursache für jede Krankheit! Es ist wichtig, unsere menschliche Natur zu verstehen und unsere gesundheitlichen Probleme, die Krankheit oder den Krebs von der Person zu trennen. Der Krebs ist kein separates, lebendiges Wesen, welches bekämpft werden kann, ohne die Person zu schädigen, deren Teil der Krebs ist.

Statistisch gesehen bekommen wir alle mindestens sechsmal in unserem Leben Krebs, ohne dass man uns das mitteilt (so in der Art, wie er mit der Früherkennungsbetrügerei erkannt werden kann) und dieser geht für gewöhnlich genauso wieder weg, wie er sich zuerst entwickelt hat: Er entwickelt sich einfach zurück! Sollten Sie das Pech haben, bei Ihrer jährlichen Routineuntersuchung beim Hausarzt in die Falle der Krebsfrüherkennung getrickst worden zu sein und zur selben Zeit eben ein Krebsgeschwür in Ihrem Körper aufgebaut haben, wird der Arzt Sie sofort in eine Operation, Chemotherapie und Bestrahlung hinein ängstigen. Sie benutzen immer die Angst als Waffe gegen Sie. Nebenbei bemerkt, wenn sie jemanden durch ihre barbarischen, mittelalterlichen Methoden zu früh oder zu offensichtlich umbringen, sagen sie immer: „Wir waren zu spät dran. Wenn wir eher dran gewesen wären, hätten wir sie oder ihn retten können."

All das ist eine riesige Lüge; sie können niemanden heilen, indem sie ihn vergiften, aufschneiden und verbrennen! Wussten Sie, dass Brustkrebs zum Beispiel ungefähr sieben bis acht Jahre lang in der Brust einer Frau heranwächst, bevor man ihn überhaupt finden und diagnostizieren kann? Wenn der Krebs diagnostiziert wurde, soll es dann angeblich eine Frage von Tagen oder sogar Stunden sein, innerhalb derer der armen Frau die Brüste abgeschnitten oder einer Mammografie unterzogen werden müssen. Der Krebs wächst dort fast ein Jahrzehnt lang heran, aber um Sie daran hindern zu können, an alternative Methoden zu denken, mit denen Ihnen möglicherweise ein Einnahmen generierendes Behandlungsschema verloren geht, ängstigen sie Sie dahingehend, dass Sie sich sofort einer Operation oder Behandlung unterziehen müssten.

Nachdem die Ärzte Sie dann aufgeschnitten und mit ihren Giften bombardiert und mit der Bestrahlung verbrannt haben, sind Sie zu schwach um Ihren Klauen zu entkommen und für gewöhnlich werden die Sie am Ende „zu Tode behandelt".

Krebs ist Krebs

Um es so aussehen zu lassen, als ob die Ärzte wüssten, wovon sie sprechen, geben sie dem Krebs verschiedene Bezeichnungen und Namen aus dem griechischen, lateinischen oder spanischen Sprachraum um Sie zu beeindrucken und Ihnen die Illusion zu verschaffen, dass sie wüssten, was es ist und auch wie sie dem beikommen könnten. Aber sie wissen es nicht.

Krebs ist Krebs, es gibt keine verschiedenen Arten. Sie benennen ihn lediglich nach der Stelle im Körper, an der er auftritt und wie er sich verhält. Das war's! Lassen Sie es mich wiederholen, Krebs ist Krebs, es ist alles dasselbe! Auch wenn die medizinische Vereinigung wieder einmal mit noch komplizierteren Wörtern und Namen aufwartet, die aufgrund der Unterschiede in der Struktur oder aufgrund unterschiedlicher Tests zustanden kamen, es ist immer noch derselbe Krebs. Ist Ihnen aufgefallen, dass die Ärzteschaft immer neue Namen für Krankheiten erfindet?

Ihr Arzt wird erst dann glücklich sein, wenn er eine Bezeichnung gefunden hat, die er Ihrer Krankheit geben kann. Ich glaube nicht einmal, dass eine Krankheit namens „Krebs“ existiert.

Dies sind einfach nur spezielle Symptome, und jedes Mal, wenn diese auftreten, nennen sie es Krebs und schaffen somit die Illusion oder Wahnvorstellung, dass es etwas sei, das getrennt von Ihnen existiert. Etwas, das lebendig ist und als selbständiges Wesen in Ihrem Körper existiert und es muss herausgeschnitten, verbrannt oder zu Tode vergiftet werden. Da jedoch diese Tumore und Zellveränderungen ein Teil Ihres eigenen Körpers sind, bringen die Sie dabei auch um, wenn sie den Krebs töten.

Zum Beispiel nennt man einen bestimmten Zustand, bei dem die Knochen Löcher haben und brüchig sind, Osteoporose. Osteoporose ist einfach lateinisch für „Knochen die Löcher haben“.

Das bedeutet also zu sagen, dass Osteoporose dazu führt, dass Knochen löchrig werden dasselbe ist, als würde man sagen, Knochen mit Löchern führen zu Knochen mit Löchern. Wie lächerlich ist das denn? Es ist alles einfach ein großer Betrug und sie sprechen Latein, damit Sie nicht verstehen, was sie sagen und um Sie im Glauben zu lassen, dass Sie überhaupt keine Idee haben, was Sie plagt, wo es herkommt und wie man es natürlich behandeln kann ohne Nebenwirkungen. Zusätzlich beeindrucken exotische Wörter für gewöhnlich den Patienten, der dadurch glaubt, dass der Arzt weiß, in welchem Zustand der Patient ist und wie man ihn heilt. Falsch!

Diese sogenannten medizinischen Fachleute sind nicht einmal darin geschult, irgendjemanden zu heilen, noch haben sie Gesundheit studiert. Sie haben Pathologie, Krankheit, Tod und chemische Einzugriffe zur Symptomunterdrückung studiert, in der Hoffnung, dass Ihr eigener Körper sich in der Zwischenzeit von selbst heilt. Wenn Sie wieder gesund werden, wissen sie, dass Sie glauben, dass der Arzt oder seine Medizin Sie geheilt hat. Heutzutage ist es sogar noch schlimmer, weil sie entweder unwissentlich oder ganz bewusst neue Krankheiten, Symptome und Zustände schaffen, damit sie immer wieder etwas Neues haben, was sie behandeln können.

Betrachten wir das einmal genau, dann ist eine Arztpraxis ein Geschäft, genauso wie Ihr Feinkostgeschäft, die Metzgerei oder Bäckerei, wenn deren Patienten alle gesund wären, hätten sie kein Einkommen und würden bald Bankrott gehen. Sie kreieren konstant neue Sachen für sich selbst, um zu verhindern, dass sie Pleite gehen. Ihr neuester Marketingtrick sind alle diese Diagnosespielchen und Früherkennungsschwindeleien, die sie benutzen, um sogar mit gesunden Menschen Geld zu machen, aber auch diese stellen neue Kundschaft dar. Sie finden immer etwas, womit sie Sie behandeln können, weil sie es einfach erfinden, so wie die Cholesterinlüge. Sie sterben eher an Cholesterinmangel statt an einem Cholesterinüberschuss. Es gab niemals einen tödlichen Herzinfarkt wegen eines zu hohen Cholesterinwertes. Herzinfarkte werden von Übersäuerung und einer chemischen Reaktion ausgelöst und nicht von Cholesterin. Die Cholesterinmedikamente selbst jedoch verursachen Krebs, da sie die Leber verhärten. Außerdem sind sie Verursacher allerhand anderer kardiovaskulärer Störungen, aber das ist ein Thema für ein ganzes Buch.

„Chemotherapie ist ein unglaublich lukratives Geschäft für Ärzte, Krankenhäuser und pharmazeutische Unternehmen. Das medizinische Establishment möchte, dass jeder exakt dem gleichen Behandlungsschema folgt. Sie möchten nicht, dass die chemotherapeutische Industrie untergeht und das ist das größte Hindernis für den Fortschritt in der Onkologie." - **Dr. Warner, M.D.**

Krebs ist die am einfachsten zu behebende Fehlfunktion

Krebs ist nicht das große Mysterium, das man Sie glauben machen möchte. Krebs ist nichts anderes als eine Ansammlung veränderter Zellen. Wir alle haben seit unserer Geburt solche Zellen in unserem Körper und sie sind lediglich Überbleibsel von Zellreparaturen.

Wenn Zellen alt werden oder kaputtgehen, werden sie durch neue Zellen ersetzt. Wenn Sie ein normales Energieniveau haben, was bedeutet, dass Ihr Immunsystem dann perfekt funktioniert, wird es diese zerstörten Zellen und freie Radikale zerstören.

Darüber müssen wir noch nicht einmal nachdenken oder etwas unternehmen; es ist einfach der ganz normale Weg, wie das Leben alte oder kaputte Zellen durch neue ersetzt. Faktisch haben wir alle sechs Wochen eine neue Leber. Das bedeutet, wenn Sie heute eine kranke Leber haben, muss das in sechs Wochen nicht mehr genauso sein. Die einzigen Zellen, die sich nicht erneuern, sind Nervenzellen und Gehirnzellen. Das ist aber nicht schlimm, weil wir heute wissen, dass andere Bereiche des Gehirns die Aufgaben von zerstörten Teilen übernehmen, wie beispielsweise nach einem Hirnschlag. Ich erzähle Ihnen das alles, weil „Die einzige Antwort auf Krebs" ein Buch der Hoffnung ist, und ich möchte, dass Sie verstehen, dass es immer Hoffnung gibt, egal wie schlecht Ihre Verfassung momentan sein mag. Wenn Ihr Energielevel und somit auch automatisch Ihr Immunlevel hoch ist und normal funktioniert, müssen Sie sich keine Gedanken um Zellregenerierung oder körperliche Wiederherstellung oder Selbstheilung machen.

Wenn Ihr Energielevel niedrig ist, möchte ich, dass Sie wissen, dass es viele Möglichkeiten gibt, es wieder zu stärken und Ihre Gesundheit wieder zu gewinnen.

Fallstudie einer Heilung IBMS™ - Heilung von Leberkrebs

Ich habe viele unglaubliche, wundervolle und spontane Heilungen bei Krebspatienten erlebt. Judy, die Leberkrebs hatte, war eine der eindrucksvollsten Patientinnen. Sie war in ihren frühen Vierzigern und wurde von einem Arzt aus Göttingen, Deutschland, überwiesen, der ihr noch maximal zwei Monate zu leben gab. Judy hatte Leberkrebs im Endstadium. Sie besuchte Seminare anderer und experimentierte mit zahlreichen esoterischen Heilungsmethoden. Aber keine von denen schien ihre Gesundheit zu verbessern, doch Judy wollte verzweifelt gesund werden.

Mir fiel als Erstes auf, dass Judy keine kurzfristigen Ziele hatte, geschweige denn eine Zukunftsperspektive. Sie lebte mit ihrer alten, kranken Mutter zusammen, die darauf wartete, dass der Tod sie ereilte. Judy fühlte sich einsam und innerlich leer. Nach unserem ersten Gespräch ermutigte ich Judy, an einem sechsstündigen Intensivseminar in unserem IBMS®-Trainingszentrum in Steinberg, Deutschland teilzunehmen.

In diesem Zentrum entwickelte Judy eine Zukunftsperspektive, die ihrer Persönlichkeit und ihren Interessen entsprach. Dadurch gewann sie neue Hoffnung und Zuversicht. Judy wurde ermutigt, sich vorzustellen, wie sie Umgang mit sympathischen und mitfühlenden Menschen hatte, auch mit einem potenziellen Partner. Bis zu diesem Tag hatte Judy nicht auf diese Art und Weise gedacht. Innerhalb kürzester Zeit veränderte sie sich drastisch. Das Leben wurde aufregend für Judy, da sie viele neue Möglichkeiten und Chancen für persönliches Wachstum entdeckte. Sie zog aus dem Appartement ihrer Mutter aus, begann neue Hobbys und entwickelte neue Interessen, unter anderem musikalisches therapeutisches Tanzen.

Kurz darauf begann Judy mit der Partnersuche und traf einen wundervollen Mann, mit dem sie ihr Leben teilen konnte. Judy's Heilung war unglaublich schnell und spontan. Ihr Arzt untersuchte sie zwölf Tage nach dem IBMSTM-Training und dokumentierte, dass ihr Krebs bereits zurückgegangen war. Nach dreieinhalb Monaten stellte der Arzt fest, dass sie vollkommen geheilt war. Heute hat Judy eine blendende Ausstrahlung und ist voller Energie. Ihr Leberkrebs kam nie wieder zurück.

3. DIE HAUPTVERURSACHER VON KREBS

Die erste Ursache von Krebs ist ein Mangel an Energie, der die Abwehrfunktion des Körpers daran hindert, seine reguläre Arbeit zu machen. Wenn Sie einmal auf so einem niedrigen Energieniveau angekommen sind, wird den zerstörten und toten Zellen ermöglicht, im Körper zu bleiben und sich zu vermehren. Dann beginnen sie, neue Zellen mit ihren eigenen deformierten Zellen zu ersetzen und diese Anhäufung bildet Tumore, was als Krebs bekannt ist. Es gibt Tumore oder Zysten, die wachsen und es gibt solche, die nicht wachsen. Die Gefährlichen sind natürlich die Wachsenden, besonders wenn diese beginnen, sich im Körper und dem umgebenden Zellgewebe zu verbreiten.

Diese Krebszellen benötigen ein saures Milieu ohne Sauerstoff. Die Nobelpreisträger Otto Warburg und Max Planck erhielten ihre Nobelpreise für den Nachweis, dass Krebs in sauerstoffreicher und leicht alkalischer Umgebung (pH-Wert: 7,36) nicht wachsen oder existieren kann. Also war das nicht bereits im Jahr 1936, als diese Fakten bekannt und nachgewiesen waren?

Was versursacht denn einen übersäuerten Körper? Die Antwort ist, in allererster Linie Stress!

Nichts kann den Körper schneller übersäuern als Stress. Stress fährt den Stoffwechsel runter, sodass Sie nicht genug Nährstoffe bekommen. Einige Krankheiten stammen aus nährstoffbedingten Defiziten, die in Wirklichkeit von Stress produziert wurden – sogar dann, wenn eine Person den besten Ernährungsplan und die besten Nahrungsmittel der Welt hat.

Stress hat einen starken Effekt auf Ihre Gesundheit und Ihr Wohlbefinden. Studien haben gezeigt, dass 86 % aller Krankheiten von Stress verursacht werden, während eine Studie der Stanford-Universität herausfand, dass 95 % aller Krankheiten stressbedingt sind! Sogar wenn wir nur das abgemilderte 86 % Schema benutzen, bedeutet das immer noch, dass nur 14 % aller Krankheiten von anderen Faktoren ausgelöst werden als Stress.

Die zweite Ursache von Krebs ist die Anhäufung von Umweltgiften in Ihrem Körpersystem, die mehr oder weniger aus unserem Essen stammen. Fluoride oder Chlor in unserem Trinkwasser oder in unserer Zahnpasta (nur zwei Teelöffel der Fluoride in Ihrer Zahnpasta können Sie bereits umbringen), Konservierungsstoffe und Geschmacksverstärker, Glutamat, Aspartam (jeder künstliche Süßstoff!), Schwermetalle und die unzähligen Gifte in Impfstoffen und verschreibungspflichtigen und nicht verschreibungspflichtigen Medikamenten.

Andere Faktoren sind Mangelernährung, Mikrowellenessen und der schlimmste Übeltäter, die Milch. Ich würde niemals Milch trinken, weil es uns auf die eine oder andere Weise schadet. Dazu kommen die Medikamente und Antibiotika in der Milch, die Sie umbringen können, wenn es die Milch nicht tut. Wussten Sie, dass Milch verantwortlich ist für Osteoporose und die meisten Allergien, ebenso Akne bei Teenagern?

Sollten Sie die Diagnose Krebs erhalten haben, ist es unerlässlich, dass Sie sich nur noch von biologisch angebauter Rohkost ernähren. Eigentlich sollten wir alle nur noch biologisch angebaute Lebensmittel zu uns nehmen. Sie sollten auch zweimal im Jahr eine Ganzkörperentgiftung durchführen um den massiven Schaden abzuwenden, welchen Ihr Körper aufgrund der gehäuften Anzahl von Giften erleidet. Führen Sie zweimal im Jahr die Be Pure Ganzkörper Darmreinigung durch. (Für mehr Informationen zu den Produkten, die ich persönlich nehme, besuchen Sie www.DrLeonardColdwell.de)

Die dritte Ursache von Übersäuerung und Vergiftung ist Wassermangel. Die meisten Menschen benötigen täglich vier Liter Wasser mit einem halben Teelöffel Himalayasalz darin. Benutzen Sie kein Tafelsalz, da es meistens Sand und/oder Glas enthält, welches Ihre Arterien innerlich einschneidet und das Cholesterin sich daran anlagert, um die Blutung zu stoppen. So bekommen Sie einen hohen Blutdruck! Benutzen Sie nur Himalayasalz, da Meersalz durch den Nuklearreaktorunfall in Fukushima nun radioaktiv sein kann.

Die vierte Ursache für zerstörte Zellen ist EMC (Elektromagnetisches Chaos) oder EMF (Elektromagnetische Frequenzen). Das sind die zerstörerischen Frequenzen welche von Handys, Computern und Mikrowellen ausgesendet werden. Wir kommen später darauf zurück, aber wenn Sie wissen möchten, wie Sie sich selbst am besten vor diesen gefährlichen Strahlen schützen können, sehen Sie www.EMFSchutz.com.

Ich habe das alles erwähnt, damit Sie sehen, dass ein Energie- und Sauerstoffmangel in Ihrem Körper sowie eine Übersäuerung in erster Linie von größtenteils kontrollierbaren Faktoren verursacht werden.

Das bedeutet, wenn Krebs nur in einem übersäuerten und sauerstoffarmen Körper überleben kann, dass die Heilung oder der Weg zurück zum Normalstatus der Gesundheit darin bestehen muss, die Faktoren zu ändern, die zu Übersäuerung, Vergiftung und Mangel an Sauerstoff führen. Wenn Sie das einmal getan haben, kehrt der Körper zurück in seinen normalen Gesundheitszustand!

Ihr Krebs macht die medizinische Industrie reich

Da Sie nun wissen, wie einfach es sein kann, die Anhäufung von mutierten Zellen wieder rückgängig zu machen und den Körper zurück zu seiner Gesundheit zu führen, ist die nächste Frage: Warum bedienen sich die medizinischen Berufe nicht dieser wissenschaftlichen Fakten und wahren Gegebenheiten, um mich vom Krebs zu heilen?

Wie immer ist die Antwort dieselbe: Geld! Geld und Macht sind die einzigen großen Motivatoren der pharmazeutischen und medizinischen Industrie. John D. Rockefeller brauchte Händler für die chemischen Produkte, die er produzierte, sodass er seine eigene Armee von Verkäufern gründete, die wir heute Ärzte nennen. Rockefeller begann diese ganze verrückte Geschichte, kreierte Informationen und versorgte die Schulen für Ärzte damit, um jeden Aspekt von Medizin zu kontrollieren.

Patienten mit einer Massenkiller-Droge, die Ifosfamide heißt, zu töten, kostet mehr als $10.000 für einen Zeitraum von fünf Jahren. Dazu müssen Sie die ganzen Kosten der Ärzte und des Krankenhauses rechnen sowie die anderen Medikamente, die verschrieben werden. Das Geschäft mit dem Krebs bringt denen das große Geld! Das McGill Krebszentrum in Kanada fand in einer geheimen Umfrage heraus, dass 58 von 64 Onkologen der Meinung sind, dass jegliches Chemotherapieprogramm für ihre Familienmitglieder oder sie selbst nicht infrage kommen würde. Sie gaben zu, dass die Medikamente nicht wirken und eine unannehmbar große Menge an Giften beinhalten.

Diese Aussage des Onkologen James Holland sagt eigentlich alles: *„Meine Definition der Krebs-Quacksalberei ist der bewusste Missbrauch diagnostischer Methoden und Behandlungsformen eines Krebspatienten … der Übeltäter, der seinen an Krebs leidenden Artgenossen zu einem Opfer macht … während er sich gierig selbst daran bereichert, ist ein Betrüger, ein Krimineller und ein Tier unter Menschen, welcher den Zorn und die Ausgrenzung aus der Gesellschaft verdient. Weil das menschliche Leben auf dem Spiel steht, muss so einer* *unter Kontrolle gebracht werden.“* Natürlich hat Holland eine andere Behandlungsweise, die er an seinen Patienten anwendet.

Wie Sie sehen können, ist die Milliarden-Dollar-Krebs-Industrie nicht an Krebsheilung interessiert, speziell an derjenigen, die schnell, einfach und natürlich ist; in andern Worten, nicht patentierbar! Ihr öffentlich erklärtes Ziel ist es aktuell, den Krebs „verwaltbar behandelbar“ zu machen. Was bedeutet, dass sie ihr Geld damit verdienen, dass Krebspatienten sogar noch länger leiden.

Heutzutage sterben Krebspatienten nicht mehr an Krebs selbst, sie sterben an den Wirkungen der medizinischen Behandlung der Chemotherapie, Bestrahlung – jeder Mensch weiß, dass es Krebs verursacht. Wer würde schon gerne neben einem Atomreaktor leben? – oder Operationen, die für gewöhnlich den Krebs im ganzen Körper wie eine Explosion verteilen. Nachdem sie den Krebs entweder durch Biopsie oder durch die Operation erzeugt haben, nennen sie ihn einen „schnell wachsenden Krebs.“

Einen bereits derart geschwächten und von Krebs gerittenen Körper mit den ganzen Medikamenten und medizinischen Prozeduren zu zerstören ist absurd und erinnert mehr an eine Massenschlachtung als an irgendetwas anderes.

Gehen Sie einfach einmal auf die Krebsstation eines Krankenhauses und schauen Sie sich an, wie normal und gesund die meisten Krebspatienten aussehen, wenn sie zu Anfang dort ankommen und dann schauen Sie sich an, wie sie nach nur zwei oder drei Chemotherapiebehandlungen aussehen. Für gewöhnlich sehen sie bereits innerhalb einiger Wochen 10 oder 15 Jahre älter aus. In Wirklichkeit sehen sie fast mumifiziert aus. Ich war persönlich nicht in der Lage, Patienten wiederzuerkennen, die ich kannte, nachdem sie jene Operationen oder Chemotherapiebehandlung erhalten hatten. Ich war einfach an ihren Betten vorbeigegangen, weil sie nicht mehr der Person glichen, die ich noch vor einigen Wochen vorhergesehen hatte.

Warum hat die Krankheitsindustrie so große Angst?

Warum haben Ärzte, die pharmazeutische Industrie, die FDABehörde für Lebens- und Arzneimittel) (Food and Drug Administration - Behörde für Lebens- und Arzneimittel) und andere so große Angst vor Menschen wie mir?

Weil dieses Buch in der Lage ist, die Macht und die Multimilliarden-Dollar-Einkommensquelle der pharmazeutischen medizinischen Industrie abzuschalten und zu zerstören. Massenhaft persönliche Angriffe, Diffamierungen und Lügen, die bewusst über mich vorbereitet werden, werden die Veröffentlichung dieses Buchs begleiten. Aber lassen Sie sich davon nicht dazu verleiten, an den Fakten, nachweisbaren Erfolgen und wissenschaftlichen Tatsachen zu zweifeln, die ich in diesem Buch und der CD-Serie veröffentliche, die dem Buch folgen wird.

Denken Sie daran, dass es diejenigen sind, die ihr Geld aus Ihrem Leid, Ihren Schmerzen und an Ihrem Tod verdienen. Und sie benutzen persönliche Diffamierung oder andere illegale Mittel als ihr Hauptwerkzeug, Gegner oder Konkurrenten zum Schweigen zu bringen.

Auch ich habe schon Angriffe erlebt. Man hat bisher weit über 48 Millionen dafür ausgegeben, meinen Namen und meine Reputation mit Lügen, falschen Behauptungen zu ruinieren. Auch bezahlen sie Gruppen, ein ganzes Heer von Trollen, die falsche Webseiten und Lügen verbreiten oder bestochene Medienvertreter, die wissentliche Lügen und falsche Informationen in die Welt setzen.

Dadurch, dass die alle mit der Politik, Pharma- und Medizin-Industrie und Vertretern der deutschen Justiz unter einer Decke stecken, kann man im Prinzip kaum etwas dagegen tun. Ich habe aber eine Liste der Verbrecher angelegt und werde mich, wenn die Zeit reif dafür ist, mit diesen Personen und Gruppen befassen. Meine Devise ist: "Vergebe niemals und gleiche alles mit vermehrter Intensität aus! Ich vergebe und vergesse nicht und revanchiere mich immer!"

Man hat mich beschossen, mein Auto wurde bombardiert, ich wurde bedroht, man wollte mich bestechen, damit ich meine Arbeit beende und von der Bildfläche verschwinde. Wie Sie feststellen werden, habe ich elf Bestseller in Europa geschrieben, mehr als 35 000 Patienten gehabt, 4,6 Millionen Seminarbesucher, einige sehr erfolgreiche Bücher im englischen Sprachraum mitverfasst und mein erstes englisches Buch: „Instinct Based Medicine: How to Survive Your Illness and Your Doctor", Deutscher Titel: "Instinktbasierte Medizin: Wie Sie Ihre Krankheit und Ihren Arzt überleben" (Jim Humble Verlag), verkauft sich extrem gut. Trotz dieser Tatsachen unterstützen die Medien dieses Buch nicht, obwohl es bereits der Mega-Bestseller des Verlags ist. Also, wenn der Ärger losgeht, erinnern Sie sich an die Tatsachen.

Zwei unabhängige Studien haben herausgefunden, dass ich die höchste Krebsheilungsrate der Welt habe (92,3 %). Ich habe vor über 43 Jahren meine eigene Mutter von Leberkrebs im Endstadium geheilt. Schauen Sie sich all die zahllosen geheilten Krebspatienten weltweit an und nicht die Vorwürfe und Lügen, mit denen die Krankheitsindustrie aufwarten wird. Sie sind auch sehr gut darin, „Fakten" entstehen zu lassen.

Wir haben genug Raum und Zeit für diese Gauner verwendet, kehren wir zu Ihrer Heilung zurück und lassen uns auf die positiven Dinge konzentrieren statt auf die negativen.

Krebs oder jede andere Krankheit zu verhindern ist einfach

Wenn Sie sich an diese einfachen, guten Gesundheitspraktiken halten, ersparen Sie sich selbst viel Schmerz, Leid und Geld:

- Führen Sie regelmäßig, jährliche Entgiftungen durch
- Ernähren Sie sich zu 70 % von guten, gesunden und lebendigen Nahrungsmitteln
- Trinken Sie täglich vier Liter Wasser
- Fügen Sie notwendige Nahrungsergänzungsmittel zu – der Nährstoffgehalt ist nicht mehr in ausreichenden Mengen in den Lebensmitteln enthalten
- Schlafen Sie genug
- Machen Sie regelmäßig ein wenig Sport wie z.B. eine halbe Stunde täglich spazieren gehen oder benutzen Sie einen Rebounder (Minitrampolin) sieben Minuten täglich
- Gehen Sie mindestens 15 Minuten am Tag in die direkte Sonne ohne Sonnenschutz – die Sonne verursacht keinen Krebs, sie heilt ihn.
- Entwickeln Sie eine gesunde Einstellung zum Leben
- Respektieren Sie die Grundregeln von Gott und der Natur

Ernährung, Sauerstoff, Wasser, Bewegung, Erholung, Schlaf, Stressabbau und Prävention wird viel dazu beigetragen, Sie gesund zu halten. Sollte jedoch trotzdem etwas schiefgehen, wenn Sie krank werden sollten, müde oder ausgebrannt, gehen Sie sofort zu Saftkuren und machen Sie zu 100 % alles richtig, bis es Ihnen wieder gut geht. Wenn Sie meinen Ratschlägen für einen gesunden Lebensstil folgen, sollten Sie sich auf Ihrem höchst erfreulichen Gesundheits- und Energielevel befinden. Jedoch, wenn Sie jemals krank werden sollten, weil Sie die Gesetze Gottes oder der Natur verletzt haben, müssen Sie alles daransetzen, sich so schnell wie möglich wieder „rückgesunden" zu lassen.

Natürlich schlage ich an dieser Stelle vor, dass Sie sich meine Vorschläge für ReGesundungTM ansehen! ReGesundung™ bedeutet die Macht, Ihren eigenen, gottgegebenen, natürlichen Heilungsprozess für sich einzusetzen.

Krebs ist eine Lebenslektion

Um die körperlichen Ursachen von Krebs verstehen zu können, müssen Sie sich als Erstes von der Idee verabschieden, dass Krebs eine mächtige Krankheit sei, die es zu bekämpfen gelte.

Sie bekämpfen nie ein Symptom; Sie heilen stets den Träger des Symptoms. Sie bekommen das, worauf Sie sich konzentrieren. Wenn Sie sich auf den Krebs konzentrieren, bekommen Sie mehr Krebs. Wenn Sie sich auf Gesundheit konzentrieren, ist es das, was Sie bekommen.

Heilung bedeutet Annahme, Loslassen und Unterstützung, nicht Kampf oder Widerstand. Spontane Rückbildungen entstehen, wenn der Körper seine maximale Heilungskraft einsetzen kann, weil diese nicht bereits vorher mit einem Kampf- oder Fluchtreaktionsszenario beansprucht wurde, welche von Stress herrührt. Es gibt aus jeder Situation etwas zu lernen, auch von Krebs. Der Wille einer Person sich dem zu stellen, es zu akzeptieren und aus den Themen zu lernen, die ihr der Krebs stellt, kann die wichtigste Erfahrung im Leben eines Menschen sein. Es gibt immer eine zugrunde liegende Ursache, in jeder Situation, auch wenn es scheinbar nichts miteinander zu tun hat. Sie, als Bewusstheit oder Seele, sind der einzige Lenker dieser Energie und der Information, die Ihren Körper am Laufen hält. Ihre Präsenz in Ihrem Körper und was Sie tun, essen oder trinken, fühlen oder denken bestimmt, wie gut Ihre Gene in der Lage sind, Ihre physische Existenz zu steuern und zu erhalten. Krebs kann der Spender eines neuen Lebens sein. Krebs trifft uns nur dann, wenn ein Teil von uns oder Teile von uns physisch, emotional oder spirituell nicht mehr lebendig sind.

Für gewöhnlich geht er Hand in Hand mit einem bewussten oder unterbewussten Befehl, dass diese Person nicht mehr länger in diesen speziellen Umständen leben möchte. Krebs kann wie ein Weckruf sein, sodass Sie sich alle abgestumpften, unterdrückten oder angestauten Themen ansehen können, sowohl auf der körperlichen als auch auf der geistigen Ebene.

Krebs ist keine Krankheit

Die Mehrheit im medizinischen Bereich Beschäftigter und der Laien glaubt, dass die graduelle Verwandlung normaler Zellen zu Krebszellen aufgrund von zufallsartigen Fehlern geschieht, die der Körper durch erblich bedingte Gründe macht, was oft als genetische Prädisposition bezeichnet wird. Diese Theorie entbehrt jeder Logik. Diese Krebszellen werden tagtäglich produziert, um sicherzustellen, dass das Immunsystem aktiv genug bleibt, um seine Abwehr- und Selbstreinigungskapazitäten effizient und aktuell zu halten, außerdem sind sie ein natürlicher Bestandteil des Selbstreinigungsprozesses des Körpers.

Dieser Krebs ist keine Krankheit, sondern eine erweiterte immunologische Reaktion, welche dabei behilflich ist, einen existierenden Zustand von Anstauung zu klären, der eine Gruppe von Zellen zu ersticken droht.

Warum sollte das Immunsystem die Bemühungen des Körpers blockieren, sich von solchen Ansammlungen zu schützen? Was Menschen Krebs nennen, ist nichts weiter als ein Symptom. Krebs ist keine Krankheit, sondern ein Warnsignal.

Krebszellen vermehren sich auch nicht zufällig im Körper. Sie lagern sich an verstopften Stellen und sauerstoffarmen Regionen an. So ist das auch bei Maden, die immer nur die gewünschte Stelle der Wunde fressen. Wenn man sie auf die offene, entzündete Wunde einer Person setzt, fressen sie niemals die gesunden Zellen. Darum werden sie manchmal in der Medizin zu Zwecken der Wundreinigung eingesetzt.

Bakterien werden auch immer in krankhaften Körperteilen gefunden. Wenn Sie keine schädlichen und vergifteten Stellen in Ihrem Körper haben, können keine Bakterien dort wachsen und sich vermehren. Das bedeutet, wenn Sie irgendeine Form von Entzündung haben, können Sie daran gleich sehen, dass Sie verwesende oder angegriffene Organe in Ihrem Körper haben.

Die verschiedenen Entwicklungsstadien von Krebs

1. **Stauungen.** Krebs beginnt in Bereichen, in denen sich Angestautes befindet. Wie bei einem Fluss, der aufhört zu fließen, bei dem das Wasser stockt und schnell giftig wird.
2. **Mangel an Sauerstoffzufuhr, Dehydration und mangelnde Nährstoffe in den Zellen.** Ein Mangel an Sauerstoffzufuhr kann durch ver-

dickte Arterienwände entstehen, die verhindern, dass ausreichende Mengen an Sauerstoff, Wasser, Glucose und andere Vitalstoffe aus dem Blut in die Zellen gelangen. Dies kann durch den Verzehr von rotem Fleisch, durch Rauchen und Transfette entstehen. Auch wenn der körperliche Anteil jeder Krankheit maximal 14 % beträgt (86 % stressbedingt) sind dies sehr wichtige 14 %.

3. **Langsame oder gestaute Lymphflüssigkeit.** Das Lymphsystem ist im Grunde der Hauptbestandteil des Immunsystems unseres Körpers. Der Grad an Versorgung mit Nahrung, Gesundheit und Effizienz der Zellen hängt davon ab, wie schnell und wie vollständig verbrauchte Stoffe durch das Lymphsystem abtransportiert werden. Wir besitzen viermal so viel Lymphflüssigkeit wie Blut. Aber anders als das Blut, welches das Herz als Pumpe hat, kann die Flüssigkeit in unserem Lymphsystem lediglich durch tiefe Bauchatmung oder aeroben Sport bewegt werden. Nach meiner Erfahrung ist das Lymphsystem bei Krebspatienten dauerhaft blockiert. Meine Patienten in Europa bekamen immer zweimal am Tag eine Ganzkörperlymphdrainage. Sollten Sie sich eine Ganzkörperlymphdrainage gönnen, wird das Ihre Gesundheit und Ihre Immunfunktion enorm anschieben. Ich glaube in den Vereinigten Staaten gibt es das nicht.
4. **Regelmäßige und häufige Verdauungsstörungen.** Bevor Menschen chronischen Stau der Lymphflüssigkeit bekommen, haben Sie für gewöhnlich langwierige Schwierigkeiten mit der Verdauung der Nahrung hinter sich. Unzureichend verdaute Lebensmittel werden zu einer Brutstätte für giftige Stoffe, die das Verhalten der Zellen beeinflussen können. Schadstoffe wie Fluoride, Chlor, künstliche Süßstoffe, Impfungen und andere Medikamente und Gifte sind oftmals die Hauptursache eines Staus im Lymphsystem. Aber behalten Sie im Hinterkopf, dass nichts Körperfunktionen derart einschränken oder stören kann wie Stress.
5. **Leberfunktionsstörungen und verengte Gallengänge.** Gallensteine befinden sich nicht nur in der Gallenblase, sondern auch in den Gallenwegen der Leber. Patienten, die Krebs, Arthritis, Herzkrankheiten, Leberkrankheiten und andere chronische Leiden haben, scheinen die meisten Gallensteine in ihrer Leber zu haben. Gallensteine in der Leber sind das größte Hindernis auf dem Weg zu einer guten Gesundheit, Jugendlichkeit und Vitalität. Sie sind unter anderem die Hauptgründe, warum Menschen krank werden und dafür, dass sie Schwierigkeiten dabei haben, sich von Krankheiten zu erholen, auch von Krebs. Die Hauptursache von Gallensteinen ist Stress.

Allgemeine physische Ursachen für das Wachstum von Krebszellen

Unnatürliches Essen und Getränke, rotes Fleisch und frittierte Mahlzeiten, Konservierungsstoffe, Glutamat etc.

1. **Mikrowellenessen, Handys, drahtlose Geräte, Laptops und Strahlung.** Eine steigende Anzahl von Entzündungen durch Zahnfleischerkrankungen kann sich im Körper verteilen, es gibt eine verdächtige Verbindung zwischen Zahnfleischerkrankungen und Krebs.
2. **Sonnenbrillen und Sonnencremes** verursachen Krebs, weil sie verhindern, dass der Körper genug ultraviolette Strahlung bekommt, die eines der stärksten, natürlichen Heilmittel der Welt ist. Sonnenlicht ist erwiesenermaßen förderlich bei der Behandlung jeder Krankheit und Krebs. Es kann sogar Hautkrebs beseitigen. Es spendet Vitamin D und sorgt für den Anstieg des Serotoninhaushalts im Gehirn. Depressive Menschen erzielen sofortige Besserung durch die Sonne.
3. **Giftige Kosmetika und Umweltgifte.** Die stärkste, direkte und indirekte Ursache für Krebs sind pharmazeutische Medikamente, Krebsdiagnostik und Behandlungen wie Mammogramme, Bestrahlungen, Chemotherapie und Operationen.

Die Grundursache von Krebs: negative Gefühle

Die wahre Grundursache von Krebs ist ein Leben in gefühlsmäßiger Negativität. Dinge wie fehlende Liebe oder Selbstliebe, ein geringes Selbstwertgefühl und ein Gefühl der Wertlosigkeit, ein Leben in ständigen Zweifeln, Sorgen und Ängsten und ein Leben mit Kompromissen gegen sich selbst. Wenn Sie sich in einer Beziehung befinden, die Sie nicht mehr länger ertragen oder wenn Sie einen Job haben, der Sie im wahrsten Sinne des Wortes umbringt, dann ist es genau das, was Ihren Krebs verursacht. Krebs kann nur in einer energiearmen Umgebung überleben. Es muss eine langfristige (chronische) Form von Energiemangel vorhanden sein, um Krebs verursachen zu können. Trotzdem kann auch ein emotionaler Schock der Auslöser für die Entwicklung von Krebszellen sein. Was immer in Ihrem emotionalen Erleben passiert, findet auch in Ihrem Körper statt. Krebs kann von einer einzelnen, gefangenen, isolierten Emotion kommen, von dem Gefühl, keine Wahl zu haben, Hilflosigkeit und Hoffnungslosigkeit. Der Geist und der Körper sind miteinander verbunden, somit werden unterdrückte Gefühle wie Begehren und Verdienen von Liebe, Akzeptanz, Harmonie, Erfolg, Frieden, Stabilität, Freiheit und ein einfacher

Sinn für Lebensfreude in passende biochemische Reaktionen im Körper umgewandelt.

Jegliche Gefühle oder vergangene Traumata, die Sie aus Angst kritisiert oder ausgelacht zu werden, für sich behalten, verwandeln sich im Körper tatsächlich in Gifte. Doch das größte Problem ist die Verdrängung. Was ich meine ist, unterbewusst wissen Sie genau, dass etwas nicht stimmt, und dass sich etwas ändern muss, aber Sie tun nichts aktiv dazu, um es zu korrigieren. Sie finden weiterhin Entschuldigungen dafür oder Sie ignorieren es. Natürlich ist ein anderer großer Auslöser für Krebs das Nicht-Loslassen traumatischer Ereignisse aus der Vergangenheit. Meine Lösung, anstelle von 15 Jahren Psychotherapie, ist einfach die, kommen Sie drüber hinweg und machen Sie weiter!

Zurückweisung oder Versagensängste können Krebs verursachen

Alle Ereignisse in Ihrem Leben, welche anscheinend negativ sind, sind in Wahrheit einzigartige Möglichkeiten, als Mensch zu wachsen und im Leben voranzukommen. Immer dann, wenn wir uns selbst mehr Liebe, Freude, Auszeiten, Selbstakzeptanz und Wertschätzung geben sollten, es jedoch nicht schaffen, uns diese notwendigen Bedürfnisse zu erfüllen, wird jemand oder etwas in unserem Leben uns in diese Richtung anstoßen. Der menschliche Körper ist wie die Batterie Ihres Handys. Egal wie gut sie ist, sie muss regelmäßig wieder aufgeladen werden. Das Hauptproblem ist, dass die Menschen sich sehr oft nicht genug Zeit nehmen, um zu regenerieren und dann brennen sie sehr schnell aus. Erinnern Sie sich daran, die einzige Ursache von Krankheit ist ein Mangel an Energie und fehlende Elemente von Ruhe, Spaß, Fröhlichkeit und positive Erlebnisse, welche das Leben lebenswert und zu einer Sache machen, um die es sich zu kämpfen lohnt. Das Gefühl von Zurückweisung oder Enttäuschung und Ärger über eine Person zeigt unser fehlendes Verantwortungsbewusstsein für die negativen Ereignisse in unserem Leben auf. Sich selbst oder eine andere Person für eine unglückliche Situation zu beschuldigen, endet in dem Gefühl, ein Opfer zu sein und wird sich wahrscheinlich in Form einer Krankheit verfestigen. Des Weiteren ist es so, wenn wir nicht die Botschaft hinter unserer Krankheit verstehen, müssen wir entweder dem Tod ins Gesicht sehen oder das Leben schätzen. Seien Sie sich gewahr, dass die Möglichkeiten und die Kraft in Ihnen liegen. Sie müssen die Tatsache akzeptieren, dass Sie direkten Einfluss auf Ihr Leben, Ihre Gesundheit und Ihr Glück haben. Sie haben die Macht, direkten Einfluss auf Ihr Leben, Ihre Gesundheit und Ihre Umstände zu nehmen. Wenn Sie sich dieses Wissen und diese Macht zunutze machen, wird Ihr Leben sich plötzlich verändern und schließlich werden Sie die Kontrolle darüber erlangen. Wie Sie sehen, kann Krebs wirklich wie ein Weckruf angesehen werden, um am Ende die zerstörerischen Lebenssituationen zu verändern, die Sie lähmen. Er hilft dabei, alte starre Muster von Scham, Hass, Angst, Wut, ungelöste Themen der Vergangenheit aufzubrechen, auch die Scham, die Sie durch ein permanentes Gefühl von geringem Selbstwert, mangelnder Selbstliebe und Selbstbewusstsein gefangen und gebunden hält. Haben Sie jemals gehört, dass jemand nach einem Herzinfarkt sein ganzes Leben dramatisch änderte, weil er nun den wahren Wert des Lebens erkannt hat. Genau dasselbe passiert sehr oft mit Krebspatienten.

Ein anderer Ansatz bei Krebs

Die aktuellen medizinischen Ansätze zielen nicht auf die Grundursache von Krebs ab, sondern konzentrieren sich lediglich auf den Krankheitsvorgang namens Krebs. Chemotherapie, Bestrahlung und Operationen fördern die Opfermentalität der Patienten und werden wahrscheinlich auch die wahre Ursache von Krebs nicht heilen. Die Heilungen, welche dann als Wunder angesehen werden, passieren nur dann, wenn eine Person sich von den Bedürfnissen nach einem Opfer-Dasein und nach Selbstzerstörung befreit. Weiterhin müssen wir jeden Teil unseres Körpers lieben und annehmen, wer und was wir wirklich sind. Wir müssen unsere persönlichen Eigenarten und Charakteristiken annehmen und aufhören, Teile unseres Selbst zu verstecken, wenn wir in Gesundheit und Frieden leben wollen. Stücke aus Ihrem Körper zu schneiden oder sie mit schädlichen Medikamenten oder mit tödlicher Bestrahlung zu zerstören fügt Ihrem Körper sogar noch mehr Gewalt zu, als die mit der er sowieso schon klarkommen muss. Ich lernte viele Krebspatienten kennen, die sich selbst und ihren Körper hassten und die nach der medizinischen Behandlung, die sie erhielten, aufgrund all der Deformation, Schaden und dem Trauma nicht einmal mehr am Leben sein wollten.

Krebs ist keine Krankheit, sondern eine erweiterte immunologische Reaktion, welche dabei behilflich ist, einen existierenden Zustand von Anstauung zu klären, der eine Gruppe von Zellen zu ersticken droht.

Wenn Ihr Freund oder eine geliebte Person die Diagnose Krebs erhalten hat und Sie wollen ihnen helfen, durch den Krankheitsprozess zu gehen, ermöglichen Sie ihnen den Schmerz, die Verzweiflung, Verwirrung, Einsamkeit und Hoffnungslosigkeit, Wut, Angst, Schuld und die Scham zu fühlen, die sie unterdrückt haben. Wenn die betroffene Person weiß, dass er oder sie alle diese Gefühle zeigen kann, ohne sie zu verstecken, kann der Krebs ein sehr kraftvolles Mittel der Selbstheilung werden.

Der Krebs warnt uns über die Tatsache, dass wir aus unserem Gleichgewicht gekommen sind und wenn wir uns heilen wollen, macht es keinen Sinn, den Krebs zu bekämpfen. Wir müssen einfach nur wieder unsere Ausgeglichenheit mit uns selbst finden und wir werden am Ende gesund ohne irgendetwas anderes tun zu müssen. Ungelöste Konflikte, ein Leben in ständiger Selbstverleugnung, Selbsthass oder konstante Kompromisse gegen uns selbst, sind der Beginn jeder Krankheit inklusive Krebs. Krebs ist im Grunde eine körperliche Information, die die Person wissen lässt, dass sie oder er nicht in diesen schlechten Bedingungen leben möchte.

Krebs bedeutet oft, dass Sie sich selbst nicht lieben

Eine große Anzahl an Menschen mit Krebs haben ihr ganzes Leben der Hilfe und Unterstützung anderer untergeordnet. Wenn jedoch der Beweggrund dahinter ist, dass Sie Liebe zurück erhalten wollen, dann ist das ein Zeichen, dass Sie sich selbst nicht lieben. Die Fürsorge für andere und die Hilfe dient dazu, ungelöste Themen, Ängste und Gefühle von Wertlosigkeit einzuschließen, was diesem Menschen ermöglicht, sich auf jemanden anderen zu konzentrieren anstatt auf ihre inneren Angelegenheiten.

Das Immunsystem in Aktion

Krebs manifestiert sich immer als Ergebnis einer bereits bestehenden Vergiftung und Übersäuerung in Ihrem Körper. Es ist nicht die Ursache, sondern das Symptom einer erkrankten Gesundheit. Trotz großer Anstrengungen und Aufwendungen der medizinischen Einrichtungen sind die Sterberaten von Krebs in über 50 Jahren nicht zurückgegangen. In Wirklichkeit ist das Gegenteil der Fall.

> Ungelöste Konflikte, Selbstverneinung, Selbsthass oder permanente Kompromisse gegen uns selbst sind der Beginn einer jeden Krankheit inklusive Krebs.

Tumorzellen sind Zellen, die aufgrund von Nahrungs-, Wasser- und Sauerstoffmangel in „Panik“ geraten. Zu überleben entspricht ihrem ursprünglichen, genetischen Instinkt, genauso wie der unsere. Jeder Mensch denkt, dass Krebszellen für den Tod einer Person verantwortlich sind; das gesamte medizinische System basiert auf dieser Idee. Aber wie kann das dann sein, dass die meisten Formen von Krebs von allein verschwinden?

Krebszellen helfen einem Körper mit stockenden Flüssigkeiten dabei, ein wenig länger zu überleben, als er es ohne sie würde. Es ist ein Teil unserer Reinigung und unserer Überlebensmechanismen. Diese Zellen haben eine sehr wichtige Aufgabe im Körper, der mit giftigem Müll angefüllt ist. Die Zellen selbst werden nicht zufällig giftig oder schädlich; sie werden es, um eine sofortige Katastrophe im Körper zu verhindern. Wenn der Körper stirbt, ist es nicht wegen des Krebses, sondern wegen der zugrunde liegenden Ursachen, die zu ihm geführt haben.

Tumore funktionieren wie Schwämme für das Gift, das in unserem Blut, in unserer Lymphe und Zellflüssigkeit zirkuliert und sich dort ansammelt. Diese Gifte sind der eigentliche Krebs, und sie zirkulieren weiter so lange, bis der Tumor sie herausfiltert. Wenn Sie den Tumor zerstören, zirkuliert der eigentliche Krebs wieder im Körper, bis es sich wiederholt. Krebs ist in der Person, nicht in den Körperteilen. Krebs ist eine mentale und emotionale Krankheit mit körperlichen Symptomen und immer kombiniert oder alleinig verursacht durch Stress.

Gifte wie Chemotherapie, Medizin und Antibiotika verursachen, dass die Auslöser für Krebs sich verbreiten und aggressiver werden. Der Tumor ist eine Ableitung für die Gifte. Darum führt eine Operation oft zu einer Explosion von Krebszellen im Körper und zu einem sehr schnellen Tod, weil die Operation die Gifte freisetzt, die ansonsten weiterhin im Inneren des Tumors eingeschlossen geblieben wären, wie bereits vor der Operation.

Der menschliche Körper ist perfekt und bewegt uns ständig in Richtung Gesundheit und Wohlbefinden. Wir haben über all diese Generationen hinweg überlebt und das ohne chemische Medizin und Operationen oder Bestrahlung und auch ohne die meisten Impfungen und wir brauchen diese sicherlich nicht ausgerechnet jetzt.

Bitte seien Sie sich der Tatsache bewusst, dass die sogenannte moderne Medizin noch nicht einmal 100 Jahre alt ist, doch wie alt ist die Menschheit? Die Natur macht keine Fehler; wir sind dazu gemacht, um zu überleben, uns zu reparieren und uns zu regenerieren und wieder zu gesunden, indem wir wieder in unser Gleichgewicht kommen. Wir sind pure Energie und wenn unsere Frequenz im Gleichgewicht ist mit dem, was wir alle in Wirklichkeit sind, sind wir gesund, glücklich und erfolgreich.

Der verzweifelte Versuch des Körpers zu überleben

Zellen nehmen nur einen defensiven Zustand an und werden bösartig, wenn sie ihr eigenes Überleben sicherstellen müssen, zumindest so lange wie sie können. Ein spontaner Rückgang ereignet sich, wenn Zellen sich nicht mehr selbst verteidigen müssen. Die Nobelpreisträger Otto Warburg und Max Planck haben wissenschaftlich nachgewiesen, dass Krebs nicht in einem basischen sauerstoffreichen Körper überleben kann. Ich möchte Sie auch daran erinnern, dass der Körper immer auf einen sauren Zustand mit einem Wert unter 7 auf einer PH Skala gesunken sein muss, um Krebs zu entwickeln (sieben ist neutral, darunter ist sauer) und dass Stress die Hauptursache von Krankheit und Verfall ist, weil er Übersäuerung verursacht.

Die meisten Krebsarten entstehen nach einer Anzahl wiederholter Warnungen, welche u.a. folgende sein können:

- Kopfschmerzen, die Sie permanent mit Schmerzmitteln bekämpfen
- Vergesslichkeit, Verwirrtheit und eine fehlende Motivation
- Müdigkeit, die Sie immer mit einer Tasse Kaffee oder Tee oder Limo oder Energydrinks unterdrücken
- Unruhe, die Sie mit Zucker oder Nikotin zu kontrollieren versuchen
- Medizin, welche Sie einnehmen, um ungewollten Symptomen wie eine Erkältung oder der Grippe vorzubeugen
- Jahreszeitlich bedingter Schnupfen oder undefinierte Schmerzen und Symptome
- Sich selbst nicht genug Zeit geben, zu entspannen, zu lachen und Ruhe zu finden
- Konflikte, die Sie ständig vermeiden, ein Leben in Selbsthass, Verneinung und Ablehnung, sogar des Lebens selbst
- immer so zu tun als wären Sie okay, obwohl Sie es nicht sind. Eine Show aufzusetzen ist sehr energieraubend

- Das konstante Bedürfnis anderen zu gefallen, während Sie sich selbst wertlos und ungeliebt fühlen
- Sich selbst mit Alkohol und Drogen abzustumpfen, um die Realität zu vermeiden
- Wenig Selbstsicherheit, Selbstvertrauen oder Gefühle von Wertlosigkeit, die Sie ständig dazu bringen, sich vor sich selbst und anderen beweisen zu müssen
- Sich selbst mit ungesundem Essen zu belohnen, weil Sie sich nicht mehr wert sind

Genetische Veränderung gilt als die hauptsächliche, körperliche Ursache von Krebs; doch in Wahrheit sind bösartige Tumorerkrankungen nur eine Folge von einem Leben in Vergiftung. Krebs ist der letzte Versuch des Körpers zu leben und nicht, wie die meisten Menschen vermuten, zu sterben.
Ohne genetische Veränderungen würden diese Zellen im Körper, die in einer toxischen sauerstoffarmen Umgebung leben können, sich einfach ansammeln und verfallen. In den meisten Fällen können bereits Krebssymptome selbst die Heilung sein.

Weshalb die meisten Krebserkrankungen auf natürliche Weise ganz von selbst verschwinden

Die Wissenschaft zeigt, dass die meisten Krebsarten von selbst verschwinden, wenn man sie in Ruhe lässt. Jede Vergiftungskrise, von einem komplizierten Krebs zu einem einfachen Schnupfen, ist in Wirklichkeit eine heilende Krise die, wenn wir sie durch Reinigung, Versorgung mit Wasser und perfekten Nahrungsmitteln unterstützen, geheilt werden kann.

Zahlreiche Wissenschaftler haben über die Jahre berichtet, dass verschiedene Erkrankungen wie Typhus, ein Koma, Menopause, Lungenentzündung, Windpocken und sogar eine Blutung einen spontanen Rückgang von Krebs produzieren können. Sie schaffen eine große Menge Gifte weg und helfen den Zellen dabei, wieder frei „atmen" zu können. Sogar Fieber, Schwitzen, Blutverlust, Schleimabsonderungen, Durchfall und sich zu Übergeben kann dazu beitragen, sich von Giften zu befreien, wenn das Immunsystem den besonders benötigten Anschub bekommt.

Darum habe ich ein sehr spezielles Entgiftungssystem für meine Patienten entwickelt, welches schnell, sicher und effektiv ist. Nach meiner Erfahrung stoppt dieses System den Krebs sofort auf seinem Weg. Aber, weil es dem Anschein nach keine wissenschaftliche Basis hat, wird es nicht in der künftigen Krebswissenschaft eingesetzt. Krebsforscher werden niemals von natürlichen Heilmitteln Notiz nehmen; dafür sind sie nicht ausgebildet und dafür werden sie auch nicht bezahlt, weil es kein Geld einbringt!

Krankheit ist nichts weiter als die Art und Weise, wie sich der Körper eingeschlossener, schädlicher Substanzen entledigt. Diese Ausleitungswege für Gifte werden blockiert, wenn Symptome behandelt werden. Das kann den Körper verstopfen und seine vitale Funktionen stoppen. Der Körper hat eine angeborene Tendenz und Möglichkeit, sich selbst zu heilen. Wahre medizinische Behandlung sollte den Körper unterstützen, ohne ihn zu stören.

Sie können keine ausgewachsene Infektion bekommen, ohne Gifte und Säuren bereits im Körper gehabt zu haben. Die Mikroben brauchen eine giftige und saure Umgebung, um sich zu vermehren, aber wenn Ihr Körper einen basischen pH-Wert von 7,36 hat, entgiftet und mit reichlichen Nährstoffen versorgt würde, ist es nicht mehr möglich, eine massive Bakterien- oder Virusinfektion zu bekommen.

Andere Ursachen für Krebs

Die zentrale äußerliche Ursache für Krebs ist EMC (Elektromagnetisches Chaos von Handys, Computern usw.) und Umweltgifte wie Fluoride oder Chlor im Trinkwasser, Lebensmittelkonservierungsstoffe und künstliche Süßungsmittel, wie z.B. Aspartam.

Schützen Sie sich vor folgenden Gefahren:

- die Unterdrückung von Kinderkrankheiten mittels unnatürlichen Immunisierungsprogrammen setzt die Kinder einem hohen Risiko aus, Krebs zu entwickeln
- Das Tragen von BHs behindert den Fluss der Lymphe
- Es gibt eventuell eine Verbindung von Frühpubertät und Brustkrebs durch ansteigende Fettleibigkeit bei Kindern, Bewegungsmangel und Hormone in Lebensmitteln
- Soja ist ein Krebs und andere Krankheiten verursachendes Lebensmittel
- Pommes und andere frittierte, gebackene oder geröstete, kohlehydratreiche Lebensmittel enthalten Acrylamid
- Luftverschmutzung

- Mikrowellenherde, sich zu überessen und exzessive Gewichtszunahme
- Täglich mehrere Stunden fernsehen
- Nicht genug Cholesterin (noch einmal, Sie sterben von zu wenig Cholesterin, nicht von zuviel davon!)
- PVC in Duschvorhängen, Plastikwasserflaschen und Behältern
- Künstliche Süßstoffe wie Aspartam und Splenda
- Wachstumshormone in Kuhmilch
- Synthetisch hergestellte Vitamine
- Gegrilltes Fleisch, Geflügel oder Fisch
- Erhöhte Aufnahmen von Fructose oder Zucker
- Rauchen
- Sonnenschutzmittel
- Schichtarbeit mit Nachtarbeit
- Bluttransfusionen
- Gechlortes Wasser, Fluoride in kommunalem Trinkwasser
- Pestizide und andere chemische Gifte
- Haarfarbe
- Arsen, Asbest und Nickel
- Teflon

Wassermangel in Verbindung mit Krebs

Die Entwicklung von Krebs findet meist in Bereichen statt, die stark dehydriert sind. (Erinnern Sie sich daran, dass die Ursache aller Krankheiten und Leiden Stress ist!) Sie brauchen einen halben Teelöffel Himalayasalz in vier Liter Wasser, täglich, um genug Wasser im Körper zu haben und dieses auch zu halten.

Unserer Zellen können, aufgrund vieler Gründe austrocknen:

- Mangelnde Wasseraufnahme
- Verzehr von Getränken, die Wasser entziehende Wirkung haben, wie Koffein, Koffein angereicherter Tee, Energy Drinks und Alkohol
- Konsum von stimulierenden Lebensmitteln oder Fleisch, scharfe Gewürze, Zucker und Tabak
- Stress
- Die meisten pharmazeutischen Mittel
- Exzessiver Sport

Routineuntersuchungen von Krebs ist Betrug oder ein Weg, neue Patienten zu rekrutieren

Krebsfrüherkennungsmethoden sind empfindlicher als jemals zuvor, aber da die Schulmedizin kein Heilmittel hat, was in der Welt bringt Ihnen die Früherkennung? Nichts!

Dann haben wir die Selbstabtastung der Brust. Frauen werden dazu gedrängt, sich selbst einmal im Monat selbst abzutasten. Bitte hören Sie mit dieser Selbstuntersuchung und der Suche nach kanzerogenen Lymphknoten auf. Die Begründung hierfür ist, dass Sie für gewöhnlich das finden werden, wonach Sie suchen! Außerdem verschwinden diese Lymphknoten für gewöhnlich von selbst, wenn Sie Ihrem Körper eine Chance geben.

Es wurde bewiesen, dass alle Prostatakrebsuntersuchungen in der Vergangenheit schädlich oder zumindest wertlos waren. Mammografie konnte erwiesenermaßen noch nie einen Krebs heilen oder ihm vorbeugen bzw. das Leben einer Krebspatientin verlängern. Das sind alles Marketingschemen von Kampagneorganisationen, um Geld zu machen mit Diagnosen und um Konsumenten zu finden. Meiner Meinung nach hat das keinen realistischen oder wissenschaftlich bewiesenen Wert. Meine Frau und meine Mutter würden niemals dazu überredet werden können, eine dieser mörderischen Früherkennungs-Betrügereien an sich durchführen zu lassen. Ich habe dazu im nächsten Abschnitt mehr zu sagen.

Sie versuchen uns glauben zu machen, dass Medizin auf wissenschaftlichen Fakten beruhen würde, aber wenn das stimmen würde, warum müssen sie ständig ihre Meinung ändern, Rückschlüsse abändern und auch die Behandlungen und dies alle sechs Monate?

Mammografien pressen wortwörtlich das Leben aus Frauen heraus!

Professor Michael Braun vom University College Hospital in London sagt Folgendes: „Tausende Frauen werden vom nationalen Krebsprogramm in die Irre geführt. Sie werden dazu verleitet, zu glauben, dass Früherkennung von Krebs ihre Brüste retten würde. Die Hälfte der Frauen mit „frühem“ Brustkrebs unterzog sich einer Mastektomie, die sich im Nachhinein als unnötig herausstellte.

Es ist definitiv ein falsches Versprechen, dass man durch irgendeine Form von Früherkennung den Krebs früh erkennen und die Brust der Frau retten könne!“

Das Problem ist, dass Frauen mit dem sogenannten duktalen Karzinom (kleine, lokalisierbare, enge Läsionen) für gewöhnlich keiner Behandlung bedürfen, weil sie typischerweise von alleine verschwinden. Trotzdem werden Frauen in die falsche Richtung gelenkt und in unnötige Mastektomien hinein geängstigt. Mammografien könnten eine andere, ruhende Erkrankung aktivieren. Ich bin der festen Überzeugung, dass Mammografien Krebs verursachen und ich sehe persönlich keine legitime Begründung für sie.

Stattdessen machen Sie lieber einmal im Jahr eine IBMS-Krebsreinigung und dann sollte alles in Ordnung sein. Meiner Erfahrung nach, wenn Patienten bedrohliches Wachstum von Krebszellen in ihrem Körper haben, dann spüren sie es oder wissen, dass etwas nicht stimmt. Und trotzdem glaube ich, dass dann immer noch genug Zeit vorhanden ist, um eine natürliche Heilmethode anzuwenden! Lassen Sie sich nicht von den medizinischen Berufen vereinnahmen, weil diese keine verlässliche Heilung gefunden haben. Sie wissen noch nicht einmal, woher Krebs stammt. Sie wissen nur, wie sie kanzerogene Zellen im Labor diagnostizieren können und wie sie sich für gewöhnlich verhalten, sobald die sich einmal mit Ihnen angelegt haben.

Jede Kompression während einer Mammografie führt zu mikroskopisch kleinen Rissen im Gewebe, inklusive Tumorgewebe. Dieses verbreitet den Krebs und kann zu einem frühen Tod führen. Wenn ein Arzt die Brüste einer Frau mit massivem Druck hochhievt, kann das den Krebs verbreiten! Der Techniker quetscht die Brüste der Frau zwischen den fotografischen Platten ein und das mit einer maximalen Kompression, die gleichzusetzen ist mit dem Gewicht eines 50 Kilo schweren Sandsacks. Oder besser gesagt, sie pressen das Leben aus den Frauen heraus. Wenn etwas schmerzt, ist es falsch!

Eine Tierstudie hat gezeigt, dass die Manipulation eines Tumors die Anzahl von Metastasen auf bis zu 80 % erhöht, während eine Studie am Menschen gezeigt hat, dass Frauen, die eine Mammografie hatten, eine um 29 % höhere Chance haben, an Brustkrebs zu sterben als Frauen, die niemals eine hatten. Meine eigene Großmutter hatte 28 Jahre lang einen kanzerogenen Knoten in ihrer Brust.

Er hat sich nicht entwickelt, er ist nicht gewachsen, hat ihr nicht wehgetan, er tat gar nichts, bis sie die Operation an ihr durchführten und sie dadurch jeden Tag ein wenig mehr zu sterben begann.

Krebs wächst für gewöhnlich extrem langsam. Und ich habe nie einen aggressiven bösartigen Krebs auftreten sehen, bevor die Schulmedizin es vermasselt hat. Es kann 10 bis 20 Jahre dauern, bis ein kanzerogener Tumor von der Größe einer Erbse zur Größe einer Walnuss heranwächst. Also worin besteht die Eile oder die Begründung oder der Vorteil einer schnellen Operation, Chemotherapie und Bestrahlung?

Was ist der Vorteil, wenn Sie Ihre Lebensqualität aufgeben? Außerdem sind heutzutage zahllose, bewiesenermaßen wirksame, natürliche Krebsheilungsmethoden verfügbar. Im Übrigen ist das Lymphsystem die Basis unseres körperlichen Immunsystems und die Lymphdrüsen sind für die chemische Neutralisierung der Gifte im Körper zuständig. Wie kann es dann sinnvoll sein, diese Teile aufzuschneiden und dadurch das Selbstheilungssystem noch stärker zu behindern? Wenn Sie regelmäßig Ihre Brust abtasten, möchte ich, dass Sie wissen, wenn Sie einen Lymphknoten fühlen und dieser sich als krankhaft erweist, dass dies kein Todesurteil ist und Sie müssen auch nicht Ihre Brüste verlieren. Die Schauspielerinnen Angelina Jolie und Christina Applegate entschieden sich für eine Doppelmastektomie, weil die medizinische Gemeinschaft sie verängstigt hat.

Sie waren der Überzeugung, dass nur wenn sie sich die Brüste abnehmen ließen, sie ein sehr langes Leben haben können. Aber aus meiner Sichtweise ist es so, je mehr Lymphknoten entnommen werden, desto kürzer ist die Lebensdauer. Natürlich sind das nur meine Ansichten und ich bin kein Hellseher. Was diese Themen angeht, waren meine Voraussagen jedoch noch nie falsch.

Kurze Fakten über Mammografien:

- Es wurde noch nie nachgewiesen, dass sie vorbeugend gegen Krebs oder den Tod wirken.
- Jede Bestrahlung, die Sie gemacht haben, erhöht Ihr Risiko von abnormalem Zellwachstum.
- Das National Cancer Institute (NCI) berichtet, dass bei Frauen unter 35 Jahren die Mammografie mehr Fälle von Brustkrebs verursachen kann, als sie erkennt.
- Eine kanadische Studie fand eine 52-prozentige Erhöhung der Brustkrebs-Sterberate bei jungen Frauen, die sich jährlichen Mammografien unterzogen hatten.

Früherkennung von Prostatakrebs – mehr Probleme als Nutzen

Vergleichbar mit der wertlosen Reihe an Mammografie-Attacken ist die PSA-Früherkennung (PSA Prostata Spezifisches Antigen). Das PSA sollte herausfinden, ob ein Patient Prostatakrebs hat und wie man ihn am besten behandeln kann. Es ist jetzt bewiesen, dass er für gar nichts gut ist, außer die Taschen der Ärzte zu füllen.

Sogar das JAMA (Journal of the American Medical Association – Zeitschrift des Amerikanischen Ärzteverbands) hat es in etwa so veröffentlicht:
Ein Test, der Prostatakrebs erkennen soll, kann mehr Probleme verursachen als Nutzen bringen. Der PSA-Test wird viele gesunde Männer dazu bringen, unnötige Operationen gegen Prostatakrebs durchführen zu lassen, die ihre Lebensqualität zerstört, während es die Rechnungen der Mediziner im Land erhöht.

Ergebnisse bei der Intervention von Prostatakrebs zeigen, dass die erhöhte Lebenserwartung nach der Operation lediglich bei 0,6 Tagen für einen 50-jährigen Mann und bei 1,7 Tagen für einen Mann in seinen Siebzigern beträgt. Das ist lächerlich! Der Patient erlebt einen horrenden Verlust von Lebensqualität, unglaubliche Schmerzen, Leid und Impotenz nur um 0,6 bis 1,7 Tage zu gewinnen? Muss ich an dieser Stelle wirklichen mehr sagen, um meinen Standpunkt bezüglich medizinischer Fehlbehandlung zu beweisen? Wenn Sie noch mehr Informationen benötigen, wie wäre es dann damit: Es gibt in diesem Test mindestens 20 % falsche positive Ergebnisse. Sogar der Professor und Dr. med Paul Frame, von der Rochester School für Medizin und Zahnheilkunde sagt, dass klinische Versuche nie beweisen konnten, dass der PSA-Test wirklich Leben rettet. Der Entwickler hat selbst gesagt, dass der Test als Krebstest unbrauchbar ist.

Also frage ich Sie erneut worum geht es?

Früherkennung von Lungenkrebs?

Dr. Stephen Swensen, Vorsitzender der radiologischen Abteilung der Mayo Klinik in Rochester, Minnesota, untersuchte 1520 Raucher und ehemalige Raucher. Er fand heraus, dass 37 von ihnen Krebs hatten. Aber er fand auch heraus, dass über 90 % von ihnen unnatürliches Zellwachstum aufwiesen. Auch hatten die Patienten über 2800 verdächtige Knoten und harte Klumpen von unterschiedlicher Größe. Einige waren operiert worden. Es wird darüber spekuliert, dass die meisten Klumpen und Knoten niemals gefunden worden wären, noch hätten sie den Patienten jemals Probleme verursacht. Für gewöhnlich sind unsere Körper so und so mit irgendeiner Art von Schrott überladen. Und wenn Sie nicht die von mir empfohlenen Reinigungen zweimal im Jahr durchführen, werden die Ärzte immer etwas finden, was sie behandeln oder schneiden können, wenn sie danach suchen.

Aber nur, weil sie etwas finden, heißt das noch lange nicht, dass das schädlich ist oder Probleme verursachen kann, solange man es in Ruhe lässt. Die meisten Dinge werden von alleine verschwinden, wenn Sie reguläre Entgiftungen durchführen, einen gesunden Lebensstil pflegen und sich gut ernähren. Wenn etwas für einen Onkologen verdächtig aussieht, wird sein ehrgeiziger Kollege Chirurg wieder Geld machen! Svensen sagte: Menschen, die sich einem Spiral-CT-Lungenscan unterziehen, glauben vielleicht, dass das ihr Leben retten könnte, aber das ist absolut nicht bewiesen.

Das medizinische Verständnis, die Art, wie sie es immer betrachten, ist diese: Jeder Mensch ist krank; wir haben es nur noch nicht festgestellt! Ich glaube sehr stark daran, dass jeder medizinische Eingriff in Bezug auf Krebs die Chance einer medizinischen Katastrophe erhöht.

Pap-Abstriche

Neben dem Verbrechen, das ihre Töchter meiner Meinung nach mit Gardasil, der HPV-Impfung, umbringt oder zumindest neurologisch krank und unfruchtbar macht, ist Gebärmutterhalskrebs in Wirklichkeit nichts, vor dem man Angst haben muss. Fürchten Sie die Vorsorge und die Behandlung, nicht den Krebs! So gut wie alle HPV-Infektionen heilen in kürzester Zeit von selbst und HPV führt nicht zu Gebärmutterkrebs.

Gebärmutterhalskrebs ist relativ selten und es gibt keinerlei Begründung für irgendeinen Pap-Abstrich! Außerdem wird das Herumstochern im Körper einer Frau Infektionen verursachen oder sie verbreiten. Nebenbei bemerkt, ich glaube, dass die Gynäkologie einer der sinnlosesten Berufe ist, welche erst kürzlich erfunden wurde, um noch mehr Geld an Patienten zu verdienen. Wie glauben Sie, sind Frauen die ganzen 100 Jahre vorher gesund und am Leben geblieben, bevor der Goldesel Namens Gynäkologie erfunden wurde?

Der Arzt wird Ihnen nicht sagen, dass die Millionen von Pap-Abstrichen, die bisher durchgeführt wurden, niemals zu irgendeiner Art von reduzierter Sterberate von Gebärmutterhalskrebs geführt haben. Neben dem unnötigen Leiden und dem früheren Tod, was ist deren Sinn? Was noch viel schlimmer ist: Es gibt keinen Beweis dafür, dass ein Pap-Abstrich die Wahrscheinlichkeit an Gebärmutterhalskrebs zu sterben, vermindert.

Das Gegenteil ist der Fall. Das nachfolgende Prozedere auf einen abnormen Pap-Abstrich führt im Normalfall zu etwas, das man Kolposkopie nennt. Diese kann zu einer Entzündung, Blutung, Zervikalstenose (Verengung der Passage vom Uterus zur Vagina) und einer unnötigen Hysterektomie führen. Natürlich müssen Sie Ihre eigene Entscheidung über alle diese Vorgänge treffen. Nach wie vor ist es Ihr Körper und Sie müssen mit den Konsequenzen Ihrer Entscheidungen und Aktionen leben. Ich informiere Sie lediglich darüber, sodass sie logische Entscheidungen treffen können. Auch denke ich, dass immer, wenn ein Mann etwas in die Vagina einführt, das ein sexueller Akt ist und eventuell auch Vergewaltigung. Das ist eine ungerechtfertigte Aktivität. Wie haben Menschen seit Jahrtausenden Kinder bekommen und überlebt ohne Gynäkologie? Für mich ein krimineller Unsinn und nur Geldmacherei.

Darmspiegelung

Das ist noch eine weitere Routine der Krebsfrüherkennung, die sehr gefährlich für Ihre Gesundheit ist. Darmspiegelungen können zu Blutungen der Darmwände führen. Der Patient erhält für gewöhnlich sehr starke Medikamente während der Prozedur, welche auch negative Auswirkungen haben. Plus, der gesundheitliche Mehrwert von Koloskopien ist nicht wissenschaftlich erwiesen. Ich sehe keinen Nutzen in ihnen, noch tut das irgendeiner meiner Kollegen. Ich würde es niemals machen lassen und dieser Vorgang tötete meinen Vater! Eine gute Darmreinigung nach einer Ganzkörperentgiftung zweimal im Jahr sollte genug Schutz bieten. Auch kommt die Kamera gar nicht weit genug in den Darm, um wirklich etwas zu finden.

So, das war in der Kürze meine Meinung über dieses Thema. Tausende von hauptsächlich älteren Patienten sterben kurz nach einer Kolonoskopie, weil die während dieser für mich kriminellen Untersuchung Löcher in die Darmwände gestoßen haben, die dann oft den Tod verursachten.

Fakten über die pharmazeutische Industrie

„Für Krebsunternehmen ist ein Krebspatient eine Profitquelle. Die aktuellen klinischen und wissenschaftlichen Nachweise stimmen nicht mit den Behauptungen der Krebsindustrie überein. Konventionelle Krebsheilungsmethoden sind deshalb in geltendem Recht verankert, weil sie sich am meisten auszahlen, nicht, weil sie am besten heilen. Jahrzehntelange Politik von Krebs-wie-immer haben Sie davon abgehalten, diese Dinge zu wissen und werden damit auch weitermachen, bis Sie die Realität erkennen."

- John Diamond, M.D. & Lee Cowden, M.D.

Produktname	Abgabepreis	Kosten der Inhaltsstoffe	Bruttogewinn
Celebrex 100mg	(100 Tbl.): $130.27	$0.60	21,71%
Claritin 10mg	(100 Tbl.): $215.17	$0.71	30,306%
Norvasc 10mg	(100 Tbl.): $188.29	$0.14	134,493%
Prevacid 30mg	(100 Tbl.): $44.77	$1.01	34,136%
Prilosec 20mg	(100 Tbl.): $360.97	$0.52	69,417%
Prozac 20mg	(100 Tbl.): $247.47	$0.11	224,973%
Tenormin 50 mg	(100 Tbl.): $104.47	$0.13	80,362%
Vasotec 10 mg	(100 Tbl.): $102.37	$0.20	51,185%
Xanax 1 mg	(100 Tbl.): $136.79	$0.024	569,958%

Die pharmazeutische Industrie argumentiert, dass diese Preise für sie notwendig wären, um die teure Forschung fortzusetzen.

Können Sie die Schmierigkeit und die Dreistigkeit der großen pharmazeutischen Unternehmen glauben?
Teure Forschung ist nicht so kostspielig ...

Die großen Gewinnspannen sind für die Kostendeckung gedacht wie z.B. für Lobbyisten und Werbung. Merken Sie, was hier vor sich geht?

Der Grund dafür, dass es keinen offiziellen „wissenschaftlichen Nachweis" für alternative Krebsheilungsmethoden und Krebsvorbeugung gibt, ist der, dass diese nicht den hohen Profit für die Pharmaindustrie abwerfen. Rein rechtlich gesehen ist es gar nicht möglich, dass eine Substanz als „wissenschaftlich anerkannt" gilt, solange die Pharmaindustrie sie nicht an die FDA weitergibt, und diese wird nur Dinge einreichen, die sehr, sehr profitabel für sie sind.

4. STRESS – DIE HAUPTURSACHE JEDER KRANKHEIT

Die Hauptanwendung, welche ich in meinen Heilungszentren und Kliniken in Deutschland benutzte, war die Sauerstofftherapie. Ich fand heraus, dass es die günstigste, schnellste und sicherste Methode war, um auf allen Ebenen Gesundheit herzustellen!

Sauerstoff ist das Element, das in größtem Überfluss vorhanden ist und gleichzeitig das wichtigste Element des menschlichen Körpers und des Lebens selbst. Seit mehr als 150 Jahren wurde die Sauerstofftherapie, oder in dem Fall besser die Wasserstoffperoxid-Therapie, in Deutschland, Russland, Italien, Österreich und heutzutage in Mexiko mit riesigem Erfolg eingesetzt. Sie heilt heute nahezu jede Viruserkrankung und Bakterieninfektion, sogar Krebs, Multiple Sklerose, Parkinson und andere tödliche Krankheiten.

Der einzige Grund, weshalb Amerikaner wahrscheinlich noch nie etwas über diese sichere und schnelle Heilmethode gehört haben, ist der wirtschaftliche Aspekt. Hauptsächlich ist das der Macht der Pharmaindustrie geschuldet, denn es kostet in etwa 2 Cent am Tag, um Krebs mit H2O2 (Wasserstoffperoxid) zu heilen. Vergleichen Sie das einmal mit den Millionen und Millionen von Dollar, welche die mit Chemotherapie, Bestrahlung und anderen Medikamenten verdienen. Es gehört natürlich zu den typischen, Angst schürenden Taktiken der Pharmaindustrie, die Ihnen dann erklären, dass man die Sauerstofftherapie wegen der Oxidation nicht verwenden sollte. Was jedoch viele nicht wissen ist, dass die Zellen des menschlichen Körpers mit einer Enzymschicht umgeben sind, die sie vor Oxidation schützt.

Viren, Bakterien und andere schädliche Mikroorganismen haben diese Enzymschicht nicht und oxidieren deshalb beim Kontakt während der Anwendung von Wasserstoffperoxid oder Ozon. Wenn diese richtig angewandt wird, ist sie die sicherste und schnellste Methode, Krebs, AIDS, Grippe und alle anderen Infektionskrankheiten zu heilen.

Von den Erfahrungen, die ich selbst bei dem 15 Jahre langen Einsatz der Sauerstoff-Therapie in verschiedensten Formen, in meinen ModernenTherapieCentren (MTC®?) gemacht habe, denke ich, dass nichts sicherer und effektiver ist als die Bio-Oxidative Therapie, wenn man sie richtig anwendet.

Prof. Dr. Manfred von Ardenne hielt damals sämtliche russischen Regierenden jahrzehntelang ausschließlich mit der Sauerstoff-Mehrschritt-Therapie gesund und am Leben!

Nach dem Niedergang der Sowjetunion hatten die Politiker keinen Zugang mehr zu dieser Methode und starben innerhalb kürzester Zeit buchstäblich weg wie die Fliegen.

In meinen MTC®'s benutzen wir 35%iges Wasserstoffperoxid in Lebensmittelqualität, als Lösung in 236 ml destilliertem Wasser oder Aloe Saft, dreimal täglich auf nüchternen Magen – das ist sehr wichtig, sonst kann es sein, dass Sie sich übergeben müssen.

Wir begannen mit 3 Tropfen, 3-mal täglich (immer als Lösung in 236 ml destilliertem Wasser) und erhöhten die Dosis täglich um einen Tropfen, bis wir eine Gabe von 25 Tropfen, 3-mal am Tag für 35 Tage, erreichten. Im Anschluss reduzierten wir die Dosis auf zweimal täglich und schließlich einmal am Tag herunter, während wir langsam die Anzahl der Tropfen auf 8 am Tag reduzierten. Als Erhaltungsdosis benutzten wir 3-mal täglich 8 Tropfen 35%iges Wasserstoffperoxid in Lebensmittelqualität in 236 ml destilliertem Wasser gelöst. Es ist hochgiftig und kann sogar tödlich sein, wenn es nicht in Wasser gelöst ist. Es kann sogar Ihre Haut verbrennen. Trinken Sie es niemals unverdünnt!

In meinen Gesundheitszentren haben wir massive Krebstumore innerhalb von 14 Tagen ohne Nebenwirkungen schrumpfen sehen. Die Erfolgsrate lag bei nahezu 100 % und die Wasserstoffperoxid-Behandlung gab fast jedem Hoffnung, sowohl denen, die Krebs im Endstadium hatten, als auch den älteren Patienten, die von den Ärzten lediglich zum Sterben geschickt wurden.

Noch einmal als Erinnerung, Sauerstoff- oder Ozontherapie wird für gewöhnlich mit allen Krebssymptomen schnell fertig, aber es heilt nicht den Krebs selbst, es erledigt lediglich die Krebssymptome, Tumore und kanzerogenen Zellen.

Krebs ist eine systemische, mentale und emotionale Krankheit und diese kann nur geheilt werden, wenn die Grundursache entfernt wird. Sie müssen als Allererstes herausfinden, was die Mutation, die Tumorentwicklung oder die Verbreitung der Krankheit verursacht hat.

Lassen Sie sich nicht täuschen, weil Sie Dinge oder Wege gefunden haben, Ihren Körper zu beeinflussen – noch nicht einmal mit so etwas wie Wasserstoffperoxid – dass Sie geheilt wären, denn das sind Sie nicht! Sie müssen die zugrunde liegende Ursache für die Entwicklung Ihres Krebses aufdecken und eliminieren, denn sonst wird er immer wieder zurückkehren, hinterhältiger und stärker und schneller als zuvor. Sie können die Natur nicht austricksen und sich selbst vor der Verantwortung drücken, die Krankheit zu entfernen, die Sie sich in erster Linie selbst gegeben haben. Meiner Meinung nach sollte jeder, der Ihnen erzählen möchte, dass natürliche Heilmethoden gefährlich wären oder versuchen sollte, diese als illegal zu deklarieren oder sogar den legalen Zugriff auf sie zu entziehen, lebenslänglich in den Knast wandern, denn der oder die ist ein/e Mörder/in!

Denken Sie nicht auch, dass es ein Verbrechen sein sollte, dass die Regierung oder Gruppen wie die AMA, FTC, FDA, ACS usw. Sie nicht wissen lassen, dass es sichere, effektive und bestätigte natürliche Heilmittel für Krebs, AIDS, Grippe und mehr gibt?

Sollten Naturheilmittel nicht für jeden Bürger frei zugänglich sein?

Stattdessen tut die Krankheitsindustrie ihr Bestes, die Informationen und die Anwendung natürlicher Heilmethoden außerhalb Ihrer Reichweite zu halten! Bedeutet das nicht auch, dass sie indirekt für Ihren Tod oder für den Tod eines geliebten Menschen verantwortlich sind, besonders, wenn sie wissen, wie einfach und natürlich er geheilt hätte werden können? Wenn Sie nicht an meiner Seite kämpfen oder zumindest meinen Kampf für Patientenrechte und Gesundheits- und Freiheitsrechte als Erweiterung unserer Verfassung unterstützen, werden Sie niemals die Werkzeuge und Elemente zur Verfügung haben, die Sie benötigen, wenn Sie oder eines Ihrer Familienmitglieder oder einer Ihrer Freunde sie brauchen sollten. In diesem Augenblick sind einige Gruppierungen an der Arbeit, um Heilmittel gegen Krebs wie Wasserstoffperoxid illegal und das Produkt für uns nicht mehr zugänglich zu machen.

Alle Krankheiten basieren auf Stress

Hauptverursacher für Übersäuerung ist Stress. Unabhängig davon, was Sie essen oder trinken: Wenn Sie chronischem Stress ausgesetzt sind, haben Sie eine Übersäuerung. Anders herum ist das wiederum die Hauptursache, wenn nicht sogar die einzige körperliche Ursache für Krebs, Infektionen und alle möglichen anderen Krankheiten. Ich bin der Auffassung, dass emotionaler Stress die Grundursache aller Krankheiten darstellt, besonders für Krebs! Stress kann Ihr Immunsystem so stark außer Gefecht setzen, dass es nicht mehr in der Lage ist, Sie gesund zu erhalten. Seriöse Wissenschaftler und Ärzte erkennen die Notwendigkeit, Stress zu reduzieren, wenn es um optimale Gesundheit geht. Das Problem ist, dass sie keine Ahnung davon haben, was sie dagegen machen können, also erwähnen sie es und vergessen es im selben Atemzug wieder. Schlimmer ist es, wenn Ärzte Medikamente verschreiben und ihre Patienten betäuben bis zu einem Punkt, an dem er oder sie nicht einmal mehr in der Lage ist, auf neurologischer Ebene voll zu funktionieren. Das hilft überhaupt nichts!

Das ist, als ob Sie einen Splitter in Ihrem Finger hätten und ihn nicht ansehen und sich auch nicht mit dem Problem auseinandersetzen. Stattdessen drücken Sie den Splitter tiefer hinein und nehmen Entzündungshemmer und Schmerzmittel, anstatt ihn herauszuziehen. Obwohl der Sauerstoff unabdingbar für die Gesundheit, die Heilung und Vorbeugung ist (darum habe ich die IBMSTM-Session: Atemtherapie eingeführt), kann Sauerstoff nur dann den Körper heilen und unterstützen, wenn die Zellen in der Lage sind, Sauerstoff aufzunehmen, der im Blut zur Verfügung gestellt wird. Damit die Zellen den Sauerstoff empfangen können, müssen sie geöffnet sein. Wenn die Zellen als Ergebnis von Stress verschlossen sind, können sie auch keinen Sauerstoff aufnehmen. Das macht die Heilung unmöglich und das ist auch der Hauptunterschied zwischen Patienten, die geheilt wurden und solchen, die nicht geheilt wurden.

Wie ich soeben erwähnte, ist der einzige Grund dafür, dass die Zellen keinen Sauerstoff aufnehmen können, der Stress. Darum ist Stress, meiner Meinung nach, der einzige Grund für Krebs – sofern die Sie nicht bis zum Krebs und Ihrem anschließenden Tod verstrahlen!

Normalerweise unterstehen alle Zellen der Steuerung durch das parasympathische Nervensystem, das die Verdauung, die Speichelflüssigkeit, den Blutfluss zu verschiedenen Stellen im Körper und die Aufnahme von Nährstoffen steuert. Es ist für die richtige Funktionsweise aller Organe zuständig. Während sie vom parasympathischen Nervensystem gesteuert werden, sind alle Zellen offen, in der Lage Sauerstoff und Nährstoffe aufzunehmen und sie sind in der Lage, sich von Abfallprodukten zu entledigen.

Sie sind gesund, teilen sich, vermehren sich, verstoffwechseln (metabolisieren) und erledigen alle Aufgaben, die eine Zelle erfüllen muss, um eine gesunde und normale Zelle zu sein. Wenn die Zellen offen sind, können sie Sauerstoff aufnehmen (wie Sie für gewöhnlich während der IBMSTM-Atemtherapie-Session spüren können) und richtig funktionieren. Der Körper kann sich ganz leicht selbst heilen. Doch Stress schaltet die Verdauung und andere Körperfunktionen aus.

Das sympathische Nervensystem wird durch Stress aktiviert – entweder durch eine real existierende oder durch eine als solche wahrgenommene Gefahr. Der Angriff eines gefährlichen Hundes oder eines wütenden Elternteils oder Partners sind ein paar Beispiele von Stress, der das sympathische Nervensystem aktiviert.

Jede negative Emotion wie Angst, Hass, Unruhe, Sorge oder Zweifel kann eine Stressreaktion herbeiführen. Jede negative Erinnerung oder jedes mentale Bild kann Stress verursachen. Stress führt dazu, dass Ihr vegetatives Nervensystem sich in den sympathischen Modus begibt und den Blutstrom von Verdauungstrakt und von der Haut abzieht. Ihr Puls erhöht sich, die Pupillen verengen sich, der Blutstrom in den Muskeln und im Körper wechselt in den Zustand höchster Alarmbereitschaft. In diesem Zustand machen die Zellen dicht! Darum verursacht chronischer Stress Krebs und nahezu alle anderen Krankheiten.

Wenn Sie in chronischem Stress leben, befinden sich Ihre Zellen den größten Teil der Zeit im sympathischen, statt im parasympathischen Modus. Diese Körperfunktion verursachte Wassermangel, Mangel an Nährstoffen, zu wenig Sauerstoff und Übersäuerung - alle körperlichen Ursachen für Krebs und andere Krankheiten. Das bedeutet, dass der Körper in erster Linie im „Kampf oder Flucht“ Modus ist, was viele Beziehungen zerstören kann.

Grundsätzlich kann gesagt werden, dass Ihre geistige Haltung Ihren Stress verursacht und somit auch Ihre schlechte Gesundheit oder Krankheit. Es sollte nicht länger ein Geheimnis sein, warum und wie Stress einen umbringen kann! Stress ist tödlich, egal welche Heilmethode Sie wählen. Das ist die wahre Antwort auf die Frage, warum verschiedene Menschen, die die gleiche Behandlung erfahren, nicht notwendigerweise dieselben Ergebnisse produzieren.

Überall beobachte ich, dass fast jeder Gesundheitsautor, teils sogar Ärzte oder Wissenschaftler, erwähnen, wie massiv der Einfluss von Stress in Verbindung mit Gesundheit und Krankheit steht. Aber anstatt den Stress als ein Heilmittel zu benutzen, gehen sie darüber hinweg, eine gute Lösung anzubieten und empfehlen stattdessen absurde, nutzlose und oftmals noch mehr Schaden verursachende Techniken wie Meditation, Yoga, Hypnose, NLP oder Abwandlungen davon.

Nichts von diesen Dingen wird permanent den Stress reduzieren oder aus Ihrem Leben verschwinden lassen – ich bin absolut davon überzeugt! Wenn Sie den Stress unterdrücken, macht das alles noch viel schlimmer und ein Leben in Verleugnung wird Sie töten. Wenn Stress durch Medikamente betäubt wird, werden Sie niemals in der Lage sein, sich zu heilen. Denn Sie werden nie in der Lage sein, die Grundursache Ihrer Krankheit, Ihres Unglücks, Ihres fehlenden Erfolgs, schlechter Beziehungen usw. anzugehen und sie zu eliminieren.

Warnung: Manchmal eliminieren Menschen die Grundursache ihres Stresses und in der Sekunde, in der sie sich besser fühlen und nicht mehr Angst davor haben, sterben zu müssen und der Schmerz verschwunden ist, gehen sie zurück in die Stress verursachende Lebenssituation und der Krebs kommt schneller, stärker und aggressiver zurück, als er es zuvor gewesen war.

Erinnern Sie sich, Stress wird nicht durch äußere Umstände verursacht, sondern von einer individuellen Interpretation eines inneren Bildes. Dies verursacht die Aktivierung oder Übernahme des sympathischen Nervensystems und somit das Verschließen der Zellen. Das ist, was unsere Zellen dazu bringt, in den „Kampf oder Flucht“ Modus zu wechseln, oder besser gesagt in einen Zustand des Selbstschutzes. Es ist unsere individuelle Antwort auf ein verinnerlichtes Bild (zelluläres Gedächtnis), das unsere Stressreaktion verursacht.

Meine IBMS™ ist darauf ausgerichtet, Ihnen dabei zu helfen und Ihnen beizubringen, wie Sie mit Stressreizen auf eine gesunde und positive Art umgehen und Ihre Auslöser und Reaktionen umprogrammieren können, um somit Ihre inneren Interpretationen und Reaktionen zu eliminieren. Wenn Sie mit dem IBMS®-Lebensheilungspaket TM arbeiten (IBMS® Healing Life KitTM) werden Sie alles das, wovon ich spreche, sehr schnell selbst sehen und fühlen können! Es dreht sich alles darum, neurobiologische Bahnen zu kreieren, die Sie möchten, nicht einfach nur mit denen zu leben, die durch das Leben verursacht wurden oder durch Zufall oder umständehalber entstanden sind.

Darum muss ein echtes Stressreduzierungsprogramm auch jede Form von persönlicher Entwicklung beinhalten, so z.B. Zielsetzung, Motivation, gesundheitliche Aufklärung, Beziehungen, Erfolg, Informationen über Glück, Training, und Beratung. Mit meinem Instinkt Basierten Medizin System® bin ich in der Lage, Ihnen all das zur Verfügung zu stellen und durchführbar zu machen. Mit meinem Programm werden Sie wieder und wieder positive Ergebnisse erzielen!

Sie müssen lernen, nicht auf die äußeren Umstände zu reagieren; Sie müssen Ihre Handlungen kontrollieren. Denn, Sie können nicht gesund sein, wenn Sie sich nicht in jedem Bereich Ihres Lebens erfolgreich fühlen. Darum sollten Sie meine Bücher „Sie sind für Erfolg geboren“ oder „Die einzige Antwort für Erfolg“ lesen und das IBMS®-Audio System benutzen: Das Leben Heilen™ Curing Life™ . Wenn Sie das tun, bekommen Sie die Essenz von allem was ich gelernt habe und was mir in über drei Jahrzehnte eigener Forschung, Therapie, Übung und Beratung gelehrt wurde, in einer einfach zu verstehenden und leicht handhabbaren Form, die jeden Bereich des Lebens einschließt.

Stressreduktion muss so ganzheitlich sein, dass es jeden Bereich des Lebens einschließt, darum habe ich so viele Bestseller über verschiedene Lebensthemen verfasst.

Ich schrieb den erfolgreichsten Erziehungsratgeber aller Zeiten in Europa, das gefragteste Buch für Verkäufer, Bücher über Beziehungen und jeden anderen Bereich des Lebens, weil alles dieses in ein einziges System zu integrieren ist: IBMS®. Mein Buch „Power für Verkaufs-Champions“ erklärt Ihnen alle Aspekte wie Sie der Beste in Ihrem Verkaufsbereich werden können.

Ja, es gibt einige Menschen, die von anderen Autoren und Fachleuten abschreiben und alles neu zusammenstellen und denken, dass das funktionieren wird, aber das tut es nicht. Ich glaube wirklich, dass sich ein perfektes System erfunden habe und viele führende Autoritäten teilen mit mir diese Einschätzung. Denn ich habe die Heilung von Krebs bereits als Teenager gefunden und meine Erfolge – keine theoretischen Aussagen – beweisen das.

Ich entwickelte das erfolgreichste Motivationsseminar und die meistverkauften Motivationsbücher – Sie sind für Erfolg geboren – in Europa.

Ich hielt die erfolgreichsten Management-Seminare und Seminare für persönliche Entwicklung in Europa ab. Auch trainierte und beriet ich fast alle großen Firmen in Europa mit unerreichte mehr Erfolg. Ich hatte über zwei Millionen Seminarteilnehmer und mehr als 35 000 Patienten, von denen ich direktes

Feedback bekam. Mir gelang es, unzählige Krankheiten selbst zu überwinden und meine Mutter sowie zahllose andere Menschen von Krebs zu heilen. Natürlich kann ich dieses Ergebnis jederzeit wiederholen!

Im Alter von 14 Jahren hatte ich bereits mein eigenes Büro und zahlte Steuern. Das Instinkt Basierte Medizin® System ist in seinem Erfolg unerreicht. Und es wird auch unerreicht bleiben, da das Leben mich bereits seit mehr als 40 Jahren darauf vorbereitet! Ich war der Allererste, der die Aussage machte: „Sie müssen die Grundursache einer Krankheit eliminieren, und dann wird die Krankheit und seine Symptome von allein verschwinden".

Was mich am meisten ärgert, sind die vielen Bücher und sogenannten Experten, die behaupten, dass ein einziges Nahrungsergänzungsmittel oder subliminales Audioprogramm bzw. eine einzige Diät die Grundursache Ihrer Krankheit beseitigen könnte. Das kann nicht sein!

Die Krankheit ist in Ihrem Körper, in Ihrem Geist und in Ihrer Seele. Sie ist in Ihrem mentalen und emotionalen Feld vorhanden, weil wir alle einfach Energiewesen sind, die mit der Vorstellung eines physischen Körpers leben.

Das Einzige, was uns krankmachen kann, ist, wenn wir gottgegebene oder natürliche Gesetze verletzen. Wir geraten dann aus dem Gleichgewicht, was zu einer ungesunden Energiefrequenz führt.

Die absolut einzige Möglichkeit „die Grundursache loszuwerden" ist, das Leben selbst zu heilen!

Also, wenn Ihnen jemand verspricht, dass Sie sich von der Grundursache Ihrer individuellen Gesundheitsherausforderung heilen können, indem Sie Nahrungsergänzungsmittel, Kräuter oder irgendeine andere isolierte Methode anwenden, können Sie sich sicher sein, dass dieser Mensch nicht wirklich gut informiert über die wirklichen Ursachen von Krankheiten ist.

Es gibt kein Allheilmittel. Es gibt keine Abkürzung. Sie haben sich selbst über einen langen Zeitraum krankgemacht und Sie sind der Einzige der das Problem beheben kann. Und das Problem ist Ihr ganzes Leben, nicht einfach nur ein Teil davon. Ausnahmen sind unverschuldete Unfälle, Krankheiten entstehen nicht immer nur aus einer Quelle.

Ich hoffe, dass ich Ihnen verständlich machen konnte, warum ich mich darüber so aufrege, weil es Ihnen noch mehr schaden oder Sie sogar töten kann, wenn Sie glauben, dass es eine einzige Ursache und eine einzige Lösung für Ihre gesundheitlichen Probleme gibt. Sie haben bereits wertvolle Zeit verschwendet und wahrscheinlich auch Geld und Bemühungen und das alles für eine Lüge.

Das ist wie Chiropraktik, an welche ich glaube und welche ich liebe, aber sie beseitigt nicht die Grundursache Ihrer Rückenschmerzen! Sie müssen den Stress loswerden, der Ihre Muskeln anspannen und Ihre Wirbel aus der Linie bringen, sodass Sie sich heilen können. Sie gibt Ihnen nur eine kurzzeitige Schmerzlinderung aber keine endgültige Lösung. Viele Chiropraktiker wenden bereits mein CD System in ihren Behandlungsräumen für ihre Patienten an, um dieses Problem anzugehen.

Ich glaube stark daran, dass jeder von allem geheilt werden kann. Die einzige Möglichkeit zu einer lebenslangen Gesundheit, die Glück und Erfolg schafft, ist, dass Sie Ihr Leben nach Ihrem wahren Selbst und Ihrer wahren Persönlichkeit leben und auf einer konstanten Basis wachsend die Kontrolle und Verantwortung für Ihr eigenes Leben, für Ihre Gesundheit und Ihre Zukunft übernehmen.

Das erhalten Sie mit dem Instinkt-basierten Medizin-System, das die einzige Antwort auf Krebs und die absolute Antwort für jegliche Krankheit oder missliche Lebenssituation ist. Sie müssen nur all das für Sie verfügbare Wissen, die Werkzeuge, Übungen, Beratungen und Techniken für sich und Ihr künftiges gesundes Leben nutzen.

Und was erhalten Sie von den Göttern in Weiß? Lügen und Tricks. Sie sprechen über theoretische Ergebnisse, die auf gefälschten Statistiken basieren, und verbreiten die Lügen. Schauen Sie sich einfach die Ergebnisse an, die sie produzieren. Sie verlieren jeden Kampf gegen jede Krankheit, vor allem gegen Krebs. Auch mit den ganzen in die Forschung gesteckten Millionen haben sie nichts dazu beigetragen, um die Heilung für Krebs zu finden.

Trotz des ganzen Geldes, warum benutzen sie immer noch primitive „Heilmittel“ wie Bestrahlung und Chemotherapie?

Darum appelliere ich an Ihre Vernunft. Wenn Sie irgendwelche Zweifel haben oder wenn die Krankheitsindustrie beginnt, mich persönlich anzugreifen und zu versuchen, mich mit Lügen und Diffamierungskampagnen zu diskreditieren, sehen Sie sich meine Ergebnisse an. Wie gesagt, ich heilte meine eigene Mutter von Leberkrebs und habe, wie zwei unabhängige Studien feststellten, die höchste Krebsheilungsrate der Welt. Und ich kann wieder und wieder nachweisen, dass jeder Krebs innerhalb von 2 – 16 Wochen geheilt werden kann.

Folgen von Stress

Stress führt zu:

- Drogen- und Alkoholmissbrauch
- Selbstzerstörerisches Verhalten
- Vergiftungen – Krankheiten und Schmerzen
- Verspannte Muskulatur
- Ist die führende Ursache für Übersäuerung – die Basis für schlechte Gesundheit und alle degenerativen Erkrankungen
- Schlechte Beziehungen
- Physische Fehlfunktionen
- Sexuelle Probleme
- Sauerstoff- und Wassermangel
- Fährt den Stoffwechsel teilweise oder ganz herunter, ebenso alle körperlichen und neurologischen Funktionen
- Stress ist die Basis von fast jeder Krankheit oder Störung. Tatsächlich bedeutet in der Physik Stress wortwörtlich: Druck von innen nach außen
- Produziert potenziell schädliche Hormone wie Cortisol und Adrenalin, die zu häufigen, ungesunden Reaktionen im „Kampf-oder Flucht“-Modus führen
- Führt zu Nährstoffmangel und Übergewicht. Es fährt den Stoffwechsel und das Verdauungssystem herunter, und ist die Basis für degenerative Zustände, Schmerzen und frühzeitiges Altern
- Es verbraucht Vitamine und Hormone im Körper
- Schadet der Serotonin- und Melatoninproduktion und
- Zerstört Vitamin B6 und Zink, die für die Serotoninproduktion nötig sind

Stress führt zu mentalen und körperlichen Krankheiten wie:

- Depression
- Innere Unruhe
- Frust und Hoffnungslosigkeit
- Mangel an Selbstbewusstsein, niedrigem Selbstwert und mangelnder Willenskraft

Anmerkung: Neueste Erkenntnisse haben bewiesen, dass Kurkuma und Kokosnussöl Gehirnschäden und neurologische Schäden vollkommen ausheilen können. Das bedeutet Hoffnung für Schlaganfall-, MS-, Parkinson- und Alzheimer-Patienten!

Fallstudie einer Heilung mit IBMS®

Heilung von Impotenz aufgrund von Versagensangst

Impotenz ist ein ernstzunehmendes Problem, über das sehr selten gesprochen wird. Es handelt sich um eine sexuelle Störung, die schnell und einfach gelöst werden kann.

Jerry, 52 Jahre, heiratete eine Frau die 12 Jahre jünger war als er. Er hatte persönlich und beruflich enorm viel Pech. Jerry verlor sein Vertrauen und fürchtete, dass er seine junge Ehefrau nicht befriedigen könne. Seine mentale Blockade verursachte Impotenz. Nach 12 Sitzungen setzte Jerry sich klare Ziele und benutzte IBMS®-Techniken, um sein Selbstbewusstsein aufzubauen.

Er machte neue Zukunftspläne und visualisierte sie als wären sie real. Diese Erfahrung verankerte Jerrys neue Gefühle von Erfolg so stark, dass er selbst beim Visualisieren von niederdrückenden und beängstigenden Situationen in der Lage war, ruhig zu bleiben und einen klaren Kopf zu bewahren. Er konditionierte sich auch darauf, Freude und Enthusiasmus zu erfahren, wenn er mit dem Finger schnippte. Jerry programmierte sich als liebevoll und leidenschaftlich im Umgang mit seiner Frau. Er konnte Gefühle von Zufriedenheit, Energie und Kraft zu jeder Zeit und in jeder Situation generieren. Jerry vermochte seine Programmierung zu ändern und schaffte es, effektive Ziele und Lösungen zu entwickeln. Seine Impotenz verschwand und die Beziehung zu seiner Frau war wiederhergestellt.

5. WIE SIE SICH VOR KREBS SCHÜTZEN KÖNNEN

Ich weiß, Sie brennen darauf herauszufinden, wie Sie verhindern können, Krebs und viele andere Krankheiten zu bekommen. Sie wollen ein langes, gesundes, freudvolles und erfolgreiches Leben. Nun, die gute Nachricht ist: Genau das können Sie haben! Natürlich müssen Sie einige Veränderungen in Ihrem Leben vornehmen. Es gibt keine Möglichkeit, Ihrem Geist und Körper und Ihrer Seele dieselben schädlichen Dinge, die Sie sich zufügen, weiterhin anzutun und gleichzeitig zu erwarten, in strahlender Gesundheit zu leben.

Folgendes habe ich über die Jahre hinweg angewendet. Es ist eine kurze Vorschau auf das Protokoll, das ich jedem empfehlen würde, den ich kenne und der mir etwas bedeutet. Später im Buch gehe ich genauer auf das Protokoll ein. Doch im Moment möchte ich, dass Sie eine Vorstellung davon bekommen, wie einfach es sein kann, nicht nur Krebs zu vermeiden, sondern auch, wie Sie sich besser fühlen können, als Sie sich jemals in Ihrem Leben gefühlt haben.

1. Als Erstes, besorgen Sie sich meine IBMS-Stress-Reduktions- und Selbsthilfe-CDs. Ohne effektive Stressreduktion, Traumaheilung (relief) und erhöhte Energie kann sich der Körper nicht heilen.
2. Diät und Kräuter: Glauben Sie daran, wenn Sie nur noch biologisch angebaute Lebensmittel essen und gefiltertes Wasser und biologisch angebaute, frisch extrahierte Säfte trinken, dass Sie dann gesund werden, unabhängig davon, welche Symptome und Gesundheitsprobleme Sie noch plagen.
3. Machen Sie eine Ganzkörperentgiftung und eine Darmreinigung. Im Anschluss eine Leber- und Gallenspülung sowie eine Candida- und Parasitenreinigung und eine Nieren-, Lymph-, Lungen- und Milzreinigung.
4. Essen Sie viele Früchte- und Gemüsesorten, die krebsheilende und krebsvorbeugende Eigenschaften haben, wie z.B. Rosenkohl, Grünkohl und Weißkohl. Am wichtigsten für Ihre optimale Gesundheit sind frisch extrahierte Säfte.
5. Nehmen Sie Anti-Krebs-Kräuter inklusive Aloe vera, Katzenkralle und Trauben-Silberkerze, Schisandra und Tragant (Astragalus).
6. Das Wichtigste und Effektivste ist eine manuelle Ganzkörper-Lymphdrainage oder der Rebounder. Auf letzterem Minitrampolin bewegen Sie sich 7 Minuten, 3-mal am Tag rauf und runter, ohne dass die Füße den Stoff verlassen. Wippen. Nicht Springen.

Probieren Sie einige dieser hilfreichen Aktivitäten:

- Massage
- Kunst-Therapie
- Musiktherapie
- Tanztherapie
- Sport, ideal in natürlichem Licht
- Atemtherapie
- Biofeedback

Andere Anti-Krebs-Praktiken:

- Geben Sie sich genug Sonnenlicht. Die Sonne heilt Krebs, sie verursacht ihn nicht. Hautkrebs wird von Sonnenschutzmitteln verursacht. Am besten ist Hanföl auf das Krebswachstum geben und in die Sonne gehen.
- Schlafen Sie genug.
- Essen Sie regelmäßig.
- Ernähren Sie sich vegetarisch oder vegan.
- Machen Sie regelmäßig Sport.

Anti-Krebs-Produkte, die 10 000-mal effektiver sein könnten als Chemotherapie:

- Graviolafrucht
- Honig mit Zimt
- Aprikosenkerne
- Natron mit Ahornsirup karamellisieren, siehe Dr. Simoncini)
- Miracle Mineral Supplement (MMS)
- Flor Essence Tee (8-Kräuterkur)
- Natriumbikarbonat und Ahornsirup – Entgiftung
- Meeresalgen (Phytoplankton, photoautotrophes Plankton)

Wir werden noch zu den wahren Heilmitteln weiter hinten in diesem Buch kommen. Ich wollte lediglich, dass Sie mit diesem Konzept vertraut werden, bevor wir im Detail auf die wahre und einzige Heilung für den individuellen Krebs einer Person eingehen. Ich werde den Krebs und die Krebsheilungen aus verschiedenen Perspektiven und in unterschiedlichen Schritten erklären, sodass Sie ein umfassendes Verständnis von Krebs und seiner Heilung erhalten. Auch habe ich auf verschiedenen Webseiten Hunderte von bewiesenen Heilmethoden für Krebspatienten publiziert.

Wir werden diese alle auf meiner Webseite zusammenfassen und die Mitglieder der IBMS® Masters Society haben ja ohnehin alle geheimen Rezepte und das gesamte geheime Wissen und Training auf der Mitgliedswebseite kostenfrei zur Verfügung. Wir haben alle zwei Wochen ein Live-Telefon-Training, an dem ich alle Mitgliederfragen persönlich beantworte und alle sechs Monate ein Champions-Mitgliedstreffen in Deutschland.

Einfache Wege, Ihr Krebsrisiko zu reduzieren

- Essen Sie eine Vielfalt an verschiedenen Lebensmitteln. Viele Lebensmittel enthalten schützende Substanzen, welche die Forscher erst noch erkunden. Ihre Nährstoffe aus einer vielfältigen, ausgewogenen Ernährung zu erhalten, wird Sie davor bewahren, zu viel von einer potenziell gefährlichen Substanz zu bekommen.
- Essen Sie mehr Obst und Gemüse. Essen Sie mindestens drei Portionen Gemüse und zwei Portionen Obst pro Tag. Wählen Sie dabei die Farben dunkelgrün, gelb und orange.
- Wählen Sie ballaststoffreiche Nahrungsmittel. Neben frischen Früchten und Gemüse fügen Sie Ihrem Ernährungsplan Vollkornbrote und Cerealien sowie Hülsenfrüchte (getrocknete Erbsen und Bohnen) hinzu.
- Kontrollieren Sie Ihr Gewicht – vermeiden Sie Übergewicht. Halten Sie ein akzeptables Gewicht, indem Sie moderat essen, Fette und Zucker einschränken und regelmäßig Sport treiben. Vermeiden Sie Hochleistungs- und extremen Ausdauersport. Bevor Sie ein anstrengendes Trainingsprogramm beginnen, lassen Sie sich ärztlich durchchecken.
- Sollten Sie Alkohol trinken, reduzieren Sie die Menge. Öfter als zweimal am Tag ein alkoholisches Getränk zu sich zu nehmen, erhöht das Risiko bestimmte Sorten von Krebs zu bekommen, besonders, wenn Sie zusätzlich rauchen. Auf jeden Fall wäre es besser überhaupt keinen Alkohol zu trinken.
- Sollten Sie rauchen, hören Sie damit auf oder beginnen Sie erst gar nicht. Rauchen ist ganz klar mit Lungenkrebs verbunden. Das Kauen von Tabak, Schnupfen und auch Pfeife zu rauchen verursacht Krebs.
- Essen Sie weniger Fett. Orientieren Sie sich in Richtung fettarmen Fleisches, Geflügel und Molkereiprodukte. Sehr fetthaltige Zwischenmahlzeiten und Desserts sowie Salatdressings etc. sollten Sie sehr bewusst zu sich nehmen. Backen, braten, dünsten oder dämpfen Sie Ihr essen – frittieren Sie es nicht und fügen Sie keine fettreichen Extras hinzu.
- Schränken Sie sehr salzige, eingelegte und geräucherte Nahrungsmittel sowie gegrilltes oder gekochtes Fleisch, Fisch und Geflügel ein.

Fakten über Krebs und seine Behandlung

1. Jeder Mensch hat Krebszellen in seinem Körper. Diese zeigen sich in den Standard-Testverfahren erst, wenn sie sich zu einigen Millionen vermehrt haben. Wenn Ärzte nach der Behandlung Krebspatienten mitteilen, dass keine Krebszellen mehr in ihren Körpern auffindbar sind, bedeutet das lediglich, dass die Tests nicht in der Lage sind, Krebszellen zu erkennen, weil diese keine messbare Größe erreicht haben.
2. Da jeder Mensch Krebszellen in seinem Körper hat, kommt Krebs zwischen sechs und mehr als zehnmal im Leben eines Menschen vor.
3. Wenn das Immunsystem eines Menschen stark ist, werden die Krebszellen zerstört und der Körper ist vor deren Ausbreitung und Tumorbildung geschützt.
4. Wenn ein Mensch Krebs bekommt, ist das ein Hinweis darauf, dass diesem Patienten mehrere Nährstoffe fehlen. Gründe dafür können Genetik, Umweltgifte, Lebensmittel und Lebensstil sein.
5. Um die verschiedenen Nährstoffmängel zu beseitigen, ist es nötig den Ernährungsplan anzupassen und Nahrungsergänzungen hinzuzufügen, die das Immunsystem stärken.
6. Chemotherapie beinhaltet eine Vergiftung, die schnell wachsende Krebszellen zerstört und ebenso schnell wachsende gesunde Zellen im Knochenmark, im Verdauungstrakt etc., und sie kann Organschäden an der Leber, den Nieren, dem Herzen und der Lunge verursachen.
7. Bestrahlung zerstört Krebszellen, aber verbrennt, verwundet und zerstört auch gesunde Zellen, Gewebe und Organe.
8. Die Behandlung mit Chemotherapie und Bestrahlung wird zuerst die Größe des Tumors reduzieren. Dennoch folgt aus einer langfristigen Chemotherapie und Bestrahlung keine weitere Tumorzerstörung.
9. Wenn der Körper von der Chemotherapie und der Bestrahlung zu viele giftige Lasten auferlegt bekommt, wird das Immunsystem entweder geschwächt oder zerstört, da die Person ganz einfach verschiedenen Arten von Infektionen und Komplikationen nicht mehr standhalten kann.
10. Chemotherapie und Bestrahlung können Krebszellen derart mutieren lassen, dass sie resistent werden und dadurch viel schwieriger zu zerstören sind. Auch Zucker kann Krebszellen dazu bewegen, an anderen Stellen im Körper aufzutauchen
11. Ein effektiver Weg um Krebs zu bekämpfen, ist, die Krebszellen auszuhungern und sie nicht mit den nötigen Nährstoffen zu füttern, die sie brauchen, um sich zu bilden. Krebszellen ernähren sich von einigen Dingen:

a. **Zucker** ist ein Krebs-Futter. Indem Sie keinen Zucker mehr essen, entziehen Sie dem Krebs eine sehr wichtige Nahrungsquelle. Auch Süßstoffe wie Canderel, Equal oder Nutrasweet, etc. sind mit Aspartam hergestellt und daher schädlich. Ein besserer natürlicher Ersatz wäre Manukahonig oder Sirup, jedoch nur in sehr kleinen Mengen. Tafelsalz enthält eine Chemikalie, die es weiß einfärbt. Eine bessere Alternative stellt Himalayasalz dar.

b. **Milch** veranlasst den Körper, sehr viel Schleim zu bilden, besonders im Verdauungstrakt. Krebs ernährt sich davon. Indem Sie keine Milch mehr trinken und diese durch Mandel-, Reis- oder Ziegenmilch ersetzen, hungern Sie die Krebszellen aus.

c. Krebszellen entwickeln sich in einem **sauren Milieu**. Eine auf Fleisch basierende Ernährung ist Säure bildend. Am besten essen Sie Fisch und Hühnchen statt Schinken oder Schweinefleisch. Fleisch enthält auch lebensfeindliche Antibiotika, Wachstumshormone und Parasiten, die besonders für Menschen mit Krebs schädlich sind.

d. **Vermeiden Sie Kaffee, Tee und Schokolade, welche viel Koffein beinhalten.** Grüner Tee ist eine bessere Alternative und hat Krebs bekämpfende Eigenschaften. Trinken Sie viel Wasser – am besten gereinigt oder gefiltert Wasser, um Gifte und Schwermetalle aus dem Leitungswasser zu vermeiden. Destilliertes Wasser ist sauer, also vermeiden Sie es.

e. Krebs kann nicht in einer **leicht basischen Umgebung** leben. Eine Ernährung, die zu 80 % aus frischem Gemüse und Säften, Vollkorn, Samen, Nüssen und ein wenig Obst besteht, wird dabei helfen, den Körper in ein basisches Milieu zu bringen. Zu etwa 20 % kann die Kost aus gekochtem Essen, inklusive Bohnen bestehen. Frische Gemüsesäfte versorgen den Körper mit lebendigen Enzymen, die leicht vom Körper aufgenommen werden können und innerhalb von 15 Minuten die zelluläre Ebene erreicht haben, um das Wachstum und die Versorgung gesunder Zellen voranzubringen. Um die lebenden Enzyme für das Zellwachstum zu erhalten, versuchen Sie frische Gemüsesäfte zu trinken (die meisten Sorten Gemüse inklusive Bohnensprossen) und essen Sie zwei- oder dreimal täglich einige rohe Gemüsearten. Enzyme werden bei einer Temperatur von 104° F (40 g Celsius) zerstört.

12. Fleischprotein zu verdauen ist für den Körper sehr schwierig und verbraucht sehr viele Verdauungsenzyme. Unverdautes Fleisch, das in Ihren Eingeweiden verbleibt, verfault dort und führt zu einer größeren Anhäufung von Giften.
13. Krebszellen haben eine robuste Proteinhülle. Fleisch ganz wegzulassen oder weniger davon zu essen lässt mehr Enzyme übrig, welche die Proteinwände der Krebszellen angreifen können und die den Killerzellen des Körpers erlauben, die Krebszellen zu zerstören.
14. Einige Supplemente bauen das Immunsystem auf, sodass die körpereigenen Killerzellen die Krebszellen zerstören. Vitamin E ist bekannt als Auslöser für programmierten Zelltod, während beim natürlichen Prozedere des Körpers zerstörte, ungewollte und verbrauchte Zellen entsorgt werden.
15. Krebs ist eine Krankheit des Geistes, des Körpers und der Seele. Eine proaktive positive Einstellung wird den Krebspatienten dabei helfen, zu überleben. Wut, nicht vergeben können und Bitterkeit führen dazu, dass der Körper Stresssäuren bildet. Bemühen Sie sich um einen gebenden und vergebenden Geist. Lernen Sie, sich zu entspannen und das Leben zu genießen. Zwei Millionen Klienten weltweit sind der Meinung, dass in diesem Bereich nichts effektiver ist und besser hilft, als Doktor Coldwells CDs.“
16. Krebszellen können sich nicht in einer mit Sauerstoff angereicherten Umgebung entwickeln. Täglich Sport zu treiben und tief zu atmen wird Ihnen dabei helfen, mehr Sauerstoff in Ihre zelluläre Ebene zu bekommen. Sauerstofftherapie ist eine weitere Methode, die man anwenden kann, um Krebszellen zu zerstören.
17. Ich empfehle meinen Mitgliedern 50 000 und, wenn Sie sich nicht wohl fühlen, 150 000 bis 200 000 i.E. Vitamin D3 täglich, sowie 12 Gramm Vitamin C und E. Allen meinen Lieben empfehle ich, einmal im Jahr eine Krebsvorbeugung in Form einer Reinigung mit dem System von Dr. Coldwell zu machen. Bitte keine unqualifizierten, dummen Aussagen zu der Menge machen! Ich weiß, was ich tue (seit 45 Jahren) und jeder Schlaumeier, der denkt er weiß es besser, ohne Erfolge und Resultate zu haben, geht mir immer wieder damit auf die Nerven und sagt, dass es zu viel ist. Welche beweisbaren Resultate haben SIE, Herr und Frau Schlaumeier? Wie viele Patienten haben Sie geheilt? Ach ja, und dann glauben Sie doch auch sicher an zu hohes oder ungesundes Cholesterin? Oder, dass Impfungen sicher und effektiv sind? Fröhliches Sterben Herr und Frau Schlaumeier!

18. Auch eine Metallausleitung und kolloidales Silber # sehr wirksam.
19. Sehen Sie zu, dass Sie so viel Sonne wie möglich bekommen, und zwar ohne Sonnenschutzmittel und selbstverständlich, ohne sich dabei zu verbrennen. Gilt natürlich nicht für Albinos. Zusätzlich sollten Sie durch geeignete Wasserfilter weitere Vergiftung mit Fluoriden und Chlor in Ihrem Trinkwasser verhindern, die Krebs produzieren. Wir nutzen nur den Wasserfilter von www.PianoWater.de.
20. Um sich vor elektromagnetischem Chaos zu schützen, gibt es auch geeignete Mittel.
21. 18. Zucker ersetzen Sie bitte durch natürliche Süßstoffe.
22. 19. Stellen Sie keine Plastikbehälter in die Mikrowelle.
23. 20. Stellen Sie keine Wasserflaschen aus Plastik ins Gefrierfach.
24. 21. Keine Plastikfolie in die Mikrowelle.

Das, worauf Sie sich vermehrt konzentrieren sollten

Ein Mensch, der eine Absicht und einen Sinn im Auftreten von Krebs sieht, wird auch einen Weg finden, ihn zu heilen. Den Krebs zurück zu seinem Ursprung zu verfolgen ist der Schlüssel zur wahren Heilung. Vergewissern Sie sich, dass Sie den Krebs nicht dazu benutzen, um Aufmerksamkeit zu bekommen oder Mitleid oder (falsche) Liebe.

Jede Art von Tumor ist eine direkte Verfestigung negativer Emotionen, wie etwa die Angst. Angst ist gleichbedeutend mit Isolation und Verteidigung, die permanent eine Kampf- oder Fluchtreaktion provoziert, welche Ihnen die Energie raubt. Der Widerstand gegen Krebszellen hält Sie in diesem Zustand.

Worauf auch immer Sie sich konzentrieren, Sie bekommen mehr davon. Es macht keinen Unterschied, ob Sie sich auf den Kampf gegen den Krebs oder auf Gesundheit konzentrieren. Sie bekommen das, worüber Sie die meiste Zeit nachdenken. Krebszellen heilen spontan ab, wenn Ihr Widerstand verschwindet und Sie in der Lage sind, diese Einstellung mit einer Haltung von Akzeptanz und Liebe zu ersetzen. Wenn Sie bewusst akzeptieren, dass Sie es tun und Ihren Widerstand umarmen, werden Sie nicht nur die Angst los, auch die Zellen des Körpers können wieder in ihren natürlichen Zustand des Gleichgewichts und der Gesundheit zurückkehren.

Ihren Körper zu reinigen, zu verwöhnen und zu nähren ist ein Akt von Akzeptanz und Verantwortung für das, was Ihnen in Ihrem Leben passiert und ist hilfreich dabei, die Kontrolle über Ihren Körper und über Ihr Leben zurückzugewinnen. Zeigen Sie sich selbst, wie wichtig Sie und Ihr Körper sind, indem Sie ihn behandeln wie der allerwertvollste Schatz auf der Welt, denn das ist das, was Sie sind.

Sich Ihre Kraft zurückzuholen und Krücken aus dem Außen wie die Symptome unterdrückende Medikamente, aggressive Behandlungen und Operationen wegzulassen, ist für Ihren Körper, Ihren Geist und Ihre Gefühle nötig, um zu gesunden. Es ist Ihr Körper, Ihr Leben, Ihre Zukunft, Ihre Gesundheit. Ihr Leben ist das Ergebnis Ihrer Entscheidungen und Handlungen – nichts Anderes.

Wir werden durch unsere Gedanken erschaffen!

Wir bestehen alle aus Atomen. Wenn Sie in ein Atom hineinsehen könnten, würden Sie nichts sehen. Das bedeutet, wir sind aus nichts entstanden. Oder, besser gesagt, wir sind reine Energie. Nach den Gesetzen der Quantenphysik kann der Beobachter, ein Wissenschaftler oder gar Sie selbst, das Objekt der Beobachtung auf einer grundlegenden Ebene beeinflussen. Das lässt sich auch auf den menschlichen Körper anwenden, da er aus Energie und Informationen besteht. Obwohl etwas anscheinend fest ist, ist es nur unsere Wahrnehmung, die es so erscheinen lässt. Alles ist in seinem Kern lediglich Energie und darum abhängig von bestimmten Frequenzen.

Ihre Gedanken sind Energie, welche andere Formen von Energie beeinflusst, inklusive der Zellen in Ihrem Körper. Darum ist die folgende Aussage wahr: Ob Sie daran glauben, dass Sie etwas können – wie z.B. gesund zu werden oder an Krebs zu sterben – oder ob Sie daran glauben, dass Sie es nicht können – Sie werden immer recht behalten. Ihre Gedanken formen Ihre Realität. Sie sind das, was Sie denken oder was Sie glauben, dass Sie sind.

Wenn Sie fest genug daran glauben, dass Sie Krebs haben oder wenn Sie sehr viel Angst davor haben, gehen Sie ein signifikantes Risiko ein, genauso einen in Ihrem Körper zu manifestieren.

Der Grund ist, dass Sie das anziehen, was Sie die meiste Zeit über denken, unabhängig davon, ob Sie davor Angst haben oder ob Sie es lieben. Das, worüber Sie die meiste Zeit nachdenken, wird zu Ihrer Realität.

Chemotherapie: die systematische Vergiftung Ihres Körpers

Chemotherapie ist so giftig, dass, wenn ein paar Tropfen dieses Medikaments auslaufen und auf Ihre Hand fließen, diese schwer verbrennen kann. Das Verschütten eines chemotherapeutischen Medikaments in einem Krankenhaus wird als bedeutende, biochemische Gefahr angesehen, die Spezialisten in Schutzanzügen erfordert, die diese entsorgen. Stellen Sie sich nur die Löcher vor, welche Chemotherapie in Blutbahnen, Lymphknoten und Organzellen verursacht, wenn Sie sich Infusion nach Infusion unterziehen!

Wenn Ihr Partner Chemotherapie erhält, werden Sie angewiesen, nicht in Körperkontakt mit ihm oder ihr zu treten. Direkt nach der Chemotherapiesitzung ist es ihnen nicht mehr erlaubt, ein Organ zu spenden. Chemotherapie kann Sie unfruchtbar machen und Impotenz verursachen.

Die Methoden der modernen, oder besser gesagt der archaischen Medizin, bekämpfen keine Krankheiten, sie bekämpfen den Körper. Oftmals sind Krankheiten nur eine Möglichkeit des Körpers, sich selbst zu heilen. Und moderne Behandlungsmethoden sind ein sicherer Weg, dies zu vereiteln oder sogar seine Fähigkeit dies zu tun zu zerstören. Krebspatienten sterben für gewöhnlich nicht an Krebs, sondern an den Symptomen der „standardisierten, gesetzlich erzwungenen, medizinischen Behandlung".

Wissenschaftler und Ärzte wie Dr. Hamer und seine „Germanische Neue Medizin®" glauben, dass Krebs keine Krankheit ist, sondern ein Überlebensmechanismus des Körpers, der dafür geschaffen wurde, Gifte zu entfernen, welche Schaden anrichten. Wenn dem so wäre, würde es nicht mehr Sinn machen, den Körper in seinem natürlichen Bestreben, solche Widerstände zu entfernen, zu unterstützen, anstatt seine Bemühungen und Anstrengungen mit aggressiven, zerstörerischen Methoden zu unterdrücken? Ich glaube, dass es immer absurd ist, ein Symptom anzugehen, indem man dem Körper schadet. Das macht absolut keinen Sinn und irritiert das Immunsystem sogar noch mehr, wenn der Körper bereits in großer Not ist.

Die absurde Idee von Chemotherapie wurde erschaffen, weil man gesehen hat, dass italienische Soldaten die durch Senfgas umgebracht wurden, verkleinerte Lymphknoten hatten. Daraus haben die Mediziner geschlossen, dass Senfgas Krebs beseitigt. Wie absurd ist das?

Die Verantwortung für Ihre Gesundheit übernehmen

Die meisten Menschen der westlichen Welt gehen wegen kleinster Probleme zum Arzt. Niemand scheint mehr die Verantwortung für sein eigenes Leben und seine Gesundheit übernehmen zu wollen. Die Lebensmittelindustrie und die Medizinindustrie wurden gezielt für Profit, Macht und Kontrolle manipuliert. Heutzutage denken die Massen nicht mehr für sich selbst und haben ihren gesunden Menschenverstand verloren, wenn es um ihren Instinkt bezüglich ihrer natürlichen Heilungsmethoden geht. Sie wenden sich an eine Industrie, die kein Interesse daran hat, Sie gesund zu erhalten und die nur profitieren kann, wenn so viele wie möglich krank sind und bleiben.

Es existieren viele natürliche Heilmittel gegen Krebs. Einige sind in der Lage, Tumore oder unnatürliches Zellwachstum zu revidieren, aber keine von ihnen wurde von denen, die behaupten die Gesundheitswächter der Nation zu sein, wissenschaftlich untersucht, befürwortet oder beworben. Die amerikanische Krebsgesellschaft, das National Cancer Institute (NCI), die Amerikanische Medizinische Vereinigung (Association, AMA), die Behörde für Lebens- und Arzneimittel) (FDA = Food and Drug Administration) und ihre riesigen onkologischen Zentren fühlen sich alle bedroht vom Erfolg alternativer Krebsheilverfahren.

Das ist einer der Hauptgründe dafür, dass natürliche Krebsheilungsmethoden unterdrückt werden und die Wissenschaftler und Therapeuten, die erfolgreiche Verfahren entdecken und anwenden, in ihrem Ansehen zerstört und eingesperrt werden oder Schlimmeres.

Für gewöhnlich werden Gründer und Anwender von sicheren und effektiven natürlichen Krebsheilkonzepten lächerlich gemacht und ignoriert. Wo das nicht funktioniert, werden sie als Kriminelle verurteilt und/oder bürgerlich verfolgt, bis sie aufgeben, weggehen, finanziell ruiniert sind oder unrechtmäßig ins Gefängnis kommen. Meine Rechtsabteilung stellte fest: Fast alle diese Verletzungen sind illegal und vergleichbar mit Entführung und Freiheitsberaubung.

Die Meinung meiner Rechtsabteilung ist folgende: Die Verfassung des Landes ist jedem anderen Gesetz eines Landes übergeordnet, jede Regulierung oder Einschränkung, die nicht im Einklang mit der Verfassung steht, ist rechtswidrig, ungültig und sollte auch nicht vom Gericht als Gesetz aufrechterhalten werden. Bedingt dadurch, dass Sie das Recht auf körperliche Unversehrtheit und Leben haben, kann niemand irgendetwas mit Ihrem Körper tun, das Sie nicht wollen oder zulassen.

Eine Lösung für Krebs würde das Ende großer Teile der pharmazeutischen und medizinischen Industrie bedeuten, die Krebs „behandelt" und „erforscht", weil Krebs für so viele Menschen Geld und Macht mit sich bringt. Also glauben die Kriminellen auf diesem Gebiet: Natürliche Heilung darf nicht glaubwürdig sein, muss verleugnet werden, soll verhindert und um jeden Preis verboten werden. Und alle Fachleute, die diese sicheren und effektiven Vorgehensweisen einsetzen, müssen zerstört oder ausgelöscht werden, auf jede mögliche Art. Da die pharmazeutische Industrie die Medien besitzt und kontrolliert, ist es sehr einfach, einen Ruf zu zerstören oder deren Leben und alle natürlichen Behandlungen als wertlos oder gefährlich zu diffamieren. Und, da sie viele, wenn nicht alle, gesetzgebenden Politiker besitzen, scheint es klar ersichtlich, warum so viele unnatürliche, gesundheitsgefährdende und gesundheitszerstörende Gesetze gemacht werden: um die pharmazeutische Industrie zu schützen und deren Profiten voranzubringen.

Unabhängigen Berichten vom New England Journal of Medicine, einem Flügel des amerikanischen Kongresses und der Weltgesundheitsorganisation WHO zufolge, sind 85 %-90 % aller medizinischen Behandlungen, die heute in medizinischen Einrichtungen angewendet werden, nicht nachweislich wirkungsvoll und nicht von wissenschaftlicher Forschung bestätigt. Die heutige, moderne Medizin ist deswegen eine Religion und keine Wissenschaft mehr. Weil sie auf Glauben basiert und nicht auf Forschung.

Der symptomorientierte Ansatz, um Krankheiten zu heilen, generiert eine unglaublich hohe Anzahl potenzieller Nebenwirkungen. Diese wiederum bedürfen weiterer Behandlung. Während die Schulmediziner erfolglos an Ihrer gesundheitlichen Verfassung herumdoktern, haben sie schon wieder einen neuen Zustand geschaffen. So führt man ein perfektes Wirtschaftsunternehmen! Aber wollen Sie, dass Ihr Leben und Ihre Gesundheit der Teil des Unternehmens eines anderen ist?

Es ist nicht im besten Interesse der medizinischen und pharmazeutischen Industrie, eine echte Heilung für Krebs oder irgendeine andere chronische Krankheit zu finden, weil das bedeuten würde, dass die Behandlung von Krankheiten und Symptomen überholt wäre.

Mindestens 900 000 Menschen sterben jährlich in den Vereinigten Staaten allein an Nebenwirkungen von unterdrückten Symptomen. Bitte lesen Sie mein Buch „Instinktbasierte Medizin – wie Sie Ihre Krankheit und Ihren Arzt überleben", um sich alle Fakten und Statistiken darüber anzusehen.

Das bedeutet nicht, dass dieser Trend allein der Fehler der medizinischen Industrie ist. Der Hauptanteil des Versagens muss der pharmazeutischen Industrie angerechnet werden, die Ärzte als ihre Verkäufer agieren lassen. Diese werden vom ersten Tag ihres Medizinstudiums an und später jeden folgenden Tag von pharmazeutischen Außendienstmitarbeitern unterwandert und geschult. Menschen müssen aufwachen und erkennen, dass diese Industrie Sie und Ihre Lieben tötet. Die Menschen müssen die Verantwortung für sich selbst und Ihre körperliche und emotionale Gesundheit übernehmen oder diejenigen, die von Ihrem Leid profitieren werden es für Sie tun.

Medizinische Behandlung von Krebs statt des Patienten

Die meisten Menschen haben keine Symptome, bevor sie mit der medizinischen Krebsbehandlung beginnen. Sehr schnell verlieren sie ihre Haare, ihre Haut wird grau, die Stimme wird rau und sie fühlen sich krank und müde. Ihre Fingernägel faulen ab, ebenso das Zahnfleisch, bis sie ihre Zähne verlieren. Sie übergeben sich, haben starke Schmerzen. Vernebelung und Gedächtnisstörungen sind nur die Spitze des Eisbergs von der Wirkung der sogenannten medizinischen Behandlung. Was sagt Ihnen Ihr Instinkt bezüglich der Auswirkungen dieser Behandlung? Und nebenbei bemerkt, das sind die Symptome der Behandlung, nicht des Krebses. Das ist, was diese Gifte mit Ihnen machen!

Im Jahre 1990 führte der deutsche Epidemiologe Doktor Ulrich Abel von der Tumorklinik der Universität Heidelberg eine Vergleichsstudie von allen großen klinischen Studien über Chemotherapie-Medikamente von 350 medizinischen Zentren durch. Er überprüfte und analysierte auch Tausende wissenschaftliche Artikel der angesehensten medizinischen Zeitschriften.

Abels Daten wurden in der Zeitschrift der Biomedizin und Farmer Code-Ära P 1992 veröffentlicht. Sie zeigten, dass es keinen wissenschaftlichen Nachweis dafür in keiner einzigen dieser Studien gab, dass die Chemotherapie auf irgendeine Art und Weise die Leben von Patienten, die an den meistbekannten Krebsarten litten, verlängern. Ich möchte hier auch hinzufügen, dass es keine wissenschaftlichen Fakten oder belegbare Erfolge gibt, die zeigen können, dass

Chemotherapie jemals einen Patienten geheilt oder den Tod eines Patienten verhindert hat. Chemotherapie basiert ursprünglich auf Senfgas, einem Kriegskampfstoff, der gemäß der Genfer Konvention verboten ist.

Einige Ärzte gehen so weit, tumortherapeutische Medikamente bei Patienten zu verschreiben, deren Krankheiten zu weit fortgeschritten sind, um sie zu operieren, in vollem Bewusstsein, dass sie überhaupt keine Vorteile haben, da sie nur eine bis zu 50%ige Tumorreduktion über einen Zeitraum von 28 Tagen erreichen können. Eine zeitweise Tumorverkleinerung durch Chemotherapie war noch nie als Krebsheilung oder lebensverlängernde Maßnahme bestätigt.

Chemotherapie schrumpft durch Entwässerung alle Organe, sogar das Gehirn. Und, weil auch der Tumor entwässert wird, schrumpft somit sein Umfang, behaupten die kriminellen Anwender, dass die Chemotherapie wirkt und den Tumor geschrumpft hat. Das ist reiner Betrug.

Noch einmal, Chemotherapie wurde niemals als Heilmittel gegen Krebs nachgewiesen. Im Gegenteil, der Körper kann sich selbst heilen. Von einigen Experten wird Krebs als Heilreaktion angesehen statt als Krankheit. Die Krankheit im Körper wird von einem bestehenden Ungleichgewicht ausgelöst. Diese Heilreaktion kann auch weitergehen, sogar wenn ein Mensch der Chemotherapie (und oder Bestrahlung) ausgesetzt wird. Unglücklicherweise stehen die Chancen für eine echte Heilung eher schlecht, wenn Patienten mit chemotherapeutischen Medikamenten behandelt werden.

Die Wirkungen der Behandlung können entsetzlich und herzzerreißend für beide Seiten sein, sowohl Patienten als auch für deren Lieben, stärker als die Nebenwirkungen des Krebses.

Bevor Sie sich selbst der Vergiftung aussetzen, müssen Krebspatienten ihre Ärzte hinterfragen und ihnen auch abverlangen, dass sie die Forschung und den Nachweis erbringen, dass ein schrumpfender Tumor tatsächlich zu einer Steigerung der Überlebensrate führt. Doch am allermeisten möchte ich Sie dazu drängen, mit Krebspatienten zu sprechen, die geheilt wurden und immer noch am Leben sind nach über zehn Jahren oder noch einiges später. Fragen Sie nach körperlichen Nachweisen und Beweisen, dass diese „Behandlung“ Sie heilen kann und zahllose andere Menschen vor Ihnen geheilt hat.

Bitte informieren Sie sich und Sie werden herausfinden, dass jede effektive natürliche Behandlung für Krebssymptome mehr bringt als alle andern medizinischen Behandlungen zusammen.

Im Jahre 2009 verordnete ein Richter einem kleinen Jungen, Daniel Hauser, Chemotherapie gegen seinen Willen und gegen den Willen seiner Eltern, die natürliche Behandlungen anwenden wollten. Wenn ich ein kleines Kind hätte und ein Richter würde versuchen, es umzubringen, indem er ihm Chemotherapie oder irgendeine andere mörderische Sache verordnet, würde ich legale Schritte gegen den Arzt einleiten. Glauben Sie mir, wenn ich oder jemand den ich liebe, von einer irgendwie gearteten Form von tödlicher Kraft bedroht werden würde, würde ich von meinem legalen Recht auf Selbstverteidigung auf das Äußerste – und ich meine auf das Äußerste Gebrauch machen!

Schützen Sie sich auf eine natürliche Art

Ich bin davon überzeugt, dass alle diese Diagnosen, die darauf abzielen Krebs zu finden oder Krebs zu diagnostizieren absurd sind. Sie müssen noch nicht einmal wissen, ob Sie Krebs haben oder nicht. Wenn Sie daran Zweifel haben, machen Sie einfach eine natürliche Krebsbehandlung (beachten Sie die weiteren Informationen in diesem Buch), die für gewöhnlich keinerlei Nebenwirkungen hat, aber den Krebs erledigt, das Wachstum von Tumorzellen eindämmt bzw. das Wachstum von Krebszellen stoppt.

Sogar wenn Sie gar keinen Krebs haben, schadet es Ihnen nicht. Sie werden hinterher sogar einen gesünderen Körper haben. Jeder sollte einmal im Jahr eine generelle „Rück-Gesundung™" nach Plan durchführen, so wie ich es später im Buch beschreibe. Sie verlangsamt oder kehrt sogar den Alterungsprozess um und wird für gewöhnlich mit jeder Störung, Fehlfunktion, Vergiftung und Übersäuerung des Körpers fertig. Sie werden sich besser fühlen, jünger aussehen, sich stärker und gesünder fühlen und mehr Energie, Vitalität und Lebensqualität haben. Sogar wenn Sie in erster Linie gar keinen Krebs hatten, ist das Hauptergebnis, dass Sie sich besser und gesünder fühlen werden. Aber wenn Sie Krebs haben und Chemotherapie bekommen oder operiert bzw. bestrahlt werden, sind Sie für Ihr Leben lang geschädigt! Krebs ist keine Krankheit, es ist der letzte verzweifelte Überlebensversuch, dem der Körper zur Verfügung steht. Er übernimmt den Körper nur dann, wenn alle anderen Möglichkeiten der Selbsterhaltung Ihr Ziel verfehlt haben.

Ärzte glauben sie können Krebs heilen

Ich bin es so leid, von Menschen zu hören, dass sie endlich eine natürliche Heilung von Krebs entwickelt haben und diese Strategie dazu benutzen, um ein Buch zu veröffentlichen. Ich habe bereits mit 17 Jahren in meinen alten Büchern: „Wie Sie sich von ihrer Krankheit verabschieden." und „Mama bitte stirb nicht", diese Informationen veröffentlicht.

Die rund 400 Heilverfahren da draußen können zwar die Tumore und andere Fehlfunktionen eliminieren, aber das bedeutet nicht, dass damit der Krebs geheilt ist. Dieser kommt immer wieder zurück, weil die Behandlung oder Entfernung des Tumors oder abnormen Zellwachstums oder irgendeiner anderen Form von Mutation, den Krebs überhaupt nicht heilt. Krebs ist systemisch und wird von mentalem und emotionalem Stress verursacht, sowie von dem Energiemangel, der aus diesen Formen von Stress entsteht.

Solange Sie nicht die Grundursache Ihres individuellen Krebses eliminieren und definieren, werden Sie keine Heilung erfahren! Nachdem Sie die Hauptursache Ihrer persönlichen Krebsentwicklung identifiziert haben – in konstanter Angst leben, ständige Sorgen, Zweifel, Kompromisse gegen sich selbst, Hoffnungslosigkeit, fehlende Ziele, fehlendes Selbstbewusstsein oder Selbstvertrauen, Unglücklichsein, fehlende Erfolgserlebnisse, eine geringe Lebensqualität oder Pessimismus gegenüber der Zukunft – werden Sie niemals nachhaltig Ihren Krebs heilen. Das Unterbewusstsein bekommt ständig den Befehl: „Dieser Körper und Geist möchte nicht mehr weiter unter diesen Umständen und Bedingungen leben." Er macht genau das, was Sie befehlen. Ihr Unterbewusstsein wird alles daransetzen, um Sie aus dieser Lebenssituation herauszubringen, in der Sie nicht mehr leben möchten.

Natürlich denken wir über so etwas nicht bewusst nach, aber es ist ein stiller Befehl an das Immunsystem und an die lebenserhaltenden Systeme des Körpers. Oft kann eine Scheidung, der Verlust eines geliebten Menschen, eine finanzielle Pleite oder andere traumatische Ereignisse, selbstzerstörerische Befehle auslösen, die ihren Körper auslöschen sollen. Mit anderen Worten, es wird alles tun, was es kann, um Sie aus der unerträglich geworden Lebenssituation oder den Umständen heraus zu bringen, welche Sie als unerträglich empfinden.

Nachdem Sie definiert haben welche Lebensumstände Sie in diesen unterbewussten Selbstmord geführt haben, müssen Sie sich von den Hauptursachen Ihres gesundheitlichen Zusammenbruchs trennen. Nur dann werden die Symptome, Tumore und entartete Zellen von alleine verschwinden.

Bitte denken Sie daran, dass nur 14 % aller Krankheiten von Eigenvergiftung, schlechter Ernährung, Wassermangel und Bewegungsmangel kommen. In Wahrheit sind 86 % aller Krankheiten durch Stress verursacht. Obwohl eine schlechte Ernährung, Wassermangel und zu wenig Bewegung sicherlich sehr wichtige 14 % darstellen, zählen sie auf lange Sicht nicht wirklich. Denn sie sind nicht die Grundursache Ihres Krebses, sondern nur das körperliche Nebenprodukt und Vitamin- und Mineralstoffmangel.

Was ich damit sagen will, ist, sogar, wenn Sie all diese nachgewiesenen, hilfreichen Krebsheilverfahren nutzen, sich aber nicht von mentalem und emotionalem Stress trennen, der zum Energiemangel und Zusammenbruch Ihrer Gesundheit führte (in dem Fall Krebs), gibt es keine Möglichkeit für Sie, auf lange Sicht ein Ergebnis zu erzielen.

Die einzige Ursache für Krankheit ist ein anhaltendes oder massives Fehlen von Energie, für gewöhnlich von mentalem und emotionalem Stress verursacht, z.B. von einem Leben in Angst, Zweifeln und Sorgen, wenn Sie nicht Ihr wahres Potenzial erreichen, wenn Sie jemand anders als Sie selbst sind und Ihre Träume und Wünsche links liegen lassen. Der einzige Grund, warum Sie am Leben sind, ist Ihr persönliches Wachstum und Ihre Weiterentwicklung. Und wenn wir uns persönlich nicht entwickeln, fühlen wir uns unbefriedigt und unglücklich. Das Hauptproblem dabei ist, wenn wir nicht bewusst daran wachsen, dann sorgt das Leben für dieses Wachstum, ob wir das jetzt wollen oder nicht, und das geschieht meistens durch eine Krankheit, Unzufriedenheit, Traurigkeit und eine negative Entwicklung Ihres Lebens. Es ist viel besser, Ihren eigenen Weg des Wachstums zu suchen, als das Leben etwas für Sie aussuchen zu lassen, was Sie schließlich zu einer Veränderung oder Handlung zwingt.

Die einzige Art der Heilung

Es gibt keine unheilbaren Krankheiten nur unbelehrbare (unheilbare) Menschen. Diese Menschen sind nicht bereit, die Verantwortung und die Kontrolle über ihr eigenes Leben zu übernehmen. Viele möchten nicht akzeptieren, dass sie sich selbst krankgemacht haben, und können darum auch nicht verstehen, dass sie die Einzigen sind die Heilung in sich tragen. Für gewöhnlich gehen sie zum Arzt und erlauben ihm, alle Entscheidungen für sie zu treffen. Natürlich leiden sie viel und schließlich sterben sie, nachdem sie keine Lebensqualität mehr haben, obwohl sie viel Geld in ihren „medizinischen Selbstmord" investiert haben. Meiner Erfahrung nach ist noch niemals jemand von Chemotherapie, Bestrahlung oder Operationen geheilt worden – niemals! Sollten Sie die pharmazeutische Vergiftung und die medizinischen Attacken überleben, überleben Sie trotz der Terrorattacke auf Ihr Leben, nicht wegen ihr.

Ich glaube den Statistiken, die zeigen, dass 1/3 der Patienten, bei denen Krebs diagnostiziert wurde, ihn vorher gar nicht hatte, sondern als Falsch-Positive getestet wurden und daraufhin mit den Schrecken des medizinischen Kabinetts behandelt wurde. Denn die meisten von ihnen werden niemals erfahren, dass ihre Brüste ohne einen guten Grund abgeschnitten wurden und dass der massive Schaden der von der Chemotherapie und Bestrahlung ausgelöst wurde, ihnen auch nur Krebs und einen frühen Tod eingebracht hat.

Denken Sie einmal darüber nach: Chemotherapeutische Mittel sind Überbleibsel aus dem 1. und 2. Weltkrieg. Sie basieren auf Chemikalien, welche für Kriegsführung hergestellt wurden, um Menschen auf dem Schlachtfeld zu töten. Nachdem die Kriege vorbei waren, hatten sie keine Idee, was sie mit den ganzen chemischen Giften anfangen sollten, die sie entwickelt hatten, also war der neue absurde Gedanke, das gefährliche Senfgas (gemäß Genfer Konvention mittlerweile sogar als chemische Waffe verboten) in Menschen hineinzubringen. Die Grundlage dieser komplett lächerlichen Idee, die nicht einmal auf seriöser Wissenschaft beruht, war, den Menschen bis zu einem gewissen Punkt zu töten. Alle Zellen und Körperfunktionen sind tot, aber der Patient bleibt noch ein klitzekleines bisschen am Leben.

Nach dieser schrecklichen Nahtoderfahrung sollen die guten und die gesunden Zellen wiederkommen und die Krebszellen dürfen nicht wieder auftauchen. Nun, das wäre dasselbe, als würden Sie in Ihren Garten gehen, alle Blumen, Bäume und das Gras zusammen mit dem Unkraut vernichten, in der Hoffnung, dass nur Blumen, Bäume und Gras wieder wachsen würden, aber nicht das Unkraut. Das Gleiche passiert bei der Chemotherapie.

Haben Sie jemals jemanden gesehen, der mit Krebs ins Krankenhaus kam, er oder sie sieht für gewöhnlich sehr normal aus und verhält sich relativ normal, bis sie ein paar Mal vergiftet wurden, mit dem Stoff, den sie Chemotherapie nennen. Dann sieht die Person innerhalb von Tagen oder Wochen, zehn oder 15 Jahre älter aus. Nicht nur, dass ihnen die Haare ausfallen, ihre Fingernägel, das Zahnfleisch und die Zähne beginnen oft zu faulen. Die Person ist steril und oftmals impotent und kann nie wieder ein Organ spenden, und das nach nur einer einzigen Chemotherapie-Behandlung.

Die Lebensqualität ist dann meistens sofort verloren und ein langsamer Tod wird so lange wie möglich hinausgezögert, sodass das medizinische System so viel Geld wie möglich an ihren armen Patienten verdienen kann. Das Problem des Dahinsiechens, das schließlich den Tod des medizinisch behandelten Krebspatienten verursacht, beginnt sofort.

Wenn das Medizinopfer keine Besserung zeigt, gehen sie weiter zur Bestrahlungstherapie über. Bestrahlung, genauso wie Chemotherapie, verursacht Krebs und tut nichts anderes, als den Umfang der Mutation (Tumor) wegzubrennen, Wunden zu verursachen und giftige Einlagerungen zu kreieren, die das kanzerogene Wachstum fördern. Niemand möchte neben einem Atomreaktor leben, weil wir wissen, dass die Bestrahlung Krebs verursacht.

Operationen legen das Immunsystem mit der ersten Betäubung lahm. Alle weiteren eingesetzten Medikamente zerstören es noch weiter, zusätzlich zu massiven körperlichen Traumas, die mit jedem Schnitt einhergehen. Das ist der übliche Weg, der im medizinischen Feld eingeschlagen wird, wenn es sich um sogenannte schnell entwickelnde oder schnell wachsende Krebszellen handelt.

Noch mehr Krebs wird von den sogenannten Früherkennungsmethoden verursacht, die eingeführt wurden, um mehr Kunden zu generieren. Der medizinisch behandelte Patient stirbt gewöhnlich nach einer gewissen Zeit, doch je früher der Arzt den Krebs entdeckt, desto länger ist die Krankheitsindustrie in der Lage, mit dem Patienten Geld zu scheffeln.

Ist es nicht komisch, dass Krebspatienten die höchste Menge an Chemotherapie in den letzten Tagen des Lebens erhalten? Zeigt das nicht sehr klar, dass sie versuchen, jeden Euro, den sie bekommen können, an den armen Opfern noch zu verdienen bevor sie schließlich abdanken? Nachdem sie alle mörderischen Anwendungen an den Patienten angewendet haben und es ihnen immer noch nicht besser geht, gibt es immer neue, unerforschte Medikamente oder Behandlungen, und sie geben den Patienten damit den Rest.

Wie Sie sehen, glaube ich nicht, dass die Ärzteschaft irgendeine akzeptable Herangehensweise hat, wenn es um Krebs geht, und sie sollten sich dabei einfach raushalten, besonders da sie den Hippokratischen Eid geschworen haben: Zuerst füge keinen Schaden zu!

Es sind nicht wirklich die Ärzte, denen das Versagen zuzuschreiben ist, auch, wenn sie die größte Todesursache in den westlichen Industrienationen darstellen. In Wirklichkeit ist es ihre Ausbildung, die Manipulation und die von der Pharmaindustrie geschaffene Gehirnwäsche, die diese zerstörerischen Ergebnisse verursachen. Die große pharmazeutische Industrie erschleicht sich alle möglichen machtvollen Positionen. Damit ist sie in der Lage so großen Einfluss zu haben, dass sie Gesetze machen können, die sicherstellen, dass keine natürliche Krebsheilung jemals offiziell in Amerika oder Europa angewendet werden wird. Wie wir bisher alle wissen – es geht nur ums Geld.

Sie müssen nicht an Krebs sterben

Die wahre Nummer eins, wenn es um die Todesursache in der westlichen Welt geht, sind die FTC und FDA und alle diese anderen kriminell unterwanderten gewinnorientierten oder machthungrigen Organisationen.

Die Gesetze und Regularien, die unsere Regierung erlässt oder erlaubt, dass sie durchgehen, sind zugunsten der pharmazeutischen und medizinischen Industrie, genauso wie für genetisch manipuliertes Essen (GMO), das uns unfruchtbar, impotent und krankmacht. Schließlich wird es uns töten, weil wir nicht die Enzyme haben, um damit fertig zu werden. Dazu kommen die mörderischen Techniken, die erlaubt werden, dieses Schrott-Essen zu produzieren, das eine komplett neue Art von Krankheit erschaffen wird. Das Unkrautvernichtungsmittel von Monsanto (Glyphosate) Round-up, ist wahrscheinlich das Gift, das für die meisten Erkrankungen und Tode verantwortlich ist, wie ich und viele Kollegen glauben.

So verursachen sie den Krebs

Als wäre es noch nicht genug, dass die Regierung den Krebs verursacht, indem sie die Bestrahlung unseres Essens erlaubt, es zulässt, dass Tausende von Chemikalien in unserem Essen landen, indem sie Fluorid und Chlor und Medikamentenreste in unser Trinkwasser hinzufügen, impfen sie uns auch noch – was die Hauptursache aller tödlichen Formen von Krankheiten ist.

Krankheiten wie Krebs, Parkinson, Alzheimer, Multiple Sklerose, Muskelschwund, Autismus, plötzlicher Kindstod, Hirntumore usw. werden meistens durch Inokulationen und Cholesterin mindernden Drogen (Statin-Präparate) verursacht.

Fallstudie einer Heilung mit IBMS®

Heilung von Knochenkrebs

Als Hans in mein Büro kam, war er in einem erbärmlichen Zustand. Er war einst ein vollkommener Athlet und arbeitete beruflich als Bauingenieur. Nun war er nicht mehr in der Lage, Treppen zu steigen und sich zu bewegen. Hans verbrachte seine Tage in einem Rollstuhl oder im Bett, da er von schrecklichen Schmerzen geplagt wurde. Der Arzt diagnostizierte bei Hans spinale Muskelatrophie (SMA).

Obwohl Hans durch die Krankheit gezeichnet wurde, war ich von seinem Mut beeindruckt. Er sagte: „Solange wie ich atmen kann, werde ich kämpfen.“ Als wir begannen zu reden, stellte ich fest, dass Hans nicht weniger wollte als eine optimale Gesundheit. Wir begannen damit, sein Gehirn zu stimulieren, weil der Heilungs- und Regenerationsprozess vom Gehirn angestoßen wird.

Die Ärzte hatten Hans eine maximale Lebenserwartung von 12 bis 18 Monaten gegeben. Obwohl sie ihm überhaupt keine Hoffnung auf Heilung oder Besserung gaben, begab sich Hans mutig in meine Behandlung mit IBMS-Selbstheilung und Therapie.

Ich bat Hans, sich in einem Fitnesscenter zu kontemplieren, welches mit Symbolen ausgestattet war, die ihm die Heilung ermöglichten. Weil das Unterbewusste mit Symbolen arbeitet, trainierte Hans Schritt für Schritt in seinem Kopf. Er visualisierte sich selbst, wie er verschiedene Trainingsgeräte benutzte. Mit jedem mentalen Training stärkte Hans jeden Muskel in seinem Körper. Er programmierte sein Bewusstsein darauf, sich selbst als gesund und stark zu sehen. Er visualisierte sich selbst, wie er mit seinen Kindern und seiner Frau als gesunder Mann umging. Diese mentalen Übungen haben Hans so stark motiviert, dass sein Unterbewusstsein in der Lage war, den kraftvollen Akt der Heilung von seiner unheilbaren Krankheit einzuleiten. Nach vielen Wochen war Hans komplett schmerzfrei. Schließlich aktivierte er seine Selbstheilungskräfte und erschuf sich selbst eine neue Lebensqualität.

Heute ist Hans einer meiner besten Freunde. Jedes Mal wenn ich ihn sehe, ist er glücklich und angefüllt mit Lebensfreude. Ich teile Ihnen diese Geschichte mit, weil sie beweist, dass jeder eine gottgegebene Kraft besitzt, sich selbst zu heilen. Sehr geehrte Leser, auch Sie können die Qualität Ihres Lebens verbessern, sogar wenn Sie ernsthaft erkrankt sind, sofern Sie willens sind zu tun, was immer nötig ist, um iIhre Gesundheit wiederherzustellen.

6. ELEMENTARE GRUNDLAGEN FÜR OPTIMALE GESUNDHEIT

Die einfachste Grundlage für Gesundheit ist ein Körper, frei von Giften und Übersäuerung, reich an Sauerstoff und optimal ernährt sowie Flüssigkeitszufuhr kombiniert mit einer gesunden seelisch-geistigen Haltung.

Um diesem Zustand strahlender Gesundheit zu erreichen und zu behalten, ist es zwingend notwendig, zu verstehen, dass wir aufgrund von Umweltgiften, verpesteter Lust, verseuchtem Wasser und vergifteter Nahrung unseren Körper wieder und wieder reinigen müssen.

Die Nährstoffe in unseren Lebensmitteln sind nicht mehr dieselben, die sie vor 100 oder 200 Jahren gewesen sind. In Wirklichkeit sind kaum noch Nährstoffe im Essen, sodass wir die fehlenden Elemente ersetzen müssen!

Eine Studie der Stanford Universität fand heraus, dass 95 % aller Arztbesuche und Krankheiten mit Stress verbunden sind. Sie können sehr einfach verstehen, wie wichtig es ist, dass Sie lernen, wie Sie Stress vermeiden und beseitigen können. Da der mörderische oder krankmachende Stress nur mentaler und emotionaler Stress ist, ist es auch leicht zu erkennen, dass Techniken wie Massage, Yoga etc., die nur den physischen Stress berücksichtigen, keinen großen Einfluss auf Ihre stressbedingte oder besser gesagt energetische Gesundheit haben können.

Nach meiner Erfahrung machen manipulierende und unterdrückende Systeme wie Hypnose oder Neurolinguistische Programmierung (NLP) die Probleme noch schlimmer. Wenn Sie einen großen Splitter in Ihrem Finger ignorieren, unterdrücken oder verstecken, können Sie den Finger verlieren oder sogar Ihr Leben. Denn es ist nur eine Frage der Zeit, bis eine Entzündung einsetzen und sich verbreiten wird. Dasselbe trifft auf negative Gefühle oder unterdrücktes ignoriertes, emotionales Trauma, fehlende Selbstliebe, geringes Selbstbewusstsein, fehlendes Selbstvertrauen, Sorgen, Zweifeln, Ängste und vergangene Traumata aller Art zu. Wenn Sie die Grundursache Ihrer emotionalen Schmerzen ignorieren oder verleugnen, werden Sie den Preis zahlen müssen. Oft ist es Krebs, Medikamentenmissbrauch in irgendeiner Form oder sogar Selbstmord.

Das Instinkt Basierte Medizin System® ist nach Meinung vieler Experten weltweit das einzige komplette ganzheitliche System, das es den Anwendern ermöglicht, die Grundursache - fehlende Energie - von Depressionen, innerer Unruhe, Angst, Zweifeln und Schwäche sowie körperlichen Krankheiten wie Krebs zu identifizieren und zu beseitigen.

Sehr oft verbirgt sich hinter einer Autoimmunkrankheit oder einer immunologischen Fehlfunktion wie Krebs oder Lupus ein unbewusster Selbstmordbefehl.

Viel zu oft habe ich Patienten erlebt, die ihre Lebensumstände einfach nicht mehr aushalten konnten und die einzige Art, die sie finden konnten, damit umzugehen, war, das Gefäß ihrer Schmerzen und Leiden zu zerstören: ihren eigenen Körper. Manchmal werden Patienten einfach krank, damit sie einen Grund oder eine Ausrede haben, sich nicht der Realität stellen zu müssen, wie einem schrecklichen Partner, Chef, einer Arbeit oder mit Kindern und ihren täglichen Aufgaben einfach überfordert zu sein.

Die einzige Antwort auf alle diese Herausforderungen ist sehr simpel, einfach zu verstehen und nur einfacher Menschenverstand: die Nutzung Ihrer Instinkte!

Wenn Ihr Haus schmutzig ist, machen Sie es sauber. Ist es nach gesundem Menschenverstand nicht logisch zu folgern, dasselbe auch mit Ihrem Körper zu tun? Haben Sie jemals ein verschmutztes Waschbecken oder eine Toilette gesehen, die aus welchen Gründen auch immer schon sehr lange nicht mehr gesäubert wurde? Und wie sah das aus? Die Sanitäranlage war heruntergekommen, verrottet, voller Schimmel und von allen möglichen Mikroben und Käfern bewohnt! Der gesunde Menschenverstand sagt Ihnen, dass dies mit allen biologischen Stoffen geschehen wird, die nicht geputzt oder regelmäßig gereinigt werden. Warum glauben dann so viele Menschen, dass sie permanent alle möglichen Gifte in den Körper lassen und ihn niemals reinigen müssen? Und weshalb sind sie immer so erschrocken, wenn sie krank werden? Immerhin haben sie für so lange Zeit ihre eigene, innere Hygiene ignoriert!

Krankheit kann nur in einem sauren Körper entstehen, dem Sauerstoff fehlt. Das wurde bereits von den Nobelpreisträgern Otto Warburg und Max Planck wissenschaftlich nachgewiesen. Wir kennen diese Tatsache schon seit den 1940er Jahren. Also warum nutzen wir es nicht aktiv? Ich weiß, dass das nur eine rhetorische Frage ist, weil die riesigen pharmazeutischen Unternehmen und die Ärzteschaft mit Ihrem Leid Geld verdienen wollen.

Sie wollen Kontrolle und Macht über uns haben. Aber das ist eine andere Geschichte. Die Medien und die Reichen und Mächtigen, zusammen mit der Hilfe von korrupten Politikern, haben uns alle gehirngewaschen, damit wir glauben, dass Krankheit genetisch bedingt ist, oder ein einfaches Versehen und wir nichts dagegen tun können.

Sie wollen uns weismachen, dass die Einzigen, die uns mit ihren Chemikalien, ihrem Gemetzel und allen möglichen Zerstörungen, Verkrüpplungsmethoden, helfen können, die Ärzte auf dieser Welt sind.

Sie haben uns niemals die Wahrheit gesagt, nämlich, dass Ärzte vor allem Verkäufer für die pharmazeutische Industrie sind. Natürlich haben sie uns auch nicht gesagt, dass wir eine Wahl haben, und dass wir uns unseres Menschenverstandes, unserer Instinkte, der Forschung und auch der Kraft Gottes (oder der Natur) bedienen können, um zu unserem normalen menschlichen Daseinszustand zurückzukehren: Gesundheit! Wir können das ganz natürlich tun, ohne schädliche Nebenwirkungen! Doch am Allermeisten können wir uns selbst gesund, vital und lebendig halten, weit über das Alter von 100 Jahren hinaus.

„Heilung findet statt, wenn wir unseren gesunden Menschenverstand nutzen und auf unseren Instinkt hören und die Verantwortung und Kontrolle über unser eigenes Leben selbst übernehmen!" - **Dr. Leonard Coldwell**

Zurück zu den Fakten von Gesundheit, Wohlbefinden und Langlebigkeit in einem jugendlichen, energiegeladenen Körper!

Lassen Sie uns unseren gesunden Menschenverstand mit historisch erwiesenem Wissen benutzen, um zu sehen, was uns für lange Zeit gesund erhalten kann.

Hier kommen die Grundlagen:

1. Entgiften Sie sich

Machen Sie mindestens zweimal im Jahr die 21 Tage lange Ganzkörper- und Darmreinigung oder Saftkuren oder ein anderes Entgiftungsprogramm. Einmal im Jahr mache ich eine Parasitenkur und die Candidakur. Und, vor allem anderen, besonders, weil ich eine Menge zahnmedizinischer Probleme hatte, mache ich zweimal im Jahr eine Schwermetallausleitung. Das ist im Grunde mein persönlicher Entgiftungsplan. Auch alle meine Familienmitglieder und Freunde machen diese Kuren. Manchmal, wenn ich auf vielen Partys gewesen bin, mache ich zusätzlich eine Leberreinigung.

2. Ernähren Sie sich von bioverfügbaren Lebensmitteln

Essen Sie lebendiges Essen und machen Sie immer mal wieder für sechs Wochen eine Rohkost-Diät. Entsaften Sie viele biologische Früchte und Gemüse und essen Sie mindestens 70 % gutes Essen und 30 % von den Lebensmitteln, die Sie von Ihrem täglichen Speiseplan nicht streichen können oder wollen.
Anmerkung: Wenn Sie krank sind, müssen Sie zu 100 % die richtigen Dinge essen, bis Sie wieder ganz gesund sind!
Weil wir nicht mehr die benötigten Nährstoffe aus den Lebensmitteln erhalten, benutze ich einen Multi-Nährstoffkomplex aus Vitamin E, C und D. Verdauungsenzyme sind besonders wichtig.

3. Trinken Sie genug gesunde, lebendige und energiereiche Flüssigkeit

Es gibt nichts Wichtigeres für einen gesunden Wasserhaushalt als die energetische Konsistenz von lebendem, gefiltertem Wasser! Unglücklicherweise gibt es kein sicheres und sauberes Trinkwasser mehr, darum müssen Sie Ihr eigenes Trinkwasser filtern, mit Filtern, die wirklich funktionieren und die das Trinkwasser revitalisieren, das durch den Prozess der Reinigung unbrauchbar gemacht wurde.
Der wichtigste Teil, den es bei Ihrem Wasserhaushalt zu verstehen gibt, ist die Tatsache, dass wir Menschen fast ausschließlich aus Wasser bestehen. Dieses Wasser wird giftig wie ein Fluss, der stockt. Jedes Umweltgift, schlechte Ernährung, die Luft, die wir atmen, Medikamente, Alkohol etc., führen zu dieser giftigen Überlast. Wenn Sie nicht möchten, dass der Fluss – Ihr Körper – aufgrund der fehlenden Selbstreinigung faulig wird, müssen Sie ihn mit einer Menge sauberem, gesunden, lebendigem Wasser fluten. Ich glaube, jeder normalgewichtige Erwachsene braucht mindestens 4 Liter Wasser am Tag. Um die Speicherung des Wassers im Körper zu unterstützen, fügen Sie einen halben Teelöffel Himalayasalz hinzu. Für einen einwandfreien Wasserhaushalt müssen Sie richtig gefiltertes Wasser trinken und frische, biologische Säfte, keine Wasser entziehenden Flüssigkeiten wie Kaffee, Limonaden, etc.

4. Energie, die einzige Kraft des Lebens

Alles Leben basiert auf Energie und Gesundheit basiert auf genügend Energie. Die Verdauung ist der größte, körperliche Energie-Verbraucher. Gifte, oder der Versuch des Körpers, diese loszuwerden, sind eine weitere wichtige Energie verbrauchende Aktivität des Körpers. Andere Dinge, die Energie aufbrauchen sind Wassermangel und Nährstoffmangel, die dem Körper signalisieren, dass Sie sterben. Jetzt kommen wir zum wichtigsten Element von Gesundheit und dem Leben selbst: STRESS!

Es gibt wirklich Menschen, die mir erzählen wollen, sie hätten in ihrem Leben keinen Stress! Wenn sie das sagen, frage ich sie immer: „Also haben Sie keinerlei finanzielle Sorgen oder Zukunftsängste? Sie haben keinen Stress auf der Arbeit oder mit Ihrer Familie, mit Ihren Kindern oder Ihrem Partner? Überhaupt keine Spur von Stress? Sie haben zu 100 % Selbstliebe, Selbstbewusstsein, Vertrauen und viel Hoffnung und klare Ziele, kombiniert mit der Zuversicht, diese in der Zukunft zu erreichen? Sie machen niemals Kompromisse gegen sich selbst und glauben an alles, wofür Sie stehen? Nun, wenn Sie wirklich keines dieser Probleme haben, dann haben Sie wirklich keinen Stress in Ihrem Leben!

Aber, wenn Sie ein normales, menschliches Wesen sind, und nicht in Verleugnung und Selbstzentriertheit leben, dann haben Sie Stress in Ihrem Leben, genauso wie jeder andere von uns auch. Stress ist der größte Energieräuber im Leben und der Hauptverursacher, wenn nicht gar der Einzige, von Krankheit, Zuständen, frühem Tod und einem Mangel an Lebensqualität. Der Stress selbst ist überhaupt nicht das Problem. In Wirklichkeit würden wir innerhalb von 24 Stunden sterben, wenn wir keinen Stress hätten. Dazu kommt, dass es guten und schlechten Stress gibt, lebensverbessernden und lebensbedrohenden Stress. Stress ist wirklich kein Problem. Wie wir mit dem Stress umgehen, ist der bestimmende Faktor dafür, ob die Effekte sich gut oder schlecht oder neutral auf unsere emotionale oder körperliche Existenz auswirken. Wenn jemand Sie einen Idioten nennt, können Sie mit Kränkung oder Wut reagieren. Oder Sie können einfach lachen und weggehen. Nicht die Situation macht es aus,
sondern unsere Reaktion auf die Erfahrung, die unser Stresserleben bestimmen. Das besiegelt, ob wir Stress bekommen oder nicht.

Es ist wirklich so einfach! Okay, es ist nicht unbedingt wirklich auch so einfach umzusetzen, aber das ist der Grund, weshalb ich für Sie meine Stress reduzierenden Audio-Behandlungen gemacht habe. Diese Serie wird es Ihnen ermöglichen, sich selbst im Voraus darauf zu konditionieren, wie Sie reagieren möchten und sich mit positiven Reaktionen auf die Herausforderungen des Lebens zu konditionieren.

Für mich ist Stress (hauptsächlich mentaler und emotionaler Stress) die einzige Ursache für Krebs und alle anderen Krankheiten, Zustände und Symptome. Ja, ich weiß, Sie denken jetzt bestimmt, „Ja, und was ist mit der Strahlung und giftige Medikamente und das alles, was Krebs verursacht?" Nun, Sie haben recht, diese Dinge kreieren Krebs, aber das sind Unfälle oder mit Gewalt erschaffene Zustände und Symptome. Sie wurden durch äußere Krafteinwirkung, größtenteils durch die medizinische und pharmazeutische Industrie und EMC – Elektro-Magnetisches Chaos oder Frequenzen, künstlich erschaffen. Um sich dagegen zu schützen, besorgen Sie sich EMF-Schutz.

Abgesehen von den Unfällen, und tätlichen Übergriffen, die Krebs und alle anderen gesundheitlichen Zusammenbrüche verursachen, ist es mentaler und emotionaler Stress, der die Grundursache für alle Krankheiten ist.
Was ist mit ernährungs- oder verhaltensbedingten Krankheiten? Diese sind aus einem Verhalten hervorgegangen, das aufgrund von fehlender Selbstliebe, Hoffnung oder Angst bzw. von Hoffnungslosigkeit und so weiter, entstanden ist. Auch das ist es hier wieder, was Stress verursacht, der zum Zusammenbruch der Energie führt, was wiederum die „einzige Ursache" von Krankheit und einem schlechten Gesundheitszustand ist. Da der zerstörerische Stress und die daraus resultierenden Emotionen zu destruktiven Verhaltensweisen führen, müssen wir uns als Allererstes und am meisten auf diese Dinge konzentrieren. Hoffnungslosigkeit, fehlende Selbstliebe und ausbleibender Erfolg sind die Hauptursachen von Autoimmunkrankheiten. Der Mensch, dem diese Dinge in seinem Leben fehlen, hat es einfach aufgegeben, nach einer Lösung zu suchen und der einzige Weg daraus besteht oftmals darin, krank oder reaktionsunfähig zu werden oder zu sterben. Meistens passiert das unterbewusst, aber nicht immer. Fehlende Selbstliebe kann zu einer Aufmerksamkeitssuche führen. Manche Menschen werden krank, weil sie sich daran gewöhnt haben Aufmerksamkeit zu bekommen, wenn sie krank sind. Wenn sie viel Aufmerksamkeit brauchen, werden sie sehr krank! Manche sterben sogar aus Rache! Der Tod ist eine Art zu sagen: „Sieh', was Du mir angetan hast!"
Wie Sie sich bisher denken können, ist Stress nicht einfach genervt von schreienden Kindern zu sein, oder sehr viel arbeiten zu müssen. Menschen können sich nur während eines tiefen, erholsamen Schlafs oder Entspannung wieder aufladen, gesunden und regenerieren. Darum kann Schlafmangel (gewöhnlich durch Stress ausgelöst) Sie im wahrsten Sinne des Wortes umbringen.
Ich war mir dieser Umstände schon sehr früh bewusst und wusste, dass Heilung eine zeitintensive Angelegenheit für meine Krebspatienten war. Zeit war jedoch etwas, wovon sie meistens nicht mehr viel hatten, als sie schließlich in meinen Kliniken ankamen, mit einer Prognose von drei bis 9 Monaten zu leben, abhängig von ihrem individuellen Fall. Also musste ich mit einer schnellen, einfachen und sofortigen, Ergebnisse produzierenden Lösung aufwarten. Und so schuf ich das Instinkt Basierte Medizin® IBMS®-Audio™ System. Ich habe sogar ein System entwickelt, das Ihnen hilft, die Grundursache, und somit alle Symptome in jedem Bereich Ihres Lebens zu eliminieren, Beziehungen, Erfolg – einfach alles in jedem Bereich Ihres Lebens!
Es heißt: „Das Leben Heilen™". Die praktische Anwendung der IBMS-Audio Universität des Lebens™. Dieses 13-teilige CD-Set beinhaltet alle Methoden und das gesammelte Wissen, das ich in über 30 Jahren unter Schmerzen, Krankheit, Niederlagen und Erfolg angesammelt habe sowie die klaren Ergeb-

nisse, die sich bei meinen Patienten einstellten. Dieses Audio-System ist dasselbe System, das Sie durch eine persönliche Sitzung mit einem lizenzierten IBMS®-Lebens-Therapeuten bzw. IBMS-Coach® erhalten würden, was Sie $35,000 kosten würde. Jetzt können Sie dieses mächtige, informative Selbsthilfe-System erlernen und anwenden, und das für einen Bruchteil der Kosten eines original IBMS®-Ausbildungs- und Beratungskurs!

5. Vermeiden Sie Schadstoffe und elektromagnetisches Chaos (EMC)!

Es gibt bereits genug Gifte und schädliche Stoffe in unserem täglichen Leben und wir müssen uns dieser Probleme mit wiederholten Entgiftungssystemen, Regeneration und heilsamen Dingen annehmen. Darum ist es auch so wichtig die massiven Schäden für unsere Gesundheit zu verhindern, die uns durch Chlor, Fluoride, Medikamente, Chemikalien und Verunreinigungen in der Dusche, beim Baden und in unserem Trinkwasser zugefügt werden. Mit diesem Wissen wäre es grob fahrlässig, kein Hauswasser-Reinigungs-System und/oder zumindest einen Filter in der Dusche oder als Unterbaufilter unterm Waschbecken zu haben. Seien Sie sich bewusst, dass Sie Krebs auch bekommen, wenn Sie unter Strommasten leben, aber auch von Mikrowellen, Handys und Laptops. All das kann Krebs verursachen. Diese Fakten sollte jeder kennen. Ich rate Ihnen stark davon ab, weiterhin Ihre Mikrowelle oder Strahlung produzierende Geräte zu benutzen, bevor Sie Schutz vor elektromagnetischem Chaos haben.

6. Ihr Körper weiß, wie er Krebs vorbeugen und heilen kann

Krebszellen, oder um es besser zu sagen, mutierte und kaputte, halb tote oder abgestorbene Zellen, befinden sich vom ersten Tag Ihrer Geburt an in Ihrem Körper. Unser Immun-, Selbstheilungs- und Wiederherstellungssystem dient von Ihrem ersten Atemzug an dazu, diese Zellen zu eliminieren. Grundsätzlich schützt sich der Körper davor, Krebs zu bekommen, indem er diese geschädigten und verbrauchten Zellen vernichtet. Aber wenn der Körper aufgrund von Energiemangel, Übersäuerung, Nährstoffmangel oder Gifte zu viele kaputte Zellen im System anhäuft, wird das Selbstheilungs- und Selbstreinigungssystem von der Sekunde an, an dem sich die Bedingungen verändern, wieder eingesetzt, um diese potenziellen kanzerogenen Zellen zu eliminieren. Wenn der Körper mehr Energie und Sauerstoff, weniger Gifte und die richtige Ernährung erhält, wird er sofort damit beginnen, sich selbst zu reparieren.

Faktisch bekommen wir alle Krebs! Statistisch gesehen bekommt jeder mindestens 6-mal in seinem Leben Krebs. Die gute Nachricht ist, dass das Meisterwerk der Natur, unser Körper, in dem Moment, in dem er die Chance dazu erhält, in der Lage und fähig ist, unser System von jeder Fehlfunktion zu befreien oder ihn von jeder Fehlbildung zu reparieren. Sie müssen verstehen, dass diese Entwicklungen und Bildung von kaputten Zellen, vom ersten Tag Ihres Lebens an, ein normales Geschehen in unserem Körper ist, ebenso der Reparatur- Korrektur- und Heilungsmechanismus. Nachdem es ein normaler, natürlicher Vorgang ist, genauso wie die Heilung, brauchen wir es nicht zu fürchten.

Es ist einfach der ganz normale, natürliche Weg wie unser Körper funktioniert. Sehr oft, wenn wir zu viel Stress in unserem Leben haben, ist unser System vergiftet, was zum Fehlen von Nährstoffen führt. Darum leidet unser System unter Sauerstoffmangel und geht in einen Zustand von Übersäuerung über. In diesem Zustand ist unser Körper einfach zu schwach, um sich sofort selbst reparieren zu können. Dann erleben wir irgendeine physische Fehlfunktion. Oft bekommen wir grippeähnliche oder erkältungsähnliche Symptome, sodass der Körper sich durch starkes Schwitzen, Erbechen, Durchfall, Husten und eine laufende Nase, von Giften befreien kann. Das sind alle Entgiftungssymptome. Wenn wir Fieber bekommen, bringt Viren und schädliche Bakterien um. Danach werden wir sehr durstig und haben ein Verlangen nach frischem Obst oder Säften. Das geschieht, weil unser Körper unseren inneren, instinktbasierten Überlebensmechanismus nutzt, um die schädlichen Zellen zu zerstören und uns dazu drängt unseren Körper mit Wasser und den nötigen Nährstoffen aufzufüllen, die er benötigt um sich selbst auf eine gesunde Weise wiederaufzubauen.

Erinnern Sie sich daran, dass Sie physisch gesehen das sind, was Sie essen! Ihre neuen Zellen können nur aus dem Material gebaut werden – der Qualität und Menge an Wasser und Nährstoffen – das Sie ihm dazu zur Verfügung stellen. Wenn Sie ein Haus auf ein schlechtes Fundament bauen, billigen schlechten Beton benutzen, haben Sie ein instabiles Haus, das früher oder später zusammenbrechen und eines Tages einfallen wird. Dasselbe gilt für Ihren Körper. Wenn Sie ihm totes, wertloses Essen und giftige Limonaden geben, anstatt ihm lebendiges, Energie spendendes Essen und Wasser oder frischen Saft zuzuführen, können Sie auch nicht erwarten, vital, gesund und stark zu sein! Auch führt die körperliche Ursache Nummer eins der Alterung - Wassermangel und Übersäuerung - zu einem Mangel an Sauerstoff. Das ist jedoch das wichtigste Element des Lebens, und ein Mangel führt zu physischem Verfall, Krankheit und einem frühzeitigem Tod.

Ihr Gesundheitszustand ist, ebenso wie Ihr Krankheitszustand, eine logische Konsequenz von äußeren und innerlichen Handlungen und hängt nicht von genetischen Bedingungen, Pech oder den Umständen ab.

Er basiert auf Ihrem Energielevel, der durch die eigene Art mit Stress umzugehen und den Körper zu ernähren und mit Flüssigkeit zu versorgen, kreiert oder zerstört wird. Bis zu einem gewissen Grad ist er auch abhängig von Bewegung (Sport), Atmung und selbstzerstörerischen Verhaltensweisen, Selbstvergiftung durch Alkohol, Medikamente oder Junkfood und Getränke, zu wenig Ruhephasen und schlechter Schlaf. Aber am Zerstörerischsten für Ihre Gesundheit ist chronischer Stress.

Bitte glauben Sie nicht die Lüge, dass Ihre Gesundheit oder Krankheit von Ihren Genen vorherbestimmt sei. Das ist sie nicht. Studien in Russland haben gezeigt, dass adoptierte Kinder, die nicht wussten, dass sie adoptiert waren, die „Erbkrankheiten" ihrer Adoptiveltern und deren Familie entwickelten, obwohl überhaupt keine genetische Verbindung vorhanden ist. Das ist der Beweis dafür, dass unsere Glaubenssysteme und unsere gelernten Verhaltensweisen uns krankmachen und eine spezielle Krankheit verursachen!

Komischerweise besteht der Berufsstand der Ärzte immer noch darauf, dass Krebs eine Erbkrankheit sei, obwohl es statistischer Fakt ist, dass Menschen in den sogenannten „Hochrisiko"-Gruppen die niedrigste Krebsrate haben. Es ist einfach eine neue Einschüchterungsmethode um Sie in unnötige, sinnlose und oftmals gefährliche Diagnoseverfahren hineinzutricksen, sodass sie mit Ihnen und Ihren Ängsten so lange wie möglich Geld verdienen können.

Wenn Sie Ihren gesunden Menschenverstand befragen und auf Ihren Instinkt hören, werden Sie herausfinden, dass es so etwas wie eine vererbte Krankheit nicht gibt. Wenn Sie mit allen Ihren Körperfunktionen und gesund geboren wurden, können Sie immer gesund bleiben oder in diesen Zustand zurückkehren, sofern Sie wirklich willens sind, alles was dafür nötig ist, dazu beizutragen.

7. DIE GRUNDVORAUSSETZUNG FÜR GESUNDHEIT

Es konnte gezeigt werden, dass 86 % aller Arztbesuche und Krankheiten stressbedingt sind. Obwohl die „Experten" im Gesundheits- oder medizinischen Bereich die Wichtigkeit von Stress als Ursache und Entwicklung einer Krankheit anerkennen, haben sie nicht wirklich die Mittel oder Lösungen, um die Grundursache all dieser Krankheiten anzugehen. Ich habe, wie erwähnt, die höchste Krebs-Heilungsrate bei meinen Patienten, weil ich die Lösung gefunden habe und der Weg, um unnötige Stressreaktionen zu vermeiden oder zu reduzieren.

Die Ärzteschaft, aber auch andere Gesundheitsfachleute, bieten absurde, sinnlose und oft gefährliche Stressmanagement-Techniken an, die meistens mehr Schaden anrichten, als sie helfen. Weil sie wirklich keine Lösung haben, wollen sie wenigstens wie allwissende Experten in Erscheinung treten und empfehlen Massagen, Meditation, Neurolinguistisches Programmierern (NLP- ein alternatives Therapiesystem, das so ausgelegt ist, dass die Menschen in Bewusstsein und effektiver Kommunikation geschult werden und dadurch ihre Muster der geistigen und emotionalen Verhaltensweisen ändern), Hypnose und andere Zeit und Geld verschwendende Methoden. Diese kommen alle nicht an die Grundursache ihrer Krankheit ran!

Wie kann eine Massage Ihnen dabei helfen, den Stress zu eliminieren, den eine schlechte Ehe oder eine schädliche Beziehung verursacht? Wie kann Hypnose Ihnen dabei helfen, den Stress zu beseitigen, den eine Arbeit auslöst, die Sie hassen oder einen Chef, der Sie verrückt macht? Wie kann herumsitzen und nichts anderes tun außer Meditation oder Yoga Ihnen dabei helfen, finanziellen Stress zu beseitigen? Und wie können Ihnen NLP oder andere manipulative und Gefühle unterdrückende Techniken, die Ihnen beibringen, wie Sie am Besten in Verleugnung leben, dabei helfen, zu lernen, Lösungen für die Herausforderungen und den Stress, den Ihre Kinder, Ihr Partner, Ihre Nachbarn oder das Leben selbst verursachen, zu finden?

In Wirklichkeit verursachen alle diese Anwendungen andere Gesundheitsprobleme, weil sie nicht Ihre Probleme lösen, sie decken sie nur gründlich zu. Sie bringen Ihnen nur bei, wie Sie sie gründlich übertünchen können, aber sie sind immer noch da.

Dann gibt es dieses „Stressmanagement“. Wer möchte denn Stress managen? Wollen Sie ihn nicht beseitigen? Das ist als ob man die Kugel einer Waffe managen will, die Ihnen gerade jemand ins Gehirn schießt – Sie sterben, egal was passiert.

Sie wollen die Kugel vermeiden und lernen dabei in erster Linie wie Sie die Situation vermeiden, die Sie dazu bringt, erschossen zu werden!

Stressreduzierung und Stressvorbeugung sind die Lösung

Da Stress, hauptsächlich mentaler und emotionaler Natur, die Hauptursache von Energiemangel und daher von Krankheit ist – besonders Krebs – ist es unumgänglich, dass Sie lernen, mit stressigen Situationen umzugehen bzw. wie Sie negativen Stress soweit möglich vermeiden und reduzieren können.

Ja, eine Massage löst die Anspannung der Muskeln und ist entspannend, aber sie löst kein einziges Ihrer Lebensprobleme. Ein gutes, körperliches Training mag Ihnen dabei helfen, einige Aggressionen abzubauen und Ihr Sauerstoff- und Energieniveau anzuheben, aber es trägt überhaupt nichts dazu bei, die wirklichen Stressfaktoren in Ihrem Leben zu lindern. Ich könnte bei diesem Thema weiter und weitermachen, aber ich denke, Sie haben mich schon verstanden.

Bitte lassen Sie mich jetzt erklären, warum es so eine große Rolle für Ihre Gesundheit, Ihr Glück und das Leben selbst spielt, dass Sie mentalen und emotionalen Stress reduzieren und ihm vorbeugen. Meiner Meinung nach ist die einzige, wirkliche Ursache aus denen Krankheit stammt:

- Fehlende Selbstliebe
- Hoffnungslosigkeit
- Unfähigkeit, sich selbst und anderen zu verzeihen
- Mangelndes Selbstwertgefühl oder Selbstbewusstsein
- Ausbleibender Erfolg
- Schlechte Beziehungen
- Ein Leben in konstanten Sorgen, Ängsten und Zweifeln
- Gefühle von Hoffnungslosigkeit und Wertlosigkeit

Mentaler und emotionaler Stress kommt auch davon, dass Sie konstant Kompromisse gegen sich selbst machen. Mit Kompromissen hindern Sie sich selbst daran, derjenige zu sein, der Sie wirklich sind und das Leben zu leben, von dem Sie fühlen, dass es das richtige für Sie ist. Die Hauptursache, wenn nicht die Einzige, für bestimmte Arten von Krebssymptomen, basiert auf ein Leben in Verleugnung und Selbsthass und darauf, dass Sie keine Achtung davor haben, wer oder was Sie sind. Leben Sie in der Vergangenheit und beeinflussen vergangene Erfahrungen und Traumata Ihr Leben? Das, meine lieben Freunde, ist eine andere wirkliche Ursache für Stress, Energiemangel und sämtliche Krankheiten. Alle diese mentalen und emotionalen Faktoren, die wir gerade erwähnt haben, verursachen chronischen Stress. Das ist die Sorte Stress, die Sie krank, unglücklich, deprimiert und angsterfüllt sein lässt und die Sie schließlich umbringen wird.

Also, glauben Sie immer noch, dass eine Massage, eine Verhaltensänderung durch NLP oder Hypnose, oder ein wenig Yoga zu machen und zu meditieren, dabei helfen kann, diese wirklichen Ursachen von zerstörerischem Stress zu beseitigen? Es ist einfach Geldverschwendung, Zeitverschwendung, und vor allem Vergeudung Ihres Lebens! Sich selbst zu verleugnen, zu versuchen mit Kompromissen leben zu lernen, Ihre Träume und Hoffnungen oder Möglichkeiten aufzugeben, um zu vermeiden, dass Sie für sich selbst einstehen müssen oder lediglich um Konfrontation zu vermeiden, wird Sie einfach eines Tages umbringen.

Wenn Sie sich einmal genau ansehen, woher mentaler und emotionaler Stress wirklich kommt, werden Sie in der Lage sein, ganz einfach zu verstehen, warum kein anderes Programm Ihnen bisher eine wirkliche Lösung anbieten konnte. Bis jetzt! Über die Jahre hinweg habe ich durch Forschung und Entwicklung ein System kreiert, das Ihnen zeigen und beibringen kann, wie Sie die Hauptursachen von wirklichen Stressoren in Ihrem Leben bestimmen und beseitigen können und wie Sie diese Ursache aller Krankheiten auslöschen können – sogar Krebs!

Warum das vorher niemand entwickelt hat? Das ist einfach zu erklären. Ich war in der Lage, ein System zu entwickeln, das meine Mutter von Leberkrebs im Endstadium heilte, als ich noch ein Kind war und ohne Gehirnwäsche und Manipulation durch die Ärzteschaft oder Heilpraktiker-Schulen. Ich habe selbst die Wahrheit über natürliche Gesundheit und Heilung gefunden und bin niemandem gefolgt, der wiederum einem anderen folgte – worum es sich bei den meisten Ausbildungen handelt. Ich benutzte Menschenverstand, Instinkt und Versuch und Irrtum, um die natürliche Lösung und die Wahrheit über das Leben und die Heilung selbst herauszufinden. Darum funktioniert es! Darum war ich in der Lage, ein wiederholbares System zu entwickeln. Und darum bin ich auch in der Lage, Ihnen das beizubringen und Sie dabei zu coachen, sich selbst von den Schrecken des Lebens zu heilen.

Krankheit bedeutet nichts weiter, als nicht mehr mit der Natur im Gleichgewicht zu sein und mit Ihrem wahren Selbst im Ungleichgewicht zu sein – das rührt daher, dass Sie wissen und fühlen, dass Sie es tun sollten, es aber nicht tun. Krankheit ist die logische Konsequenz, sich selbst davon abzuhalten, Sie selbst zu sein! So einfach ist es. Darum ist Gesundheit die logische Konsequenz, Ihrem wirklichen Potenzial und den Wünschen entsprechend zu leben und ohne Kompromisse gegen sich selbst oder gegen das, was Sie wirklich sind oder wofür Sie stehen.

Das Leben kann nicht in verschiedene Teile gestückelt werden. Um gesund zu sein, werden Sie gesund. Um gesund zu werden oder gesund zu bleiben, muss Ihr Leben Ihr Leben sein, im wahrsten Sinne des Wortes. Das bedeutet, Sie müssen glücklich, erfolgreich und erfüllt in jedem Bereich Ihres Lebens sein. Darum ist die einzige Stressreduzierung und vorbeugende Maßnahme eine stabile Basis aus Selbstliebe und Selbstvertrauen, Erfolg und Kontrolle über Ihr Leben und ihre Gefühle, die so stark ist, dass nichts und niemand Sie im Grunde erschüttern kann. Wenn Sie sich in diesem Zustand befinden, kann nichts Sie chronisch stressen oder zerstören, weil Sie gelernt haben, mit jeder Situation im Leben effektiv umzugehen. Sie müssen nicht weiter die Tatsachen ignorieren oder vor den Herausforderungen des Lebens davonlaufen, weil Sie die Kontrolle über Ihr Leben haben und weil Sie fähig und willens sind, Ihren Mann zu stehen und mit den Herausforderungen, die Ihnen das Leben bringt, umzugehen.

Sie müssen nie wieder in Angst oder Zweifeln leben! Sie müssen nie wieder Kompromisse gegen Ihr wahres Selbst und gegen das, wofür Sie wirklich stehen, was Sie wirklich sind, eingehen. Das ist die einzige wahre Stressreduktions- und Stressvorbeugung. Dieses starke Bewusstsein für sich selbst und die totale Kontrolle über die emotionalen Erfahrungen kann jeder erreichen.

Warum ich Ihnen helfen kann? Ich schrieb die erfolgreichsten Elternratgeber in Europa, das erfolgreichste Motivationsbuch, das erfolgreichste Buch für den Verkauf, das erfolgreichste Selbstheilungsbuch, das erfolgreichste Erfolgsbuch, das erfolgreichste Selbsthilfebuch und noch mehr. Meine lebensverändernden Seminare wurden von über 4,6 Millionen Teilnehmern besucht und jede große

Firma, für die ich jemals gearbeitet habe, berichtete mir, dass ich die höchste Erfolgsrate, die sie bis dato jemals erreicht hatten, verursacht habe. Warum ich alles das erreicht habe? Weil ich die wahren Geheimnisse des Erfolgs und der Gesundheit gefunden habe. Und ich benutzte sie dazu, das weltweit einzige System zu entwickeln, das einzige ganzheitliche Stressreduktions- und Selbstheilungs-System, das jeden einzelnen Bereich des menschlichen Daseins mit einschließt! Nur dann, wenn jeder Bereich Ihres Lebens ausgeglichen ist, können Sie wirklich glücklich, gesund und erfolgreich sein!

Warum funktioniert mein Instinkt Basiertes Medizin® System®? Weil ich eine Möglichkeit gefunden habe, wie ich Sie dazu bringen kann, Sie selbst zu sein in jedem Bereich Ihres Lebens. Eine übersprudelnde Gesundheit, Erfolg und Glück sind die logischen Konsequenzen, daraus das Beste zu sein, was Sie sein können und mit der Natur eins zu sein, eins zu sein mit Ihren wirklichen Wünschen, Hoffnungen und Träumen. Das ist der absolute und einzige Weg zu einem langen und schönen Leben – es gibt keinen anderen! Ein anderer Grund, weshalb mein System Ihnen helfen kann, ist, dass es nur eine Wahrheit gibt, eine natürliche Balance, ein natürlicher Weg oder ein System. Sie können dieses System auch erlernen und dann das Wissen, das Sie gewinnen, in Ihrem Leben anwenden.

Fallstudie einer Heilung mit IBMS®

Heilung von unkontrollierter Angst

Einer meiner Kollegen sagte mir, dass eine weinende Frau außerhalb des IBMS-Heilungszentrums stand, sich jedoch weigerte, hereinzukommen. Jane, 26 Jahre alt, erschien am Boden zerstört. Heiße Tränen brannten in ihren Augen und sie verschränkte ihre Arme vor der Brust, um ihren zitternden Körper zu stützen.

So wie ich es immer in solchen Fällen tue, unterbrach ich Janes Verhaltensmuster. Ich tat so, als wäre sie unsichtbar. Ich sprach mit ihrem Mann über die Fahrt zum Zentrum, wie lange er gebraucht hatte, um dorthin zu kommen. Nachdem wir einige Minuten gesprochen hatten, fragte ich Janes Mann, ob er mit ins Center kommen wollte. Als wir hineingingen, fragte Jane mich leise, was mit ihr nicht stimmte. Ich teilte ihr einfach mit, dass sie natürlich mitkommen könne, wenn sie wollte. Offensichtlich reagierte ich auf Jane ganz anders, als sie es erwartet hatte. Das unterbrach ihr Verhaltensmuster. Meine einfache Einstellung lockte sie aus der Reserve und machte es ihr möglich, ihre Gefühle in den Griff zu bekommen. Nachdem Jane ein paar Schritte gemacht hatte, nahm ich ihren Arm und zeigt auf einige Bilder im Wartezimmer.

Auf dem Weg in mein Büro sprach ich mit Jane über ihre Zukunftspläne sowie über ihre Wünsche und Träume. Das hielt ihren Geist fokussiert, sodass sie nicht wieder die Kontrolle über ihre Gefühle verlieren würde. In meinem Büro bat ich Jane, Platz zu nehmen. Doch wies ich sie an, sich gerade hinzusetzen und mit mir so laut und so schnell zu sprechen, wie es ihr möglich war. Sie erfuhr einen sofortigen Wechsel ihrer Aufmerksamkeit. Ich bat Jane, hochzuspringen, mit ihren Fäusten in die Luft zu schlagen und laut zu schreien: „Ja, ich lebe!“ Jane fand das zwar peinlich und komisch, machte es aber doch. Nachdem sie das 15-mal wiederholt hatte, hatte sie genug Energie, um sich ihren Problemen zu stellen. Offensichtlich sah Jane sich selbst als Versagerin, weil sie eine Fehlgeburt erlebt hatte. Teilweise war sie mit daran Schuld und ihr Ehemann ließ sie das nicht vergessen. Ihre Selbstverurteilung und ihre Selbstvorwürfe sorgten dafür, dass Jane das Vertrauen in sich selbst verlor. Sie fürchtete sich davor, irgendetwas zu tun aus Angst, es zu vermasseln. Gefangen in einer negativen Spirale fehlte Jane die Energie, um sich zu befreien. Sie war durch Angst paralysiert und nicht mehr in der Lage, ein normales Leben zu führen.

Bei unserer Sitzung brauchte es nur einige Minuten, damit Jane einen Durchbruch ihrer Angst schaffte. Für mindestens fünf Minuten fühlte sie sich sorglos und entspannt. Als wir sprachen, begannen Jane und ihr Mann zu begreifen, dass ihre Fehlgeburt nicht ihr Fehler gewesen war, wie der Arzt es ihnen bereits schon vorher mitgeteilt hatte. Mit der IBMSTM-Therapie begann Jane, die negativen nervlichen Verbindungen aufzulösen, welche sie gequält hatten. Wir sprachen über ihre Ziele und Zukunftspläne, auch über die Möglichkeit einer erneuten Schwangerschaft und ein Baby zu bekommen. Als wir über alle diese Dinge sprachen, gingen wir in meiner Praxis umher, erhobenen Hauptes und mit zurückgezogenen Schultern. Ich bat Jane, sich laut und klar und mit Selbstbewusstsein auszudrücken. Wir haben diese positiven Gefühle wieder und wieder mit einem Fingerschnipsen verankert, sodass sie dieses Gefühl jederzeit wieder abrufen kann, sollte Jane in eine emotionale Krise geraten. Schließlich konnte Jane sich von diesen unkontrollierbaren Gefühlen befreien. Sie hat jetzt den Mut, ihr Leben auf das Vollste auszukosten.

8. DER „DR. COLDWELL PLAN™“

Hier kommt der geschichtsträchtige Plan, den Dr. Coldwell zur Behandlung seiner Patienten benutzte und den die Ärzte und Heilpraktiker benutzen, die persönlich von Dr. Coldwell ausgebildet und lizenziert wurden. Natürlich dient er nur zu ihrer persönlichen Information und Weiterbildung, da viele Politiker, medizinische und finanzielle Kräfte nicht möchten, dass Sie diese erfolgserprobten und effektiven Pläne nutzen. Lassen Sie mich an dieser Stelle sagen: „Ich praktiziere keine Medizin, ich praktiziere Gesundheit!“

Ich bin davon überzeugt, dass die einzige Ursache von Krankheiten, mit Ausnahme von unverschuldeten Unfällen oder Angriffe wie Bestrahlung, Vergiftung oder physische Traumata aller Arten, Stress ist! Hauptsächlich mentaler und emotionaler Stress!

Der absolut einzige Weg, gesund zu werden und es zu bleiben ist, die Grundursache Ihrer individuellen, gesundheitlichen Herausforderung herauszufinden und sie zu entfernen, und zwar mit Ihrer ganz persönlichen „einzigen Antwort!“ Und so haben meine Patienten gelernt, die Grundursache ihrer eigenen gesundheitlichen Probleme zu finden und zu beseitigen. Auch lernten sie, die Grundursache ihrer individuellen Konflikte aus dem Weg zu räumen! Wenn Sie die Probleme, die zu Ihrem individuellen Gesundheitsproblem geführt haben, mit Ihrer ganz persönlichen „einzigen Antwort“ an der Wurzel packen und entfernen, werden die Symptome (Krankheit, Unwohlsein und Problemsituationen) von alleine verschwinden, wenn Sie Ihrem Körper die körperliche Basis geben, um gesund sein zu können!

Die Wurzel Ihrer individuellen Gesundheitsprobleme bestimmen:
Darum fragte ich jeden meiner Patienten als Allererstes: Bitte schreiben Sie Ihre Antworten auf!

1. Was hat Sie krankgemacht?
Ich weiß, dass viele von Ihnen denken, sie wüssten die Antwort nicht, aber wenn ich darauf bestehen würde, das Sie etwas niederschreiben – was wäre dann Ihre Antwort?

- Ein Trauma aus der Vergangenheit, dass Sie nicht loslassen können?
- Eine schlechte Beziehung in der Vergangenheit oder Gegenwart?
- Ihr Job?

- In welchem Bereich Ihres Lebens gehen Sie ständig Kompromisse gegen sich selbst ein – gegen Ihre wahre Persönlichkeit oder gegen das, was Sie sich wirklich wünschen oder wofür Sie stehen?
- Welche Ängste, Sorgen und Zweifel nagen an Ihnen, sodass Sie ständig chronischen Stress in Ihrem Leben verursachen?

So antworten Sie mir, mein treuer Freund – ehrlich, was macht Sie krank?
- Wo sind Ihre persönlichen Probleme mit sich selbst?
- Mögen Sie sich selbst?
- Haben Sie Selbstvertrauen, Selbstbewusstsein und ein Gefühl für Ihren Selbstwert?
- Wenn nicht, frage ich Sie: warum nicht?
- Wo geht es für Sie hin?
- Haben Sie klare Ziele?
- Motivation?
- Einen Grund zu leben?
- Etwas, das Sie selbst, Ihr Leben und Ihre Zukunft spannend macht?
- Was möchten Sie innerhalb der nächsten fünf Jahre haben oder erreichen? In 10 Jahren? 50 Jahre? Denken Sie daran, dass Ziele Ihnen die Motivation zum Handeln geben!

2. Wer sind die Energiezehrer in Ihrem Leben, die gehen müssen?
Ich meine damit Menschen, die immer schlechte Laune haben – die dazu beigetragen, dass Sie sich mit sich selbst schlecht fühlen, mit Ihrem Leben, mit Ihren Träumen, die Sie schwach oder ausgelaugt werden lassen jedes Mal, wenn Sie mit ihnen zu tun haben, telefonieren oder in jeder anderen Situation? Machen Sie sich eine Liste und entfernen Sie diese Menschen aus Ihrem Leben! Sehr oft ist die Grundursache von Krebs einfach eine schlechte Beziehung. Wenn Sie mit der falschen Person verheiratet sind, beenden Sie die Ehe und beginnen Sie ASAP as soon as possible (so schnell wie möglich) eine neue Beziehung!

Sie können ganz einfach herausfinden, wer oder was Ihre Bremser sind, indem Sie die Fragen weiter oben ehrlich und wahrheitsgemäß beantworten oder Sie können mein CD-Set: „Das Leben Heilen™" benutzen.

3. Körperliche Ursachen
Wie wir alle mittlerweile wissen, können die Chemikalien in unserer Nahrung uns umbringen. Darum ist es mehr als wichtig, jedes Umweltgift aus unseren Lebensmitteln zu eliminieren und alles zu tun, den Körper zu entgiften.

1. **Halten Sie sich fern von Aspartam und allen anderen künstlichen Süßstoffen** und wissen Sie, dass sogar Stevia, aufgrund des Herstellungsprozesses, sehr giftig sein kann.
   Halten Sie sich von Glucose-Fructose-Sirup und allen anderen Sorten künstlicher Süßstoffe fern – welche auch immer!
2. **Essen Sie Bio** so viel Sie sich leisten können. Unterstützen Sie ihren Körper mit den besten lebenden und lebensspendenden Nährstoffen in Kombination mit sicheren und guten Nahrungsmitteln, da es leider in Lebensmitteln nicht mehr genug Nährstoffe gibt. Aus Sicherheitsgründen und wegen der Wirkung wähle ich auch für meine Entgiftungs- und Reinigungskuren ganz bewusst nur bestimmte Hersteller aus.
3. **Die Wichtigkeit von Hydration!** Wassermangel ist die körperliche Hauptursache frühzeitiger Alterserscheinungen, Krankheit und Tod. Meine Patienten trinken täglich mindestens vier Liter lebendiges, energetisiertes Wasser (Bitte informieren Sie sich über lebendiges Wasser und sicherer Filtermethoden auf meiner Website). Unser Körper besteht hauptsächlich aus Wasser, welches regelmäßig gewechselt werden muss oder es wird faulig und unser Körper wird zu einem fauligen Körper, wie wenn ein Fluss aufhört, zu fließen und kein frisches Wasser mehr von der Quelle bekommt. Innerhalb von ca. drei Tagen wird der Fluss vergiftet sein und sämtliches Leben in ihm verschwunden. Das wird mit dem Körper auch passieren, wenn Sie das Wasser nicht immer wieder erneuern und auffrischen!
4. **Sauerstoff!** Wir können 6 Wochen ohne Essen und 6 Tage ohne Wasser überleben, aber keine sechs Minuten ohne Sauerstoff! Sauerstoff ist der größte, körperliche Heiler, aber auch unsere Hauptquelle von Energie! Beginnen Sie, tief in Ihren Bauch zu atmen, um Ihren Körper mit Sauerstoff zu versorgen und trinken Sie sehr viele, frisch entsaftete, grüne Säfte. Alles, was grün ist, gibt Ihnen Chlorophyll und somit Sauerstoff in Ihren Körper und hilft Ihnen auch dabei, Ihren Körper leicht basisch zu halten! Ein bisschen körperliche Aktivität an der frischen Luft und an der Sonne wird Ihnen auch dabei helfen, genauso wie Sauerstofftherapie und eine durch einen Experten überwachte Benutzung von Wasserstoffperoxid 35%ig in Lebensmittelqualität!
5. **Entgiftung:** Da wir ständig mit Giften bombardiert werden, die wir einatmen, trinken und essen, müssen wir unseren Körper regelmäßig entgiften. Da die meisten Entgiftungskuren, die mir bekannt sind, toxisch, wertlos oder unvorhersagbar sind, habe ich gemeinsam mit meinen MD-Kollegen (Ärzte), ein Entgiftungsprogramm entwickelt. Dieses reinigt den gesamten

Körper auf der Zellebene in nur 21 Tagen und unterstützt ihn dabei, Übersäuerung und Vergiftungen loszuwerden, welche die Basis oder körperliche Hauptursache aller Krankheit und Infektionen wie Grippe oder Krebs sind. Dies haben bereits die Nobelpreisträger Otto Warburg und Max Planck wissenschaftlich bewiesen. Die einzige zusätzliche Entgiftungskur, die ich bei meinen Patienten nach meinem DrCCleansingSystemTM anwende, ist die Candida-und Parasitenkur, eine Schwermetallausleitung und ein Test-Set auf Metallvergiftung. Auch Saftfasten oder Entgiftung ist wundervoll, nur dass die Nebenwirkungen mitunter den sofortigen Zugang zum stillen Örtchen haben.

6. **Chronische Entzündungen** sind die größte Gefahr für ihre Gesundheit, Energie und Jugendlichkeit! Seit jeher benutze ich kolloidales Silber (das Produkt finden Sie auf meiner Webseite) und Vitamin D3 (bis zu dreimal täglich 50 000 i.E., in Extremsituationen und 150 000 i.E. jeden Tag), außerdem Vitamin C, Zink, Kurkuma und E sowie Enzyme, um Entzündungen entgegenzuwirken. Sie müssen sicherstellen, wenn Sie einen optimalen Gesundheitsstand anstreben, alle entzündungsfördernden Faktoren, wie Candida-Überwucherung, Vergiftungen, sowie Sauerstoff- und Wassermangel natürlich zu entfernen. Das zu bewerkstelligen, ist simpel und einfach, wenn Sie die Methoden und Produkte benutzen, die in diesem Buch empfohlen werden.
   Kolloidales Silber heilt jede Infektion. Am besten ist es, ein Gerät zu kaufen (ca. 90 bis 300 Euro), mit der man das Silber selbst herstellen kann. So sparen Sie Geld. Und falls der kriminelle Staat es verbietet, können Sie es immer kostengünstig selbst herstellen.
7. **Medikamente:** Der Hauptverursacher von Krankheiten, und vor allem neuer Krankheiten und Zustände, sind die Nebenwirkungen von Medikamenten, sowohl verschreibungspflichtige als auch frei verkäufliche. Nur im Notfall, wenn es um Leben oder Tod ginge, würde ich irgendwelche Medikamente in meinen Körper hineinlassen.
8. **Werden Sie nicht fanatisch!** Lebensqualität ist sehr wichtig für Ihre Gesundheit und Sie sollten das Leben voll ausschöpfen. Ich habe herausgefunden, dass, wenn Sie 70 % richtig machen, Sie 30 % falsch machen können ohne eine größere Gefahr, wenn Sie dabei auf Ihren Instinkt hören und Ihren Verstand benutzen. Aber wenn Sie krank sind, müssen Sie zu 100 % das Richtige tun.
9. **Stressreduktion, Schlaf und Regeneration:** Stress ist, ich kann es nicht oft genug wiederholen, die einzige Ursache von Krankheit, Depression, innerer Unruhe, frühes Altern und frühzeitigem Tod! Stress führt zu Was-

serverlust, höherer Stoffmengenkonzentration, Herzanfällen, Schlaganfällen, Krebs und allen anderen mentalen, emotionalen und körperlichen Problemen. Sie können nur heilen oder regenerieren, wenn Sie sich in einem tiefenentspannten Schlaf befinden! Darum erfand ich das IBMS®-System der Selbst-Programmierung, in dem Ihr Körper total entspannt und Ihr Geist viel wacher und klarer ist als zuvor. Sie können das nicht aus einem Buch lernen. SIE müssen meine Selbsthilfe-CDs benutzen oder einen lizenzierten IBMSTM-Coach aufsuchen, um zu lernen, wie Sie innerhalb von 20 Minuten die Erholung eines 7- bis 8-stündigen Schlafes erreichen können (übereinstimmend mit dem Gesundheitsamt in Berlin und einer anderen großen Studie, welche durchgeführt wurde, um die Effektivität von Doktor Coldwells System™ zu testen). Ich erfand, meines Wissens nach, das einzige Selbstprogrammierungs-, Selbstkonditionierungs- und Selbsthilfe-System, das Sie in die Lage versetzt, alle vergangenen und gegenwärtigen Traumata zu eliminieren, welche mentalen und emotionalen Stress verursachen. Dieser Stress macht Sie krank oder hält Sie davon ab, in Ihrer perfekten Gesundheit zu leben. Es lässt Sie Ihre eigene Programmierung für Ihr Glück, Ihr Leben, Ihren Erfolg und Ihr Wohlbefinden selbst konditionieren und das immer nur innerhalb von 20 Minuten.

10. **Die neurologische Konditionierung,** IBMS®-Dendriten-Bildung, für eine optimale Gesundheit und Heilung! Da das Gehirn keine Möglichkeit hat, zwischen einem realen oder vorgestellten Ereignis zu unterscheiden, können Sie im Geiste alles, was Sie wollen, erleben oder wiedererleben und programmieren oder umprogrammieren. Wenn Sie eine Lampe anschalten, geht das Licht an. Auf die gleiche Art und Weise können Sie Ihren Körper, Ihren Geist und Ihre emotionale Existenz und Realität in Sekunden verändern. Das ist eine Erklärung für Spontanheilungen, die ich oft erlebte und in meinem Leben produzierte. Tumore, welche die Größe einer Faust erreicht haben, können nur durch diese Konditionierung innerhalb von Sekunden verschwinden. Hauptbestandteile dieser effektiven Selbstprogrammierung sind als Erstes, anzuerkennen, dass etwas nicht stimmt. Positives Denken „Ich bin gesund – ich bin gesund" oder das Problem einfach zu ignorieren, wird Sie definitiv umbringen oder zumindest die Heilung stark verzögern! Sie müssen die Herausforderungen annehmen, die Ihre Krankheit mit sich bringt und dem Körper sagen, was genau schiefläuft und wie er mit der Herausforderung umgehen muss, um Ihre Selbstheilungskräfte zu aktivieren. Dann konzentrieren Sie sich z.B. auf den Tumor (wie in meiner Audio-Session: "Selbstheilung") und stellen sich Licht oder heilende Wärme vor oder was immer sich für Sie gut anfühlt.

Visualisieren Sie, wie es den Tumor durchdringt, und vergegenwärtigen Sie sich, dass diese Kräfte den Tumor eliminieren. Sehen Sie vor Ihrem geistigen Auge, wie der Tumor kleiner wird und verschwindet. Und am Ende sehen Sie sich selbst in einem Zustand absoluter Gesundheit, Glück und Wohlbefinden. Um in Ihrem Körper und im Nervensystem das Ziel und den Grund sowie das Endergebnis vorzugeben, das Sie erreichen möchten. Sie können sich auch vorstellen, dass Sie jemandem vergeben, der Sie in der Vergangenheit verletzt hat. Sie befreien ihn und sich selbst damit von Ihrem negativen emotionalen Einfluss auf Ihr Leben und Ihre Gesundheit. Sie können auch im IBMS®-Zustand™ jemandem alle Dinge, gut oder schlecht, ruhig oder wütend mitteilen, die Sie ihm schon immer sagen wollten und es so oft wiederholen, bis es keinen negativen, emotionalen oder körperlichen Einfluss mehr auf Sie und Ihr Leben hat. Dann lassen Sie sie einfach los und denken nie wieder an die Person oder das Ereignis.

Es klingt alles sehr einfach und simpel und das ist es auch! Weil eben im IBMS®-Zustand Ihr Körper absolut entspannt ist und Ihnen alle Energie gibt, die er in diesem entspannten Zustand nicht braucht. Das gibt Ihnen den stärksten und klarsten Geist, der nur möglich ist. Nun, in diesem Zustand, wenn Sie die Musik in meinen Audio-Sessions benutzen, können Sie eine totale hemisphärische Synchronisation erleben. Das bedeutet, dass beide Seiten des Gehirns gleichzeitig arbeiten. Dieser Zustand gibt Ihnen mehr neurologische Ressourcen, um Ihre Kapazitäten zu nutzen, als jeder andere Zustand. Da Ihre Gedanken nicht von Zweifeln, Ängsten und Einschränkungen gefiltert werden, die der bewusst denkende Teil des Gehirns macht, können Sie sich programmieren, umprogrammieren oder konditionieren, wie auch immer Sie möchten, um jedes Ergebnis zu produzieren, das Sie erreichen wollen. Sie können das Gleiche in einem entspannten Zustand machen, wenn Ihr Geist scharf und klar ist, aber es wird einen signifikant größeren Zeitrahmen benötigen, um die gleichen Ergebnisse zu erzielen. Diese Art der Programmierung haben Sie so und so schon immer gemacht, von dem Tag an, an dem Sie geboren wurden.

Es funktioniert auch ganz einfach durch Wiederholung! Also brauchen Sie meine CDs nicht unbedingt, um die Ergebnisse zu erreichen, die Sie haben möchten, aber Sie können Sie einfach in die Lage versetzen, schnellere Ergebnisse viel leichter zu erzielen. Sie beginnen immer damit, das Problem anzuerkennen und dem Gehirn zu zeigen, was Sie möchten, das passieren soll und wie das Endergebnis aussehen soll. Das wird Ihr neurologisches Netz dazu anregen, Ihre Programmierung in die Realität umzusetzen.

11. **Der Stressreduktionsteil** ist in meinen Augen der Allerwichtigste und oftmals auch der Einzige, der gebraucht wird, um eine Veränderung in Ihrem Wohlbefinden herbeizuführen. Finden Sie einfach die Situationen und Menschen heraus, die Ihnen Stress verursachen, und machen Sie einen Aktionsplan, wie Sie die Situation oder die Menschen aus Ihrem Leben eliminieren wollen oder wie sie damit effektiver umgehen möchten. Wenn jemand beispielsweise Idiot zu Ihnen sagt, können Sie darauf mit Aggression oder Depression reagieren oder einfach sagen: „Du hast eine interessante Meinung“, und es anschließend einfach vergessen oder es Sie emotional nicht einmal berühren zu lassen. Nicht was passiert, prägt unsere emotionalen Erfahrungen im Leben. Sondern, wie wir darauf reagieren. Das macht den ganzen Unterschied in Ihrem Leben. Darum definieren Sie einfach die Stressoren in Ihrem Leben und arbeiten Sie Aktionspläne aus, um diese zu eliminieren oder zumindest, um deren Einfluss auf Ihr Leben und Ihre Gesundheit zu reduzieren. Benutzen Sie mein Buch: „Instinktbasierte Medizin: wie Sie Ihre Krankheit … und Ihren Arzt überleben!“
12. **Die physische Hauptursache neben Impfungen sind GMO-**Gifte in der Nahrung und im Leitungswasser (genetisch manipulierte Nahrung, Monsanto Saatgut und Glyphosate).
13. **Der Einsatz heilende Elemente** (Wie immer nur zu Informations- und zu Forschungszwecken)! Um Ihre körperliche Erholung zu beschleunigen, benutzen meine Ärzte diesen Plan, den ich persönlich über all die Jahre von Forschung und Erfolgen entwickelt habe. Also der Hauptplan, den meine Ärzte bei Krebspatienten einsetzen, ist: eine Grundbasis aus Entgiftung und Alkalisierung zu schaffen, beginnend mit dem IBMS® Cleansing System und der Schwermetallausleitung gleichzeitig beginnend mit Kieselerde und die sofortige Gabe von 10g Vitamin C am Tag, intravenös, für 21 Tage (viele Ärzte benutzen auch Aloe vera Intravenös-Spritzen). Dazu bekommen die Patienten Essiac-Tees (ich bevorzuge die Kapseln vom Hersteller meines Vertrauens) und zusätzlich dreimal täglich eine Dosis Vitamin D3 mit 150.000 i.E., vom selben Hersteller, für 21 Tage. Danach einmal am Tag 25.000 i.E., bis es Ihnen wieder richtig gut geht. Die Erhaltungsdosis ist dann bei 15.000 i.E. am Tag für den Rest des Lebens.
    Alle Patienten in Europa müssen drei IBMS® Audio Sessions am Tag machen (mehr, wenn Sie wollen). Alle meine Patienten mussten schon immer eine absolute Rohkosternährung einhalten, wie sie auf der Webseite von Paul Nison dargestellt wird. Die Saftentgiftung beginnt mit Apfel-, Sellerie- und Karottensaft, jeweils zu 1/3 gemischt, morgens auf nüchternen Magen, und über den Tag folgen mindestens 4 große Gläser frischer, bio-

logischer Saft. Besorgen Sie sich Jack Lalanes Bücher und seinen Entsafter.

Wir benutzten auch Sauerstoff-Mehrschritttherapie nach Professor Manfred von Ardenne und 8 bis 25 Tropfen Wasserstoffperoxid 35%ig in Lebensmittelqualität, gelöst in 240 ml Wasser oder Aloe-vera-Saft dreimal täglich.

Sie können das nicht einfach machen oder einnehmen, ohne dass Sie sich selbst gut informiert haben oder die Einnahme von einem Fachmann überwacht wird, der Ihnen wirklich dabei helfen kann, den H2O2-Plan anzuwenden. Denn, wenn man es falsch benutzt, kann es sehr giftig sein und Ihr Leben und Ihre Gesundheit ruinieren. Der Direktor für Qualitätsmanagement meiner Zentren benutzte sehr oft DMSO- und Cäsium-Injektionen, genauso wie andere Elemente, die in dem Buch erwähnt sind, wenn er der Meinung war, dass es richtig ist. Mein Kollege, Dr. Crone, MD ND HD, benutzte oftmals einen Zerstäuber, wenn Patienten keine Spritzen wollten, um die heilenden Stoffe für die er sich entschieden hatte, in den Blutstrom der Patienten zu bringen.

Wir fügten auch immer Laetril oder Vitamin B17 hinzu. Die täglichen Nahrungsergänzungsmittel, die wir nach den 21 Tagen der Kur anwandten, waren grüne Säfte, Vitamin E, C und D, außerdem Essiac Kapseln oder Tee und ein gutes bioverfügbares Calcium.

Wie ich bereits vorher erwähnte, gibt es über 400 bekannte, sichere und effektive natürliche Heilmethoden, um die Symptome (Tumore, mutierte Zellen und jede andere Form von unnatürlichem Zellwachstum oder Veränderung) zu heilen, aber alle diese heilen nicht den Krebs. Diese natürlichen Heilmethoden helfen nur dem Körper dabei, Krebssymptome zu eliminieren.

Krebs ist eine Erkrankung des Geistes, sofern nicht durch giftige Stoffe erzeugt. Oder durch Übergriffe, tragische Unfälle, Chemotherapie, Bestrahlung bzw. durch eine Operation verteilt wird. Die einzige Art, wie Sie krebsfrei werden können, ist, die Grundursache Ihres Krebses zu definieren und sie zu beseitigen. Wenn Sie die Grundursache Ihres individuellen Energiemangels, welcher in erster Linie Krebs oder alle anderen möglichen Krankheiten erzeugte, finden und beseitigen, dann werden alle Gesundheitsprobleme von alleine verschwinden, mit Menschenverstand und der Hilfe von lebendigem Wasser und lebendiger Nahrung sowie regelmäßiger Entgiftung.

14. **Wenn Sie können, gönnen Sie sich regelmäßige Ganzkörperlymph-Drainagen oder Lymph-Massagen** (ersatzweise Minitrampolin)

Jetzt kennen Sie die einzige Antwort! Und die einzige Antwort für Sie, die

Sie auf ihren individuellen Krebs finden werden, kann nur die sein, die sich für Sie alleine durch Versuch und Irrtum und durch die Nutzung der Informationen, die ich Ihnen in diesem Buch und in meinen weiteren im Jim-Humble-Verlag erschienenen Büchern: „Instinktbasierte Medizin", „Stress - die Hauptursache aller Krankheiten" und „Sie sind als Gewinner geboren" gegeben habe.
Forschen Sie, lernen Sie, versuchen Sie selbst, fundierte Entscheidungen zu treffen und handeln Sie. Geben Sie Ihre Gesundheit und Ihr Leben nicht in die Hände anderer, zumindest nicht, bevor Sie Ihre eigenen Untersuchungen zuerst angestellt haben.

Die einzige Antwort auf Krebs – auf Ihren individuellen Krebs – kann lediglich Ihre eigene, persönliche, individuelle Antwort auf Ihren individuellen Krebs sein. Sie haben Ihre eigenen Gesundheitsprobleme geschaffen, bewusst oder unterbewusst, und Sie sind der Einzige, der die Macht und die Möglichkeiten hat, diese zu entfernen. Denken Sie daran: Es gibt keine heilende Macht außerhalb Ihres Körpers. Wenn Sie es nicht tun, kann es niemand für Sie tun. Und wenn Sie sich dafür entscheiden, den medizinischen Weg einzuschlagen, sollten Sie es mit vollem Herzen tun, denn egal, was Sie entscheiden, tun Sie es zu 100 %. Zweifel werden Sie einfach umbringen. Und, wie ich bereits erwähnte, haben Patienten, die beide Methoden gleichzeitig angewandt haben, die Alternative und die schulmedizinische Behandlung, den Tod erfahren.

Am Ende ist es Ihre Entscheidung, Ihr Leben und Ihre Gesundheit. Sie sind die einzige Person, die mit den Konsequenzen Ihrer Entscheidungen und Handlungen leben muss. Nicht der Arzt, dem Sie vielleicht in die Behandlung folgen. Also benutzen Sie die Informationen, Ihren Menschenverstand und vor allem Ihren Instinkt und ich bin sicher, Sie werden die richtige Entscheidung treffen!

Eine Firma, die meine historischen Pläne untersuchte, um die Lebensqualität und das Energieniveau meiner Patienten zu erhöhen, stellte Pakete zusammen, die für verschiedene Arten von Gesundheitsproblemen unterstützend wirken. Um die Gesundheits-Unterstützungspakete zu bestellen, gehen Sie bitte auf www.DrLeonardColdwell.de

9. DEN KREBS DARAN HINDERN, DASS ER WIEDERKEHRT

Es ist wichtig, dass Ihre Leber, Ihre Galle und Ihre Nieren optimal funktionieren. Das erreichen Sie, indem Sie diese Organe einmal oder mehrmals im Jahr mit dem Dr. C Cleansing-System reinigen und Sie alle sechs Monate eine Schwermetallausleitung machen sowie einmal im Jahr eine Candida- und eine Parasitenkur.

Deutsche Ärzte und Wissenschaftler waren die Pioniere der Enzymtherapie, die alle deutschen Krebskliniken empfahlen. Enzymtherapie kann dabei hilfreich sein, den Krebs daran zu hindern wiederzukommen. Wenn Sie mehr Enzyme haben wollen, erhöhen Sie ihre Aufnahme von rohem Obst und Gemüse. Am Ende glaube ich, dass die angewandte IBMS®-Sitzung, die wir täglich machen, uns gesund hält.

Sie können sich nicht nur eine einzelne Sache herausgreifen

Ich bin immer wieder erstaunt, dass einige Menschen eine lebensbedrohliche Krankheit oder Verfassung, die Jahrzehnte brauchte, um sich zu entwickeln, mit einer einzigen, günstigen Nahrungsergänzung oder einem Kraut heilen wollen. Das kann einfach nicht funktionieren! Wenn Sie ein Gesundheitsproblem haben, bekamen Sie es nicht über Nacht. In Wirklichkeit brauchte es mehrere Jahre und viele schlechte Entscheidungen, um sich selbst krank zu machen. Es gibt keine Möglichkeit, eine einzige Pille zu nehmen, die Sie von diesen massiven, lebensbedrohlichen Gesundheitszusammenbrüchen heilen kann. Sie können nicht zehn, zwanzig oder mehr Jahre Junkfood essen und Ihren Körper mit Giften füllen und danach einfach ein Multivitamin schlucken oder das „Neuste Heilmittel“ und erwarten, innerhalb einer einzigen Woche wieder gesund und voller Energie zu werden.

Schilddrüsenprobleme, Diabetes und hoher Blutdruck sind heutzutage weiter verbreitet als jemals zuvor. Das ist kein genetisches Problem, das kommt von zu vielem Essen, schlechten Entscheidungen und einem ungesunden Lebensstil im Allgemeinen. Lassen Sie uns das einmal genau betrachten: Wenn Sie übergewichtig sind, werden Sie viel früher sterben, als Sie sollten. Aber die gute Nachricht ist, Sie müssen nicht übergewichtig bleiben! Nein, es ist nicht einfach, Veränderungen im Leben durchzuführen, aber es ist absolut notwendig, wenn Sie ein gesundes, glückliches und erfolgreiches Leben führen möchten.

Ich habe Krankheiten und Symptome gesehen, welche von Fettsucht verursacht wurden. Das bringt Sie um! Das ganze Fett in Ihrem Körper ist angestaut mit giftigen Stoffen und Giften, die der Körper in Ihren Fettzellen speichert. Je übergewichtiger Sie sind, desto vergifteter ist der Körper. Und obwohl Sie übergewichtig sind, können Sie immer noch die Toxine und Gifte loswerden, die in Ihren Fettzellen gespeichert sind.

Ich glaube in vielen Bereichen an eine liebevolle Strenge. Ich treffe meine Patienten immer sehr hart – mental und emotional. Warum?

Weil so viele Menschen in einer Art Selbsthypnose sind und ich versuche, sie da raus zu schubsen! Nur wenn sie aufwachen, werden sie in der Lage sein, sich zu ändern. Wenn sie willens sind zu akzeptieren, dass sie ihren hohen Blutdruck, Diabetes, Typ 2, Krebs oder andere Krankheiten bzw. Gesundheitsprobleme selbst geschaffen haben und willens sind, die schlechten Entscheidungen, die sie bis dahin gebracht haben, zu revidieren, will ich alles Mögliche tun, um sie zu informieren, zu coachen, zu unterstützen und sie auf ihrem Weg zu einer optimalen Gesundheit zu begleiten.

Doch, wenn Sie auf der Suche nach der magischen Pille oder einem Wundermittel sind, das alle Ihre Probleme löst, ohne dass Sie die Kontrolle und die Verantwortung für Ihr eigenes Leben und Ihre Gesundheit übernehmen, dann ist dieses Buch nichts für Sie. Da Sie jedoch immer noch lesen, gehe ich davon aus, dass Sie entschlossen darauf brennen, innere und äußerliche Veränderungen in Ihrem Leben zu begehen, um beeindruckende Ergebnisse zu erzielen.

Erschlagen Sie Fliegen oder legen Sie den Sumpf trocken?

Der typische amerikanische Krebsarzt sucht nach einem Weg, den Tumor loszuwerden, statt ihre Patienten so zu stabilisieren, dass ihr Körper die Arbeit übernehmen kann, sich der Krebszellen zu entledigen. Aber die Ärzteschaft hat beschlossen, diese Krebszellen auf die eine oder andere Weise zu vernichten – „koste es, was es wolle“.

Für gewöhnlich besteht der erste Schritt darin, die Krebsgeschwulst aus dem Körper zu schneiden. So wird der Krebs chirurgisch entfernt, wenn er operierbar ist. Doch heutzutage weiß jeder und sogar die medizinischen Berufe, dass, wenn nach der Operation nur vereinzelte Krebszellen im Körper zurückbleiben, diese das Wachstum neuer kanzerogener Zellen verursachen werden.

Das bedeutet, dass der Ansatz, die Zellen einfach zu töten und beim zweiten Schritt, die Krebszellen mit Bestrahlung aus dem Körper zu brennen, Krebs und schadhaftes Narbengewebe erzeugen.

Schließlich, um dreifach sicherzugehen, dass alle Krebszellen verschwunden sind, ist der dritte Schritt das Vergiften jeder übrig gebliebenen Zelle mit Chemotherapie – was auch Krebs verursacht.

Das Problem ist, dass der Krebs normalerweise zurückkommt, weil niemand noch nicht mal im Ansatz versucht hat, die Grundursache des Krebses herauszufinden und zu entfernen, welche immer mit mentalem und emotionalem Stress verbunden ist. Stattdessen behandeln sie den Krebs, als wäre er ein örtliches und nicht ein systemisches Phänomen.

Wie Sie sich erinnern, glaube ich daran, dass Krebs nicht als eine Krankheit existiert. Es ist das Erscheinen einer Anhäufung von Symptomen, die auf einer negativen Schwingung basieren, oder besser gesagt, die Sie aus der Homöostase gebracht haben – aus Ihrer Balance.

Es ist immer Energiemangel, der zu Krebs führt! Aber was passiert, wenn dieser Energiemangel nicht beseitigt wird? Wird der Patient sterben? Ohne Zweifel! Und entlang dieses ganzen „Krebs-Behandlungs-Weges“ was passiert, wenn der Patient nicht gesund wird? Mehr Operationen? Mehr Bestrahlung? Mehr Chemotherapie? Wenn Krebspatienten ihre Lebensdosis an Bestrahlung erhalten haben, können sie nicht mehr davon bekommen – sogar wenn der Krebs zurückkehrt.

Die meiste Chemotherapie wird für gewöhnlich in den letzten Wochen des Lebens eines Krebspatienten verabreicht, um so viel wie möglich zu verdienen, bevor der Kunde „gegangen“ ist. Chemo ist giftig und tötet gesunde Zellen. Das Schlimmste ist, dass sie oftmals überhaupt keinen Effekt auf Tumore hat. Die Tumore wachsen weiter, als gäbe es kein Morgen, trotz der massiven Dosen der giftigsten Chemotherapie, die der Menschheit bekannt ist. Es ist fast so, als würden manche Krebsarten auf der Chemo gedeihen.

Das liegt daran, dass Chemo neues Krebswachstum verursacht. Dazu schwächt dies das Immunsystem so sehr, dass der Körper die Krebszellenvermehrung selbst nicht mehr bekämpfen kann.

Traurigerweise ist der US-Ansatz, Krebs zu behandeln („Schneiden – Verbrennen – Vergiften“) allzu oft eine Sackgasse. In anderen Fällen hinterlässt er entstellte oder kranke bzw. geschwächte Patienten als Folge der Operationen.

Die westliche Art der Krebsbehandlung ist so, als würde man Moskitos erschlagen, während man ihre Brutstätte komplett ignoriert: den Sumpf. Und darum geht es auch meistens schief. Moskito zu erschlagen reicht nicht. Es ist notwendig, den Sumpf trocknen zu legen!

Ob Sie nun eine konventionelle Krebsbehandlung, eine Alternative oder eine Kombination aus beiden erhalten, wenn Sie den Krebs endgültig loswerden wollen, sodass er nie wieder zurückkehrt, müssen Sie sich ernsthaft dranmachen, den Sumpf auszutrocknen. Die deutschen Krebsspezialisten erkennen an, dass Krebs niemals ein lokales Problem ist. Mit anderen Worten: Brustkrebs ist nicht einfach nur eine Erkrankung der Brüste, Prostatakrebs nicht einfach eine Störung der Prostata. Es ist eher so, dass Krebs ein Symptom einer systematischen Krankheit des ganzen Körpers darstellt – unabhängig davon, an welcher Stelle der Tumor auftaucht. Dazu kommt, dass er sowieso kein körperliches, sondern ein energetisches Problem ist.

Etwas in Ihrem Körper produziert die Krebszellen. Wenn Sie Krebs bekommen, bedeutet das, dass Ihr Körper wie ein „Sumpf“ geworden ist, die Brutstätte – mental und emotional. Dies verursacht die körperliche Übersäuerung und Vergiftung, der es den Moskito (Krebszellen) ermöglicht, zu brüten, sich zu vermehren, und sich unkontrolliert zu verbreiten.

Es ist wichtig, die giftige Verschmutzung zu bereinigen – in Ihrem Geist und in Ihrem Körper.

Es ist eine Tatsache, dass der Körper eines Krebspatienten mit giftigem Müll und giftigen Metallen überladen ist. Gewöhnlich ist der Darm eines Krebspatienten verdreckt, sein Blut ist dick und schlammartig, sein Lymphsystem stockt, seine Leber ist verstopft, seine Galle bildet Steine, seine Nieren sind schwach usw.

Weil normalerweise die Organe eines Krebspatienten ineffizient arbeiten, gelangen Gifte schneller in den Körper hinein, als der Patient sich ihrer entledigen kann. Dieser Prozess muss umgekehrt werden – und das kann er auch!

„Den Sumpf austrocknen“ beinhaltet einen ernsthaften Entgiftungsprozess. Ein dreiwöchiger Aufenthalt in einer deutschen Krebsklinik kann Ihnen einen guten Anfang bei der Entgiftung verschaffen, aber das ist nur der Anfang. Sie müssen zu Hause die Entgiftung weiterführen. Es ist ein fortdauerndes, lebenslanges Projekt. Darum empfehle ich nur die 21 Tage dauernde Ganzkörperentgiftung von www.KrebspatientenAdvokat.de, denn es ist das weltweit einzige erforschte System, das mir bekannt ist, das den Körper auf der Zellebene reinigt. Und es hat wissenschaftliche Hintergründe, dass das Programm genau auf 21 Tage ausgelegt ist. Das Dr.-C-Entgiftungssystem ist mild, aber anhaltend und schnell zugleich, weil für gewöhnlich der Krebspatient, der mich aufsuchte, nur Wochen oder einen Monat zu leben hatte – wenn man den Ärzten Glauben schenkte. Darum hatte ich für gewöhnlich keine Zeit, Ihren Körper, Organ für Organ, über einen Zeitraum von neun Monaten zu reinigen.

Den Darm reinigen

Deutsche Ärzte sehen eine Notwendigkeit darin, „den Sumpf auszutrocknen“. Darum empfehlen sie allen ihren Patienten die Colon-Hydro-Therapie – eine technisch einfache Behandlung, welche die meisten schulmedizinischen Ärzte ignorieren oder sogar davon abraten. Der Darm ist das Zentrum des „Sumpfes“. Sie können sehr einfach die Colon-Hydro-Therapie in der Privatsphäre Ihrer eigenen Wohnung durchführen, außer Sie ziehen es vor, die Behandlung eines professionellen Colon-Hydro-Therapeuten in Anspruch zu nehmen.

Bringen Sie Ihren Körper von übersäuert auf basisch

Ein übersäuerter Körper ist die Grundlage für Krebs und Krebszellen gedeihen in einer sauberen, sauren, sauerstoffarmen Umgebung. Die typische Durchschnittsernährung mit viel Fleisch, viel Zucker und wenig Früchten und Gemüse, trägt zu einem sauren Körpermilieu bei.

Um Ihren Körper von einem übersäuerten Körper zu einem basischen Körper zu ändern, können Sie keine Otto-normal-Kost essen. Sie müssen raffinierten Zucker komplett eliminieren, weil Krebszellen Zucker lieben. Wenn Sie gegen Krebs kämpfen, hören Sie damit auf, ihn zu füttern! Verweigern Sie den Krebszellen ihr Lieblingsessen Zucker. Wechseln Sie von einer fleischreichen Ernährung zu einer die wenig oder kein Fleisch enthält. Vermeiden Sie besonders rotes Fleisch.

Essen Sie viel Obst und Gemüse, biologisch, wenn möglich. Ein frisches Zitronen-Morgentonikum, das Sie anwenden können, um in Ihren Tag zu starten, kann Ihnen dabei helfen, Ihren Körper von sauer zu basisch zu verändern.

Am einfachsten ist es Natron, Kieselerde oder Vulkanerde in Wasser zu benutzen, um den Körper alkalisch zu machen.

Hier ist das Rezept für die Limonade:
Pressen Sie den Saft einer Zitrone aus und fügen Sie zwei Teelöffel echten Ahornsirup aus dem Reformhaus zu. Verwenden Sie keinen billigen, zuckerigen, künstlichen Ahornsirup. Fügen Sie 300 bis 350 ml Wasser hinzu, ein wenig gemahlenen Cayenne Pfeffer, rühren Sie dies in einem Mixer oder einem Mixbecher sehr gut um. Sie können mit einer Messerspitze Cayenne Pfeffer beginnen und sich Schritt für Schritt bis zu einem halben Teelöffel steigern. Wenn man anderen Ärzten glaubt, bietet diese Limonade zusätzliche Vorteile: Es verdaut Schleim, regt den Kreislauf an und stimuliert den Körper dazu, Salzsäure zu produzieren, welche wichtig für die Verdauung ist.

Ich liebe meine spezielle Limonade: Im Blender 3 Äpfel und ¼ Bio-Zitrone mit Schale verquirlen, eiskalt serviert! Probieren Sie es aus.

Spülen Sie Ihr Lymphsystem
Wenn Sie zu viele Gifte in Ihrem Körper haben, bleiben diese in Ihrem Lymphsystem hängen. Wie wir bereits besprochen haben, hat Ihr Lymphsystem im Vergleich zu Ihrem Kreislauf keine Pumpe, um die Lymphflüssigkeit zirkulieren zu lassen und wir haben etwa dreimal mehr davon im Körper als Blut.

Es gibt nur zwei Möglichkeiten, das Lymphsystem zu spülen: durch anaerobes Training wie Schwimmen und Radfahren oder eine weit effektivere Lymphdrainage, die schneller ist und sicherstellen kann, dass kein Gift in den Lymphknoten verbleibt. Nichts ersetzt eine qualifizierte manuelle Lymphdrainage.

Helfen Sie Ihrem größten Organ – Ihrer Haut – den Müll zu entfernen und sich selbst zu erneuern. Schwitzen ist gut, weil es Ihrem Körper dabei hilft, sich von Giften über die Haut zu befreien, die das größte Organ Ihres Körpers ist. Saunagänge mit kalten Duschen abgeschlossen, helfen dabei. Noch effektiver wirkt die Infrarotsauna, die schnell und einfach Gifte aus den tiefen Schichten Ihrer Haut zieht. Diese Sorte von Sauna können Sie sogar in Ihrem Zuhause aufstellen.

Eine andere Technik, um Ihrer Haut zu helfen, ist, die Haut trocken zu bürsten: Bürsten Sie jeden Quadratzentimeter Ihrer Haut ohne Wasser mit einer natürlichen Bürste aus Naturborsten. Warum? Das hat viele Vorteile: es reinigt die Poren, peelt die Haut und hält die Haut vital und weich, regt die Blutzirkulation an und hilft dabei Gifte zu eliminieren. Das Bürsten der trocknen Haut stimuliert auch alle Ihre Akupunkturpunkte, was zur Energetisierung des Körpers beiträgt.

Lesen Sie, was der legendäre, natürliche Heiler Dr. Bernard Jensen zum Trockenbürsten der Haut sagte: „Ich glaube, dass Haut zu bürsten das feinste aller Bäder ist. Keine Seife kann Ihre Haut so sauber waschen, wie die Haut, welche Sie unter der alten tragen. Der Körper erneuert alle 24 Stunden die Haut. Die Haut ist so sauber wie Ihr Blut. Die Haut zu bürsten, entfernt die oberste Schicht. Das wiederum ist dabei hilfreich, Harnsäurekristalle, schleimige Sekrete und zahlreiche andere Säuren im Körper zu eliminieren. Die Haut sollte täglich zwei Pfund Abfall abtransportieren. Halten Sie Ihre Haut in Bewegung."

Sie werden zwei unterschiedliche Bürsten für das trockene Bürsten der Haut benötigen: eine Körperbürste mit einem abnehmbaren Griff sowie eine Bürste für das Gesicht.

Befreien Sie sich von der falschen, negativen Programmierung in Ihrem Geist, um den Krebs zu eliminieren und endgültig loszuwerden.

Alle Krankheiten sind bereits im Geist, bevor sie sich im Körper manifestieren. Darum ist auch alle Gesundheit im Geist, bevor Sie sie in Ihrem Körper erleben können. Es ist notwendig, den Geist zu entgiften! Indem Sie sich von falschen, negativen Gedanken, Sorgen, Zweifeln und Ängsten sowie fehlender Motivation, niedrigem Selbstbewusstsein, fehlender Selbstliebe, Hoffnungslosigkeit und dem Gefühl, hilflos zu sein, befreien, können Sie auch den Krebs loswerden.

Schädliches Denken sollte durch heilsame Gedanken ersetzt werden, welche Ihr Immunsystem auf Hochtouren bringt. Die meisten deutschen Kliniken helfen den Patienten dabei, sich auf diese spezielle Aufgabe zu konzentrieren und das ist auch etwas, was Sie zu Hause machen können. Ob Sie es glauben oder nicht, aber Beratungsmethoden, welche die Gedankenmuster der Krebspatienten umkehrten, haben sogar „hoffnungslose" und im „Endstadium befindliche" Fälle von Krebs zu einer Kehrtwende gebracht.

Es ist nicht einfach nur eine Frage der Veränderung von „negativem Denken" zu „positivem Denken" – obwohl das ein Teil davon ist. Viel wichtiger ist die Frage der Veränderung eines falschen Denkens in Richtung eines wahrheitsgemäßen Denkens. Zum Beispiel denken viele, wenn nicht sogar alle Krebspatienten, dass Krebs ein mächtiger, fast unbesiegbarer Gegner sei. Aber der amerikanische Pionier O. Carl Simonton, M.D. hebt besonders heraus, dass die Wahrheit ganz anders ist: Krebszellen sind in Wahrheit abnormale und deformierte Zellen. Doktor Simonton kreierte eine bahnbrechende Methode, die Krebspatienten dabei hilft, zu visualisieren, wie Ihr Immunsystem die schwachen, deformierten Krebszellen bezwingt.

Bitte lesen Sie Dr. Bernie Siegel's Bücher. Er gibt so vielen Menschen Hoffnung, Inspiration und Orientierungshilfe.

Aber der schnellste und effektivste Weg, um diese notwendigen Veränderungen durchzuführen, ist meiner Erfahrung und der Meinung Tausender meiner Patienten und Kollegen nach die IBMS™. Es gibt Ihnen keinen Raum, zu versagen.

Auswirkungen der Chemotherapie

A

Allergische Reaktionen
Anaphylaktischer Schock
Appetit (fehlender)
Asthenie (Körperschwäche)
Ataxie
Atemprobleme
Augenprobleme
Azotämie

B

Blähungen
Bauchschmerzen
Bewegungs- und Gleichgewichtsveränderungen
Bilirubin Blutspiegel
Blasenprobleme
Blutarmut
Blutdruck wechselhaft
Bluttest Abnomalitäten
Blutungsprobleme
Blutverklumpung
Bronchitis
Brustschmerzen

C

„Chemohirn" (kognitive Beeinträchtigungen)
Conjunktivitis (rote Augen)

D

Denkstörungen
Depression
Durchfall
Dyspepsie

E

Einschlafprobleme
Eisenmangelanämie
Entzündung der Mundschleimhaut
Erbrechen
Erhöhte Leberenzymwerte
Erkältungssymptome
Erythrodysästhesie-Syndrom der Handflächen und Fußsohlen

F

Fatigue Syndrom
Fieber
Fiebrige Neutropenie
Flatulenz
Flüssigkeitsansammlungen
Fruchtbarkeitsprobleme
Frühes Sättigungsgefühl

G

Gastroösophageale Refluxkrankheit (GORD)
Gedächtnisverlust
Gelenkschmerzen
Gelenkschmerzen
Geschmacksveränderungen
Gewichtsabnahme
Gewichtsveränderungen
Gewichtszunahme
Glasige Augen
Glaukome
Granulozytopenie
Grippe-ähnliche Symptome
Gynäkomastie

H

Haarausfall
Haarverlust
Hämatome
Hämorrhagische Zystitis
Hand-Fuß-Syndrom
Harnwegsinfekt
Hautausschlag durch Bestrahlung und gleichzeitige Medikamenteneinnahme
Hautblutungen oder Quetschungen
Hautreaktionen
Herzfehler
Herzklopfen
Herzmuskelentzündung
Herzprobleme
Herzrasen
Herz-Rhythmus-Störungen
Hitzewallungen
Hoher Blutdruck (Hypertension)
Hörprobleme
Husten
Hyperamylasämie (erhöhter Amylase-Wert)
Hyperkalzämie (erhöhter Calcium-Wert)
Hyperchlorämie (erhöhte Anzahl von Chloridionen)

Hyperglykämie (hoher Blutzuckerwert)
Hyperkaliämie (hoher Kaliumwert)
Hyperlipasämie (hoher Lipase Werte)
Hypermagnesiämie (hoher Magnesiumwert)
Hypernatriämie (hoher Natriumwert)
Hyperphosphatämie (hoher Phosphatspiegel)
Hyperpigmentierung
Hyperurikämie (erhöhter Harnsäurespiegel)
Hypertriglyceridämie Erhöhung der Triacylglyceride)
Hypoalbuminämie (verminderte Albumin Konzentration)
Hypochlorämie (niedriger Chloridwert)
Hypoglykämie (niedriger Blutzuckerwert)
Hypokaliämie (niedriger Kaliumwert)
Hypomagnesiäemie (niedriger Magnesiumspiegel)
Hypokalzämie (niedriger Kalziumspiegel)
Hyponatriämie (niedriger Natriumwert)
Hypophosphatämie (niedriger Phosphatspiegel)

I

Impotenz
Infektionen

J

Juckreiz

K

Kardiotixizität
Katarakte
Knochenmarkhemmung
Knochenschmerzen
Kopfschmerzen
Krämpfe
Kribbeln
Kurzatmigkeit

L

Laufende Nase
Leberprobleme
Leberfunktionsstörung
Lebertoxizität
Leukopenie
Libidoverlust
Lichtempfindlichkeit
Lichtunverträglichkeit
Lungenembolie
Lungenentzündung
Lungenfibrose
Lungenprobleme
Lungentoxizität

T

Taubheitsgefühle
Thrombocytopenie
Tiefe Beinvenenthrombose
Tinnitus
Traurigkeit
Trockene Haut
Trockener Mund
Trockenes-Auge-Syndrom

U

Unkoordiniertheit
Unruhe
Unruhezustände
Übelkeit
Überempfindlichkeitsreaktionen der Haut
Übersäuerter Magen

V

Vaginale Blutung
Vaginale Infektion
Vaginale Trockenheit
Veränderungen am EKG
Verengung der Herzkranzgefäße
Vergiftung des Zentr. Nervensystems
Verletzungen
Verlust des Gehörs
Verstopfung
Verwirrtheit

W

Wassermangel

X

Xerostomie (Mundtrockenheit)

Z

Zysten

Positives Denken alleine funktioniert nicht, vor allem nicht bei Krebspatienten

Die Philosophie des positiven Denkens ist vorteilhaft, aber sie wirkt nicht bei Krebspatienten. Sie können sich nur selbst heilen, wenn Sie sich gesund, vital und voller Energie vorstellen können! Wenn Sie so glücklich, gesund und erfolgreich sein wollen wie Sie sein können, müssen Sie diese Dinge unbedingt tun; das Gesetz der Anziehung und innere Einstellung in Aktion:

- Programmieren Sie Ihr Bewusstsein und Ihr Unterbewusstsein mit Introspektion.
- Haben Sie eine klare Vision – präzise Ziele

- Entwickeln Sie einen detaillierten Aktionsplan für Gesundheit und Heilung (mit Therapieren, einem Ernährungsplan oder Programmen, die Sie verwenden wollen)
- Setzen Sie täglich Ihren Plan in Aktion um, um eine optimale Gesundheit zu erreichen und zu erhalten. (UND konzentrieren Sie sich auf Ihr Ziel – optimale Gesundheit – und benutzen Sie das Gesetz der Anziehung)
- Behalten Sie im Hinterkopf, dass fehlende Aktion der Beginn des Todes und des Untergangs ist! Ihr Körper braucht aktive Pflege. Sie können nicht einfach nur über einen gesunden Ernährungsplan nachdenken und diesen nicht durchführen.

Um den Unterschied zwischen Wunschdenken und der sachgemäßen Anwendung des Gesetztes der Anziehung zu begreifen, hören Sie sich das IBMS®-Anti-Stress und Selbstheilungs-CD-Paket an. Es ist das meistverkaufte und am meisten von Experten empfohlene System der Welt. Wie Doktor Bernie Siegel, M.D. und Professor an der Yale-Universität sagt, und was ich oft wiederhole, ist, dass Krebspatienten, die über ihre Situation positiv denken, und beispielsweise sagen: „Ich bin gesund, mir geht es gut“ etc. ihrem Immunsystem die Information geben: „Alles ist gut – kein Handlungsbedarf – nichts zu tun! „Folgerichtig stirbt der Krebspatient, weil er sein Immunsystem nicht aktiviert hat.

Er hat es abgeschaltet, anstatt es nach den IBMS™-Methoden richtig zu machen und zu sagen: „Ich bin schwer krank! Ich akzeptiere diese Tatsache und aktiviere jetzt meine Selbstheilungskräfte und Instinkte und handle nach ihnen. Weil ich alles tun werde, was dazu nötig ist und meinem Instinkt folgen und meinen Menschenverstand einsetzen werde, mich weiterbilde, um gut durchdachte Entscheidungen zu treffen und diese umzusetzen, weiß ich, ich werde geheilt werden. Ich weiß, dass mein Körper, mein Geist und meine Seele wissen, wie sie mich heilen können und ich will tun, was immer dazu nötig ist, um gesund zu werden und zu bleiben. Weil ich mein Immunsystem unterstütze und die Heilung in meinem Inneren anrege, weiß ich, ich werde geheilt werden. Ich bin stark und werde stärker und gesünder von Tag zu Tag, von Stunde zu Stunde, von Minute zu Minute und von Sekunde zu Sekunde. Ich weiß es, weil ich alle die richtigen Dinge tue, die mir meine Recherchen und Instinkte sagen: Ich werde sehr bald glücklich und gesund sein! Ich bin auf meinem Weg und schon ganz aufgeregt, weil ich weiß, dass ich die vollständige Kontrolle habe.“

Die IBMS®-CDs

Ich habe Millionen von Dollar investiert, um die richtige Hintergrundmusik für meine CDs zu produzieren. Das ist sehr wichtig, weil die IBMS®-Behandlungen nachweislich in der Lage sind, Ihr Unterbewusstsein zu verändern, weil es das Gehirn des Hörers in die richtigen Frequenzen bringt, die dazu nötig sind, um Veränderungen durchzuführen. Diese CDs bringen Sie in einen geistigen Zustand, in welchem Sie Ihr ideales Leben mental erleben und erfahren – welches der einzige Weg ist, Ihre Gedanken erfolgreich umzuprogrammieren.

Es gibt weltweit kein einziges, bekanntes System, was bewirken kann, was mein IBMS®-System jedes einzelne Mal bewerkstelligt, indem es Ihr Gehirn in die richtigen Beta-, Alpha-, Delta- und Theta-Frequenzen versetzt. Das ist sehr wichtig für die richtige Programmierung.

Nach der Meinung vieler angesehener Heiler, professioneller und erfolgreicher Ärzte, gibt es kein einziges Programm, welches nur ein Prozent dessen bewirkt, was das IBMS® macht, ohne einen größeren Aufwand seitens des Nutzers. Dieses Programm wird Ihnen dabei helfen, Lösungen zu finden, Ziele zu formulieren, einen Aktionsplan zu entwickeln und die Grundursache aller Lebensprobleme, inklusive Gesundheitsprobleme und Zusammenbrüche zu entdecken.

Gesundheitsinstitute in Berlin haben klinisch nachgewiesen, dass die lediglich 20 Minuten andauernde IBMS®-Behandlung der Entspannung und der Regeneration von 7 bis 8 Stunden tiefen, erholsamen Schlaf entspricht.

Wenn Sie sich daran zurückerinnern, dass der Körper nur während eines tiefen erholsamen Schlafs oder im IBMS®-Zustand™ heilen kann, dann können Sie ganz leicht nachvollziehen, warum es so eine große Wirkung auf meine Krebspatienten und andere Patienten hatte.

Mein Stressreduktionssystem auf CD ist auch speziell für Christen erhältlich, und heißt „Zeit für Stille“. Nur auf Englisch.

Mit der Veröffentlichung dieses Buches werde ich zum ersten Mal überhaupt mein IBMS®-Lebens-TherapiesystemTM für die Öffentlichkeit zugänglich machen. Bisher war es nur für die 143 Ärzte und Doktoren zugänglich, welche ich als IBMS®-Fachkundige oder IBMS® Coaches® Therapeuten ausgebildet habe. Auch die IBMS®-Seminare, Kurse und Ausbildungen für Heilkundige und Fachkräfte werden mit der Veröffentlichung dieses Buches beginnen. Wir bieten auch ein spezielles CD Set für Krebs Patienten an! Ein IBMS®-Selbsthilfe zur Selbstheilungskurs auf CD und eine DVD sind in Arbeit.

Eine komplett natürliche Herangehensweise

IBMS® ist die Art und Weise, wie die Natur dafür gesorgt hat, dass Sie gesund bleiben, und dass Sie sich selbst heilen können. Es ist die beste Methode, um Krankheiten vorzubeugen und das Allerbeste daran ist, dass es eine einfache und effektive Behandlung ist, um den Körper von krankhaften, viralen, bakteriellen und allergischen Krankheiten zu befreien. Wie wir bereits zuvor besprochen haben, ist Energiemangel meistens durch mentalen und emotionalen Stress verursacht und die gesundheitszerstörende Verhaltensweise ist meistens die Folge dieser Stressoren.

Die medizinischen Berufe verlieren nahezu 100 % ihrer Patienten innerhalb der ersten fünf Jahre nach der ersten Diagnose. Ihre Methoden „Patienten zu heilen“ ärgern mich über alle Maßen! Sie glauben, dass Ihre Behandlungsmethoden der einzige Ansatz seien, um überhaupt zu versuchen, Krebs zu heilen, und das, obwohl sie so eine klägliche Überlebensrate vorweisen können. Ich denke, dass die 2,1 %, die Chemo länger als fünf Jahre überleben, niemals Krebs hatten und trotz der Chemo nicht wegen ihr noch am Leben sind.

Natürliche Heilungsmethoden sind die Antwort. Sie brauchen auf die eine oder andere Art eine Sauerstofftherapie, aber auch das allein ist keine Heilung. Sie benötigen eine biologische Rohkosternährung, aber das allein ist auch keine Heilung. Sie brauchen sehr viel Wasser und ordentliche Nährstoffe, aber das allein ist keine Heilung. Keine einzige Sache kann die Heilung für ALLES sein. Alle diese Dinge zusammen tragen dazu bei, die Symptome Ihres persönlichen Gesundheitszustands zu lindern, und sie helfen dabei, den Heilungsprozess zu beschleunigen, aber Sie werden niemals ganz geheilt sein, bevor Sie nicht die Grundursache Ihrer persönlichen Gesundheitsprobleme beseitigt haben!

Denken Sie noch einmal über die Antwort auf diese Fragen nach: Was macht Sie krank oder hat Sie krankgemacht? Was sind anhaltende Sorgen, Zweifel und Ängste sowie Kompromisse gegen Sie selbst? Ist es fehlendes Selbstbewusstsein, Selbstliebe oder Selbstvertrauen, das Ihnen die Energie dermaßen stark abzieht, dass Sie diese Symptome entwickelt haben und diesen Energiezusammenbruch?

Wenn Sie einmal diese Frage beantwortet haben und daraufhin zu handeln beginnen, haben Sie Ihre individuelle, einzige Antwort auf Krebs! Sie müssen nur 14 % gesundes Verhalten hinzufügen und sind auf Ihrem Weg zu optimaler Gesundheit, Freude und Erfolg.

Fallbeispiel einer Heilung mit IBMS®

Heilung von Brustkrebs

Ich erinnere mich sehr genau an das erste Mal, als Elaine in mein Behandlungszimmer kam. Sie war in ihren Mittdreißigern und hatte Brustkrebs. Die Ärzte hatten ihre rechte Brust abgenommen und sie zweimal mit Chemotherapie behandelt. Elaine war in einem schrecklichen Zustand. Ihre Haare fielen aus, sie hatte Angst und war emotional am Boden zerstört.

Nach einer kurzen Beratung erfuhr ich, dass Elaine Depressionen hatte und fesselnde Angst. Seit ihrer frühesten Kindheit war sie nicht in der Lage gewesen, das Haus zu verlassen oder allein im Dunkeln zu schlafen. Elaines konstante Ängste führten zu innerer Resignation und einem verminderten Lebenswillen. Als sie immer depressiver wurde, begann ihr Körper, sich selbst zu zerstören. Elaine war am Rande eines Nervenzusammenbruchs. Bei ihrer Behandlung begannen wir mit Entspannungstechniken, was ihr dabei half, sich zu beruhigen und einen friedlichen, mentalen Zustand zu verinnerlichen. Elaine lernte schnell, dass unsere Gefühle und Emotionen die Aussichten unserer Lebensperspektive beeinflussen. Unsere Lebensqualität hängt von unserer Wahrnehmung ab. Und davon, was wir glauben, das uns die Zukunft bringen wird. Wenn sich jemand die Zukunft nicht vorstellen kann, ist eine Heilung nicht möglich.

Vor allem anderen muss eine Person daran glauben, dass eine wunderbare Zukunft und eine optimale Gesundheit erreichbar sind. Genauso wie es in allen religiösen Büchern der Welt wieder und wieder geschrieben steht, dass Hoffnung (oder die Macht des Glaubens) die größte Kraft der menschlichen Existenz ist. Schlussendlich hängt alles davon ab, ob sie an ihren eigenen Erfolg und ihre Heilung glaubt.

Mit einfachen Methoden und Übungen, so wie ich sie in meinem Buch: „Die unbegrenzte Kraft des Unterbewusstseins“ beschreibe, haben wir Elaines Ängste eliminiert. Wie eine wunderschöne Blume begann sie zu blühen.
Als die Therapie fortschritt, visualisierte Elaine ihr Leben mit ihrer Karriere

und ihrem Ehemann, der liebevoll und enthusiastisch an ihrer Seite stand. Innerhalb weniger Wochen war Elaine lebhaft und voller Energie. Vorher hatten die Ärzte ihr eine Lebenserwartung von sechs Monaten gegeben. Jetzt hatte sie jeden Grund, um mit Leidenschaft am Leben zu sein.

Zwei Jahre später kehrte Elaine mit einem großen Knoten ins Center zurück, welcher aus den Wunden ihrer früheren Operation herausstand. Sie war schrecklich ängstlich, jedoch voller Hoffnung wegen ihrer Erfolge von vor zwei Jahren. Ich überwies sie zum Chefarzt für Chirurgie in einem nahen gelegenen Krankenhaus, welcher etwas sehr Überraschendes herausfand. Die erste Operation war schrecklich verpfuscht worden. Der Krebs war in zwei Hälften geschnitten worden und die Hälfte davon war in Elaines Körper verblieben. Wie jeder Physiologe bestätigen kann, hätte diese Frau weniger als drei Monate zu leben gehabt, weil sie einen ernsthaft bösartigen Tumor in der Größe einer Walnuss in ihren Körper trug. Das ist das Schlimmste, was einem Patienten passieren kann. Der Klinikleiter hatte noch nie etwas Derartiges gesehen oder so etwas für möglich gehalten. Die Hälfte des Tumors war in Elaines Körper verblieben, aber der Tumor hatte sich isoliert und wurde durch den Versuch des Körpers in auszutreiben, nach oben gedrückt. Als der Tumor chirurgisch entfernt worden war, gab es keine Veranlassung für eine Chemotherapie. Man sagte Elaine, dass sie nie wieder in der Lage wäre Kinder zu bekommen, jedoch wurde sie sehr schnell schwanger. Darum blieb Elaine während ihrer Schwangerschaft in meiner Behandlung. Die Ärzte hatten ihr gesagt, dass ihr Kind krank sein würde und eventuell an Geburtsschäden leiden könnte. Nach neun Monaten gebar Elaine ein gesundes Kind. Es gab keine Komplikationen oder Schwierigkeiten während der Geburt. Elaines wunderschönes kleines Mädchen ist jetzt fünf Jahre jung. Sie ist voller Leben, Energie, Gesundheit und Vitalität.

10. DAS INSTINKT-BASIERTE MEDIZIN-SYSTEM

Wir sind jetzt an einem Punkt angelangt, an dem Sie bereits ein grundsätzliches Verständnis davon abbekommen haben, wie ich denke, wie ich Krebs geheilt habe und wie ich vielen Patienten dabei geholfen habe, sich selbst zu heilen. Wenn Sie bereits mein Buch „Instinktbasierte Medizin: Wie Sie Ihre Krankheit und Ihren Arzt überleben", gelesen haben, werden Sie bereits wissen, dass alles was ich in diesem Buch erwähnt habe, von Fakten, Erfahrungen und massivem Erfolg untermauert wird.

Wenn Sie jetzt bereit sind, mein IBMS in Ihrem Leben anzuwenden, lesen Sie weiter, weil ich alles für Sie zusammengefasst habe.

- Ernähren Sie sich ab sofort nur noch von Rohkost. Werden Sie Vegetarier oder vegan, zumindest, bis Sie wieder gesund sind!
- Hören Sie damit auf, Leitungswasser zu trinken, es ist voller Gifte! Holen Sie sich einen Wasserfilter für das ganze Haus, oder zumindest einen, der unter der Spüle eingebaut ist. Es sollte ein Umkehrosmose-System sein. Bauen Sie auch Filter in alle Ihre Duschen ein.
- Vermeiden Sie künstliche Süßstoffe wie Aspartam, Equal, Splenda, Canderel und andere. Stattdessen benutzen Sie biologisches Stevia zum Süßen. Nehmen Sie niemals Mononatriumglutamat (MNG oder ugs. Glutamat) zu sich und halten Sie sich von genetisch manipulierten Lebensmitteln fern!
- Nehmen Sie keine Milch zu sich, auch keine Milchprodukte wie Joghurt, Käse und Sauerrahm. Sogar Milch im Café ist zu diesem Zeitpunkt nicht erlaubt.
- Beginnen Sie mit einer Saftkur! Am besten und einfachsten anzuwenden ist meiner Meinung nach die von Jack Lalaney. Sie können einen Entsafter für wenig Geld bekommen. Beginnen Sie jeden Morgen mit einem Saft aus frischen Äpfeln, Sellerie und Karotten zu gleichen Anteilen. Trinken Sie mindestens viermal täglich frische Säfte. Sie können alle Obst und Gemüsesorten zu Saft verarbeiten, aber denken Sie daran, dass die grünen Gemüsesorten Ihnen Sauerstoff zuführen, und das brauchen Krebspatienten am allermeisten. Saftrezepte finden Sie auf meiner Webseite.
- Trinken Sie täglich vier Liter Wasser mit einem halben Teelöffel Himalayasalz darin.
- Gehen Sie täglich 28 Minuten spazieren und setzen Sie Ihre Haut mindestens zwölf Minuten am Tag der Sonne aus. Benutzen Sie niemals Sonnenschutzmittel, da Sie jetzt wissen, dass sie Krebs verursachen.

- Benutzen Sie dreimal am Tag einen Rebounder (Minitrampolin). Bewegen Sie sich nur auf und ab, ohne dass Ihre Füße den Stoff verlassen. Natürlich kann eine manuelle Ganzkörper-Lymphdrainage an den Teilen des Körpers, wo die Lymphknoten vergrößert sind oder schmerzen, das Beste sein. Jedoch behaupten einige sogenannte medizinische Fachmänner, dass sich dadurch der Krebs weiterverbreitet und im ganzen System verteilt. Alle meine Krebspatienten hatten diese Behandlung und ich habe das nie erlebt!
- Hören Sie sich dreimal am Tag die IBMS-Stressreduktions-CD an. Und mindestens einmal am Tag sollten Sie die Atem-Therapie-Sitzung anhören. Wenn Sie sich daran gewöhnt haben, können Sie auf die IBMS-Immunsystem-, Wiederherstellungs- und Immunsystem-Beschleuniger-Sitzungen umstellen.
- Benutzen Sie die Informationen in diesem Buch und/oder meinen IBMS-CD-Sitzungen: „Entdecken und beseitigen Sie die Grundursache." Diese werden Ihnen dabei helfen, die zugrunde liegende Ursache Ihrer individuellen, energetischen und gesundheitlichen Störungen aufzudecken. Sie werden in der Lage sein, Ihre Sorgen, Ängste, Zweifel zu entdecken, welche Sie bremsen und krankmachen. Sie können auch mein selbst-stärkendes CD-Set und das Buch: Sie sind für Erfolg geboren benutzen. Das Buch ist kostenfrei auf der Mitgliedsseite für IBMS-Mitglieder sowie die meisten meiner historischen deutschen Bücher und Audio-Programme. Das sind lediglich Anregungen. Alles, was Sie wissen müssen, wird von diesem Buch abgedeckt. Und denken Sie daran, dass jede Krankheit die Folge von Energiemangel ist. Und was ist die Ursache Ihres persönlichen Energiemangels? Finden Sie sie und lösen Sie das Problem oder Sie werden nicht gesund werden!

Nun, da der Wasserhaushalt und die Ernährung bereits abgedeckt sind, müssen Sie einen Entgiftungsprozess starten. Ich würde mit der 21-Tage-all-in-one Ganzkörper- und Darmreinigung von MyBePure beginnen und im Anschluss daran eine Lymphsystem-, Candida- und Parasitenreinigung durchführen. Danach würde ich eine Metallausleitung machen und kolloidales Silber anwenden. Und, sofern es Ihnen finanziell möglich sein sollte, essen Sie Bio-Lebensmittel und trinken Sie reaktiviertes Wasser.

Der Mindestbedarf an Supplementen sind Essiac-Kapseln mit jeweils 400 internationalen Einheiten (i.E.), Vitamin E pro 30 Pfund Körpergewicht und 50000 i.E. Vitamin D, dreimal täglich. Leinöl ist großartig bei Krebs, besonders bei Brustkrebs.

Nur unter Aufsicht eines qualifizierten Fachmanns können Sie außerdem probieren:

- Sauerstofftherapie nach Professor Manfred von Ardenne
- 8 Tropfen Wasserstoffperoxid 35%ig in Lebensmittelqualität als Lösung in 240 ml Aloe vera Saft dreimal am Tag
- Vitamin C intravenös oder Aloe vera
- Finden Sie einen Fachmann, der Ihnen dabei helfen kann, so viele Medikamente wie möglich abzusetzen
- Nehmen Sie keine cholesterinsenkenden Medikamente ein, da diese Sie umbringen können! Menschen sterben von zu wenig Cholesterin und nicht von zu viel. Diese Tatsache wurde von Ärzten, auch von Professor Dr. med. Walter Hartenbach nachgewiesen. Ich werde später noch mal darauf eingehen (siehe: die Cholesterin-Lüge). Statine, also Cholesterin senkende Drogen, schrumpfen Ihr Gehirn (Alzheimer, MS, Parkinsons sind oft die Folge) und führen zur Verhärtung der Leber.
- Vermeiden Sie Impfungen. Keine Impfung wurde jemals als sicher und effektiv nachgewiesen. Außerdem können die Gifte im Impfstoff Autismus, Parkinson, Alzheimer, Krebs und sogar den Tod verursachen.
- Hören Sie nicht auf die Manipulationen der Medien, der pharmazeutischen Werbung oder von irgendjemandem, der Ihnen nahesteht, der es sicherlich gut meint, Ihnen jedoch hinsichtlich einer guten Gesundheit im Weg steht!
- Werfen Sie alle Energieräuber aus Ihrem Leben – auch negative Menschen.
- Hören Sie mit jeglicher Form von Selbstmitleid auf und lassen Sie nicht zu, dass jemand Sie bemitleidet. Diese negative Energie kann Sie umbringen.
- Setzen Sie klare Ziele, für die nahe Zukunft, aber auch langfristige. Dieses sollten inspirierende Ziele sein, die Sie zum Leben anspornen und dazu, gesund zu sein.
- Finden Sie Ihre eigenen Beweggründe, warum Sie ein langes und erfülltes Leben führen möchten.
- Sehen Sie sich selbst und in Ihrer perfekten Gesundheit. Und in einem Leben, das Sie glücklich macht. Stellen Sie sich das in jedem Detail vor als würde es in diesem Moment passieren. Erleben Sie in Ihrem Geiste, wie Sie sich fühlen und wie Sie handeln in Ihrem glücklichen und gesunden Leben. Erleben Sie die Dinge, die Sie in der Zukunft erleben werden. Dinge, die Sie inspirieren, die Ihr Leben spannend machen. Solange Sie sich selbst nicht als gesund vorstellen können, haben Sie keine große Chance, dahin zu kommen. Also trainieren Sie Ihre Vorstellung so lange,

bis Sie Ihre Zukunft so detailliert wie möglich vor Ihrem geistigen Auge sehen können. Wie fühlen sich diese Sachen an? Welche Geräusche hören Sie? Was sehen Sie um sich herum? Wie sehen Sie selbst aus?

- Wenn Sie an Gott glauben, verbringen Sie täglich einige Zeit im Gebet. Wenn Sie nicht wissen, was Sie sagen sollen, versuchen Sie das: „Lieber Gott, ich danke Dir für meine Gesundheit und mein Glück und für die Heilung, die in diesem Moment in meinen Körper stattfindet. Ich bin so dankbar zu wissen, dass Du mir all die Antworten und Lösungen zukommen lässt, welche ich brauche, sodass ich alle meine Ziele hinsichtlich Gesundheit, Glück und Erfolg erreichen werde." Beten Sie so, als wären Sie absolut sicher, dass es genau in diesem Moment passiert und eintreten wird.

Von nun an benutzen Sie Ihren gesunden Menschenverstand und Ihre Instinkte, wenn es darum geht, eine Entscheidung zu treffen. Wenn es sich nicht gut anfühlt, ist es wahrscheinlich nicht richtig für Sie! Ich glaube daran, dass unser Instinkt die Stimme Gottes in uns ist. Gott spricht durch unsere Intuition und durch unsere natürlichen Instinkte mit uns. Ich glaube, dass jegliche Krankheit von unserer eigenen Schwingung verursacht wird, welche uns aus einem gesunden Rhythmus bringt, weil unser Energielevel zu niedrig ist.

Werden Sie sich dessen bewusst, dass Sie der einzige Mensch sind, der mit den Konsequenzen Ihrer Handlungen leben muss, nicht Ihr Arzt, der Sie mit Chemotherapie und Bestrahlung quälen möchte und auch nicht Ihre Verwandten, die dahingehend gehirngewaschen wurden, zu glauben, dass es außer Vergiften, Schneiden und Verbrennen keine Möglichkeit zum Überleben gibt. Sie müssen nur sich selbst gegenüber Rechenschaft ablegen, darüber hinaus niemand anderem. Darum kann und will ich keine Entscheidung für Sie treffen. Ich kann Sie nur informieren und Ihnen meine persönliche Meinung sagen, die auf meinen Lebenserfahrungen und Beobachtungen beruht, aber Sie müssen für sich selbst entscheiden. Wenn Sie an diesem Punkt immer noch der Meinung sind, dass der medizinische Weg die beste Möglichkeit für Sie ist, weil Sie nicht die Verantwortung für Ihr eigenes Leben, Ihre Gesundheit und Ihre Heilung übernehmen wollen, dann ist das Ihre Wahl.

Nachdem Sie das ganze Buch gelesen haben, nehmen Sie sich ein paar Tage Zeit, um über alles in Ruhe nachzudenken. Nehmen Sie sich so viel Zeit, wie Sie brauchen, um sich Ihrer Entscheidung sicher zu sein. Nichts ist schlimmer, als etwas zu tun und nicht wirklich daran zu glauben und es im Nachhinein auch noch zu bereuen. Ich respektiere Ihre Entscheidung in jedem Fall, aber bitte schreiben Sie mich danach nicht an und bitten mich um Hilfe, weil Sie sich für den schulmedizinischen Weg entschieden haben, denn bis dahin ist es vielleicht schon zu spät für Sie.

Probieren Sie nicht beides gleichzeitig, die natürliche und die schulmedizinische Heilung. Nach meiner Erfahrung ist jeder Patient gestorben, der das probiert hat. Entscheiden sich dafür, was Sie wirklich wollen, dann bleiben Sie dabei, halten Sie daran fest. - Recherchieren Sie und informieren Sie sich.

Wenn Sie sich die ganzen Supplemente und Nahrungsergänzungsmittel, die ich erwähnte, nicht leisten können, machen Sie eine 21-tägige Saftkur und stellen Sie Ihre Ernährung auf biologische Rohkost um. Danach machen Sie die IBMS-Techniken und benutzen dabei alle Informationen aus diesem Buch und suchen Sie sich mindestens ein oder zwei Mittel gegen Krebs heraus, über die ich auf diesen Seiten geschrieben habe. Da ich daran glaube, dass jeglicher Krebs von mentalem und emotionalem Stress verursacht wird, sollten Sie bereits in der Lage sein, die Grundursache Ihrer persönlichen Gesundheitsproblematik zu erkennen, sie zu entfernen und sehr bald zu Ihrem normalen Gesundheitszustand zurückzukehren.

Werden Sie sich dessen bewusst und akzeptieren Sie, dass Sie jetzt dieses haben: die einzige Antwort auf Krebs! Ihre persönliche, individuelle Antwort! Es gibt keine heilende Kraft außerhalb Ihres Körpers, lediglich Ihre eigene persönliche Heilkraft, welche Ihnen von der Natur oder Gott geschenkt wurde.

Essen Sie niemals Gerichte aus der Mikrowelle und schützen Sie sich vor EMF (elektromagnetisches Chaos), welche von Handys und Computern ausgestrahlt wird. Leben Sie nicht unter Stromleitungen, denn diese verursachen Krebs.

Lassen Sie keine Wurzelbehandlungen mit Amalgamfüllungen machen, weil das die Hauptursache von Brustkrebs und Prostatakrebs darstellt. Lassen Sie „Silber"-Füllungen in Ihren Zähnen durch Füllungen aus Gold ersetzen.
Büstenhalter mit Bügeln behindern die Lymphflüssigkeit und können Brustkrebs verursachen.

Sehen Sie nicht fern, besonders keine Nachrichten. Stattdessen werden Sie z.B. Mitglied eines Internet-Kinofilmanbieters und genießen Sie alle möglichen Filme, aber lassen Sie das TV, Nachrichtensendungen und Zeitungen aus. Diese gedankenlose Propaganda wird Sie lediglich manipulieren und willensschwach machen.

Mein brandneues Audioprogramm: IBMS® Das Leben heilen™, welches aus all den 13 Sitzungen besteht, die ich mit meinen Patienten durchführte, um Ihnen dabei zu helfen, sich selbst von der Grundursache aller menschlichen Probleme zu heilen, werden sehr bald für Sie zur Verfügung stehen.

Sind Sie das wert? Ja!

Wenn Sie alle die Dinge tun, die ich in diesem Buch vorgeschlagen habe, wird es viel Geld kosten, besonders, wenn Sie diese Dinge das erst mal machen, aber lassen Sie mich Ihnen diese Frage stellen: Sind Sie es nicht wert? Natürlich sind Sie es! Gute Gesundheit ist unbezahlbar. Wer würde Ihr Geld denn ausgeben, wenn Sie an Krebs gestorben sind?

Betrachten Sie es als Investition in Ihre Gesundheit und in Ihr Glück. Wenn Sie Ihr Leben lang hart gearbeitet und ein wenig Geld gespart haben, ist jetzt die Zeit gekommen, es in Ihre Zukunft zu investieren, sodass Sie Ihre Kinder und Enkel aufwachsen sehen können. Wollen Sie nicht am Leben sein, um all die Dinge zu tun, die Ihnen schon immer am Herzen gelegen haben? Wollen Sie mit Ihren Liebsten nicht so lange wie möglich zusammen sein?

Wie gesagt, es ist Ihr Leben und Ihre Entscheidung, aber wenn Sie nicht in Ihre Gesundheit und in Ihr Leben investieren, wofür ist Ihr Geld dann gut? Selbst wenn ich nur wenig Geld hätte, würde ich eher Schulden machen und gesund werden und es später zurückzahlen, als an meiner Gier zu sterben!

Es gibt keinen Krebs!

Es gibt keine Krankheit, die Krebs heißt. Sie haben nur einen normalen natürlichen Körpervorgang so genannt. Und, wenn Sie ihn einfach in Ruhe ließen, würde es in den meisten Fällen von selbst verschwinden, und zwar in derselben Sekunde, in der die Energie, die Nährstoffe, die Entgiftung und der Wasserhaushalt wieder normal sind. Wenn Sie sich der Grundursache entledigen, haben Sie keine Krebstumore mehr!

Natürliche, nachgewiesene Programme aus aller Welt

Jetzt kommen einige natürliche, nachgewiesene Krebssymptom-Killer. Bitte beachten Sie, dass es sich nur um einen Bericht zu Ihrer persönlichen Information handelt. Sie wenden alle erwähnten, natürlichen Krebsbehandlungen auf eigene Gefahr an. Außerdem sollten Sie einen Experten zurate ziehen und sich auch von einem begleiten lassen, bevor Sie einige der folgenden Protokolle anwenden:

Die Auberginen-Heilung aus Australien

Diese Methode kommt von den australischen Viehhirten. Dr. Bill Cham entwickelte die allerneueste Heilmethode für Hautkrebs – die Auberginen-Heilmethode oder BEC-5. Sie wurde erfolgreich bei der Behandlung von Bar Salem Zeltkarzinome und Skoda Zeltkarzinome angewendet, ohne der Haut in irgendeiner Weise zu schaden. Ich habe in der Vergangenheit einen Hautkrebspatienten mit Hanföl eingerieben und dann in die Sonne gesetzt. Denken Sie daran, dass es nicht die Sonne ist, die den Hautkrebs verursacht. Es ist die Sonnencreme und es sind Umweltgifte, Nahrungschemie und Nährstoffmangel.

Die Heilfrucht aus dem Amazonas, Graviola

oder auch Guanabana, Annona oder brasilianische Cherimoya genannt, wird auf ländlichen Märkten als Frucht verkauft. Jedoch wird sie in vielen Ländern traditionell dazu verwendet, die verschiedensten Zustände zu behandeln, von Durchfall über Dysenterie zu Asthma und zur Anregung des Milchflusses der Mutter. Sie hat auch die nachgewiesene Wirkung, langsam wachsende Krebszellen abzutöten. Die Graviola Frucht enthält über 40 natürlich vorkommende Acetogenine, welche die starke Fähigkeit besitzen, abnorme Zellteilung zu verhindern, was die Ursache für Krebssymptome ist.

Graviola hat enormen Erfolg bei Brustkrebs- und Darmkrebspatienten gezeigt. Auch Grapefruitsaft hatte einen positiven Einfluss auf Krebspatienten.

Der Baum, der glücklich macht. Der chinesische „Happy Tree"

wird in Tibet und in China zur Linderung von Depression, aber auch als Heilmittel für diverse Krankheiten verwendet von Erkältung über Psoriasis, bei Leber- und Gallenleiden, aber auch bei Magenerkrankungen und Problemen mit der Milz eingesetzt. Er wurde bereits mit Erfolg bei Ovarial- und kleinzelligem Lungenkrebs verwendet. Auch bei Metastasen bildenden kolorektalem Karzinom hat er großartige Ergebnisse herbeigeführt.

Die Krebs abwehrende Diät von Dr. Budwig

Die deutsche Ärztin Johanna Budwig führte weltweit eine Nährstoffzusammenstellung ein, die Krebspatienten erfolgreich dazu verhalf, ihre Defizite aufzufüllen und fast zum Stillstand gekommene Stoffwechsel zu reaktivieren. Die einfache Formel basiert auf Omega-3-Fettsäuren und schwefelreichen Proteinen. Dr. Budwigs Rezepte heilten zahllose sogenannte austherapierte Krebspatienten! Die Diät besteht im Grunde aus Leinöl und Quark. Dr. Budwig hat herausgefunden, dass einige einfache Lebensmittel den stagnierten Wachstumsprozess in unseren Zellen beheben können. Sie fand heraus, dass eine Kombination aus Leinöl mit seiner starken heilsamen Natur aus essenziellen, elektronenreichen, ungesättigten Fettsäuren kombiniert mit Quark, der einen hohen Anteil an schwefelhaltigen Proteinen hat, eine chemische Reaktion hervorruft. Diese macht das Öl wasserlöslich und kann somit von der Zellmembran sehr einfach aufgenommen werden. Leinöl hat erwiesenermaßen sehr starke, positive Effekte bei Patienten mit Prostata- und Hautkrebs. Dr. Budwig benutzt zwei Esslöffel Quark gemischt mit einem Esslöffel Leinöl. Die tägliche Dosis beträgt 6 bis 8 Esslöffel Leinöl. Menschen mit Bauchspeicheldrüsenkrebs müssen sich langsam und vorsichtig an diese Menge herantasten. Leinöl ist auch hilfreich bei Arthritis, Herzinfarkten und den meisten Krebsarten.

Säuren vernichtende Kombination von Dr. Hans Nieper

Mein Kollege Dr. Hans Nieper benutzte in Deutschland eine Säure vernichtende Kombination, um dem Blut zu ermöglichen, Krebs abzuwehren. Dr. Nieper heilte zahllose Krebspatienten, die ich persönlich kannte, mit Cäsium und DMSO-Behandlungen. Das basischste Metall, das in der Natur vorkommt, ist Cäsium, und wenn es mit DMSO kombiniert wird, greift es direkt Krebszellen an, stoppt Krebs-Metastasen, schrumpft den Tumor innerhalb von Wochen und stoppt den Schmerz von Krebs innerhalb 24 bis 48 Stunden.

Doktor Niepers Programm sieht so aus: Cäsiumchlorid 1 - 6 g pro Tag. Für gewöhnlich ist die durchschnittliche Dosis bei 3 g am Tag und wird immer zum Essen eingenommen.

1. Zum Frühstück: Cäsium Chlorid (1 g), Vitamin C (1000 mg), Zink (25 bis 30 mg) eine Tablette Kalium, wie vom Arzt verschrieben.
2. Mittags: Vitamin C (1000 mg)
3. Abends: Cäsium Chlorid (1 g), Vitamin C (1000 mg).
4. Vor dem Schlafengehen, nach dem Verzehr von zwei Scheiben Brot, Cäsium Chlorid (1 g) und Vitamin C (1000 mg).

Die entgiftende Krebssymptomheilung nach Max Gerson
Wie der Vater der Medizin, Hippokrates, so richtig sagte: Lass die Nahrung Deine Medizin sein, so machte der deutsche Arzt Dr. Max Gerson genau dieses und erfand eine Krebs-Entgiftungsdiät, die sogar heutzutage noch zahllose Patienten heilt. Sein revolutionärer Ernährungsplan, basierend auf dieser Philosophie, entpuppte sich sehr schnell als eine potente, Nährstoff- und Stoffwechseltherapie und als ein Heilmittel für Krebs!

Bereits seit 60 Jahren baut Dr. Gersons Ernährungsplan auf biologisch angebaute Feldfrüchte, Obst und Säfte auf, die dabei helfen, den Körper schnell und effektiv zu entgiften. Zahllose Krebspatienten konnten dadurch vollständig von ihren Krebssymptomen geheilt werden.

Ich glaube, wenn Sie Paul Nisons Informationen anwenden, werden Sie auch sehr große Entgiftungsergebnisse erhalten. Sie können vom Gerson-Institut in Ungarn oder Mexiko noch genauere Informationen dazu erhalten.

Mistelzweige eliminieren Krebssymptome
Der Mistelzweig wurde in Deutschland seit Hunderten von Jahren dazu eingesetzt, Kopfschmerzen, Lungenkrankheiten, innere Blutungen, nervöse Zustände und Krebssymptome zu heilen. Er vermag vom Krebs verursachte DNA-Schäden zu reparieren und kann den Krebs davon abhalten, sich auszubreiten. Er wurde erfolgreich eingesetzt, um kolorektales Karzinom sowie Magen-, Brust- und Lungenkrebs zu behandeln. Diese Behandlung muss als Injektion erfolgen und von einem Arzt durchgeführt werden, da der Mistelzweig giftig werden kann. In Europa wird er als Iscador, Eurixor, Helixor, Isorel usw. vermarktet.

Kurkuma tötet Krebszellen
Indischer Curry ist ein Krebssprengstoff. Die Gelbwurz (Kurkuma), als Gewürz erhältlich, hat eine hoch aktive Komponente namens Curcumin und ist ein gut dokumentiertes Krebsbekämpfungsmittel. Er gehört zur Familie der Ingwergewächse und wird aus der zermahlenen Wurzel der großblättrigen, asiatischen Pflanze namens Curcuma longa (Gelber Ingwer oder Safranpflanze) gewonnen.

Ayurveda – pflanzliches Krebsbekämpfungstrio
Triphala ist eine heilkräftige Quelle, um Cholesterinwerte zu reduzieren, die Blutzirkulation zu verbessern, hohen Blutdruck zu senken und die Leberfunktion zu verbessern. Es hat entzündungshemmende und antivirale Wirkung und

zeigt sich als sehr effektiv bei Pankreaskrebs. Triphala ist die beliebteste ayurvedische Kräuterrezeptur und es ist sehr einfach, für Sie, überall Informationen darüber zu bekommen.

Es wird als Tonikum eingenommen, indem man zwei oder drei Gramm des Puders in warmes Wasser einrührt und es jeden Abend trinkt. Es wird für gewöhnlich als zwei Tabletten auf einmal oder dreimal täglich eingenommen und ist auch in Kapseln erhältlich.

Krebs ist ein Pilz

Dr. Tullio Simoncini, aus Rom in Italien heilt seit über einer Dekade Krebs mit einer einfachen Lösung aus Natriumbikarbonat (Backpulver) und organischem Ahornsirup. In ärztlichen Kreisen gehört es zum Allgemeinwissen, dass Natriumbikarbonat alle Arten von Pilzen und Mikroorganismen abzutöten vermag. Doktor Simoncini hat bewiesen, dass Krebs für gewöhnlich aus einer Candida-Hefepilzinfektion hervorgeht (oder immer mit ihr einhergeht).

Da der Candida-Pilz wie ein Kleber funktioniert, der Krebszellen zusammenhält, fällt die Krebsmasse in dem Moment auseinander, wo Sie sich von dem parasitischen Hefepilz heilen. Der Candida albicans produziert eine Säure, die Krebszellen zusammenhält. Darum ist es auch so wichtig, einen basischen pH-Wert von 7.36 im Körper zu haben.

Candida-Überwucherungen spielen eine tragende Rolle in der Überlebensfähigkeit des Krebses. Denn die Hefepilze produzieren Gifte, welche die Selbstzerstörungsmechanismen von Zellen beeinträchtigen. Gleichzeitig gestattet es mutierten Zellen, sich zu einem ausgewachsenen Krebs zu vermehren. Wenn Candida mit Tumoren in Verbindung ist, bleibt er so lange am Leben wie der Krebs. Deshalb empfehle ich meinen Patienten stets, die IBMS®-Entgiftungskur zu Beginn durchzuführen und dazu kolloidales Silber zu nehmen.

Ich hatte so einen enormen Erfolg bei der Prävention und Heilung aller Arten von Krebssymptomen mit nur diesen drei Produkten, dass sie für alle meine Patienten verpflichtend sind, wenn es um Krebsbehandlung und Vorbeugung geht.

Dr. Simoncini hatte mit seinen Behandlungen bereits sehr großen Erfolg bei Gehirn-, Gallen-, Brust-, Leber-, Lungen-, Prostata- und Magenkrebs und anderen Krebssorten. Dr. Simoncinis Behandlungsplan beinhaltet: 0,5 Liter einer 5%igen Natriumbikarbonat Lösung intravenös über eine Stunde lang verabreicht, sechsmal die Woche oder direkt in lokale, zugängliche Tumore injiziert. Heutzutage hat er seine Methode etwas verändert, sodass er die Bicarbonat-Injektionen durch intravenöse Injektionen von Vitamin C ersetzt hat. Er benutzt auch eine Mischung aus Natriumbikarbonat und organischem Ahornsirup, oral eingenommen. Für mehr Informationen lesen Sie sein Buch und besuchen Sie seine Webseite.

Die makrobiotische Ernährung zum Bekämpfen von Krebs

Makrobiotik bedeutet aus dem Griechischen übersetzt „langes Leben". Die Philosophie der makrobiotischen Ernährung basiert auf der Idee, eine Balance zwischen Gesundheit und Langlebigkeit zu erreichen. So wie ich auch immer sage, Gesundheit ist ein Zustand der Ausgeglichenheit. Die makrobiotische Kost heilt nachweislich Krebssymptome. Sie basiert auf dem Ernährungsplan der Einfachheit und auf der Vermeidung von Giften, die aus landwirtschaftlichen Produkten, Fleisch und billigem Essen herrühren. Die Basics sind:

- 50 % - 60 % organisch angebaute Vollkornprodukte
- 20 % - 25 % lokal gewachsenes, Bio-Obst und -Gemüse
- 5 % -10 % Suppen aus Gemüse, Meeresalgen, Körnern und Bohnen

Manche Variationen beinhalten manchmal ein wenig frischen Fisch, weißes Fleisch, Nüsse, Samen, Eingemachtes, asiatische Zutaten und nicht stimulierende Tees.

Klinische Studien haben gezeigt, dass eine fettarme Ernährung basierend auf einer Grundlage von Vollkornprodukten, Gemüse und Früchten die gesündeste Art ist, Krebs einzudämmen und einer Neubildung von Krebs vorzubeugen.

Sie zeigte sich sehr effektiv bei Pankreas-, Lungen-, Brust- und Darmkrebs. Diese Diät enthält nur wenig Proteine, Vitamin B12, Eisen, Magnesium und Kalzium. Darum empfehle ich hier die Ergänzung dieser Nährstoffe.

Das Krebsbekämpfungsvitamin

Seit mehr als 150 Jahren heilt das Vitamin B17 (Laetril) Krebs! Es kommt in bitteren Mandeln, Papaya- und Aprikosenkernen vor. Laetril ist auch bekannt als Amygdalin, das aus den Samen der Pflanzen der Familie Rosaceae entstammt und welches nachweislich seit Jahrhunderten Krebssymptome heilt.

Viele Ärzte haben es mit einer nahezu 100%igen Heilungsrate eingesetzt. Bitte informieren Sie sich!

Es sollte mit Zink, Magnesium, Vitamin A, E, B6, B12, Folsäure und Pankreasenzymen zusätzlich eingenommen werden.

Die Krebsheilung, die es bald nicht mehr geben könnte

Antrodia camphorata ist ein Krebs bekämpfender, taiwanesischer Bergpilz, der bei Krebs erstaunliche Ergebnisse produzierte, aber auch bei Entzündungen und Vergiftungen. Er hat sich auch als sehr effektiv dabei erwiesen, Krebszellen umzukehren und zu zerstören.

Ein zusätzlicher Vorteil ist, dass er einen deutlichen Leberschutz bietet und zusätzlich Leberzirrhose vorbeugen oder behandeln kann. Er ist sehr effektiv gegen Leber-, Gallen-, Brust-, Blut- und Lungenkrebs.

Den Krebs mit einer giftigen Pflanze töten

Oleander hat bereits seit dem 8. Jahrhundert fortgeschrittenen und inoperablen Krebs zu heilen vermocht. Man benutzt ihn auch in Kombination mit Lakritze als Mittel gegen Kater. Erstaunliche Ergebnisse erreicht man mit ihm bei Bauchspeicheldrüsenkrebs.

Oleander ist in Kapseln erhältlich, die mit Sicherheit für den menschlichen Verzehr geeignet sind. Normalerweise ist er giftig, aber in der richtigen Zusammensetzung tötet er nur Krebszellen und ist trotzdem absolut harmlos gegenüber gesunden Körperzellen. Sie können sogar Ihre eigene Oleandersuppe kochen! Dafür nimmt man frische Triebe und kocht die Suppe 4 Stunden lang. Beginnen Sie mit ¼ bis ½ Teelöffel zwei- oder dreimal am Tag nach dem Essen. Steigern Sie die Dosis langsam auf einen ganzen Teelöffel dreimal täglich nach dem Essen.

Obwohl Sie sich die Suppe selbst zu bereiten können, ist es vielleicht etwas sicherer herauszufinden, wo Sie die Kapseln kaufen können.

Das injizierbare Heilmittel gegen Krebs

Die alten Ägypter setzten Aloe vera bei Schnittwunden, Verbrennungen und Hautirritationen ein. Im Jahre 1930 wurde sie in erster Linie benutzt, um Hautreizungen durch Bestrahlung zu behandeln. Sie hilft auch bei Verstopfung, Psoriasis, Erfrierungen, Colitis und Diabetes. Die injizierbare Form der Aloe heißt Albarin. Sie ist auch dabei behilflich, die zerstörerischen Effekte der Chemotherapie und der Bestrahlung einzugrenzen und unterstützt den Körper bei der Heilung, um nach der Operation schneller zu gesunden. Das Tumor schrumpfende Potenzial wurde bereits seit Langem klinisch nachgewiesen.

Cansema (Schwarze Salbe) und andere geheime Heilmittel
Die „Schwarze Salbe“ wird, beginnend mit Paracelsus, seit dem 16. Jahrhundert zur Krebsheilung eingesetzt. Sie wird aus „Salmiak“ (Ammoniumchlorid) zusammen mit Fuligo (Ruß) und Auripigment (Arsensulfid) hergestellt, um Hautkrebs und schlecht heilende Wunden zu behandeln. Nebenbei erwähnt wurde bereits in den 1900ern eine Paste aus kanadischer Blutwurz, Zink, Chlorid, Mehl und Wasser gefunden, die bösartige Auswüchse heilt.

Direkt auf den Hautkrebs aufgetragen zerstört sie generell einen Tumor innerhalb von 2 bis 4 Wochen. Ein indianisches Mittel für Hautkrebs ist Zinkchlorid, kanadische Blutwurz, Bittersüß, Ingwerwurzel, Galgant und Capsicum. Diese Mischung zerstört Krebs nachweislich ohne gesunde Zellen zu schaden.

Der kanadische Tee, der Krebs seit über 100 Jahren heilt
Ein indianisches Gebräu, das bereits seit mehreren Jahrzehnten von einer Krankenschwester in Kanada erfolgreich eingesetzt wird, um alle Sorten von Krebs zu heilen, ist der Essiac-Tee. Der Erfolg, den sie hatte, war so erstaunlich, dass die Regierungen alles daran setzten, um die Krankenschwester, Caisse, und ihre Formel zu zerstören. Die originale Rezeptur beinhaltete Klettenwurzel, den inneren Teil der Rotulmenrinde, Ackersauerklee, Chinesische Rhabarber Wurzel (Rheum Palmatum), Brunnenkresse, Benediktenkraut, Honigblume und Seetang. Mit der Zeit wurde es auf vier Bergkräuter reduziert: Klettenwurzel, Ackersauerklee, Rotulme und Chinesische Rhabarber Wurzel. Sie nannte den Tee Essiac, was Caisse rückwärts ausgesprochen bedeutet. Dieser war so heilsam, dass ich ihn fast jedes Mal für meine Patienten bei der Behandlung und Vorbeugung einsetzte.

Vitamin C – der super Krebskiller
Ich habe persönlich fast jedes Mal Vitamin C in Dosen zu 100 g täglich und intravenöse Aloe-Injektionen in meinen Kliniken und modernen Heilzentren eingesetzt. Ich glaube, dass nichts effektiver, sicherer und schneller ist. Der Nobelpreisträger Linus Pauling nannte es die natürliche Chemotherapie. Vitamin C ist das wichtigste Element bei der Krebsheilung, da Stress große Mengen dieses Vitamins aufbraucht. Neben der Benutzung meiner IBMSTM-Stress-Reduktions-CDs benötigen Sie hohe Mengen an Vitamin C, um die Effekte zu bekämpfen, die Stress auf den Körper hat.

Zitronenschalen – der große Schutz vor Krebs
Schalen von Zitrusfrüchten, z.B. Zitronen, Orangen und Grapefruit beinhalten eine Verbindung, die einen enormen klinisch erwiesenen Einfluss auf eine Vielzahl von Krebssymptomen hat. Sie sind besonders wirksam bei der Be-

kämpfung von Brust-, Haut-, Leber-, Lungen-, Pankreas- und Magenkrebs. Es wirkt so, dass es eine Apoptose verursacht, auch zellulärer Selbstmord von Krebszellen genannt. Man glaubt, dass sie die Fähigkeit von Krebszellen hemmen, miteinander zu kommunizieren.

Sauerstoff – die pure Lebenskraft

Die Sauerstofftherapie habe ich persönlich in meinen Zentren angewandt. Manfred von Ardenne war der Erfinder dieser Methode. Sie führt zu einem sofortigen Energieschub und flutet das Blut mit Sauerstoff. Die Therapie ist sehr einfach. Ein Viertel ihres Blutes wird den Patienten entnommen und, nachdem es mit ionisiertem Sauerstoff angereichert wurde, intravenös wieder verabreicht. Der Energie-Anschub-Effekt findet sofort statt und der Heilungseffekt tritt sofort ein. Ich habe noch nie negative Begleiterscheinungen bei dieser Therapie beobachtet.

Die wahrlich verblüffende Sauerstofftherapie

Ich kenne die Sauerstofftherapie schon eine geraume Zeit und bin immer engagiert dabei, so oft und wann immer es mir möglich ist, darüber zu sprechen. Zuerst wollte ich noch nicht einmal glauben, dass etwas, wovon eine Dosis wenig mehr als einen Cent kostet, so effektiv darin sein könnte, so viele Gesundheitsprobleme zu heilen.

Diese Sauerstofftherapie, von der ich spreche, kommt nicht aus einem Tank oder Schläuchen oder einer Maske, die sie über ihrem Gesicht tragen, sondern aus Wasserstoffperoxid 35%ig in Lebensmittelqualität. Zehntausende Heilpraktiker auf der ganzen Welt konnten Millionen Menschen von nahezu jeder Krankheit, die man sich vorstellen kann, heilen, indem sie diese Sauerstofftherapie einsetzten. Sie kann sogar AIDS, Herzinfarkte und Krebs heilen.

Die Menschen sind lange daraufhin trainiert worden, zu glauben, dass die großen Medizinfirmen und deren Teams aus medizinischen Wissenschaftlern synthetische, chemische Medikamente für jedes Gesundheitsproblem entwickeln müssen und dann das große Geld damit machen. Deshalb kann es eventuell sehr schwer für sie sein zu glauben, dass etwas so Einfaches so viel bewirken kann. Natürlich wollen pharmazeutische Industrie, Gesundheitsbehörde und jeder daran Beteiligte nicht, dass allgemein bekannt wird, dass ein so günstiges Produkt ihren Milliarden-Euro-Lebensstil vom Thron stoßen könnte.

Die Bonzen wissen, dass sich das Wissen über die Wunder der Sauerstofftherapie weiterverbreitet und nun arbeiten sie daran, es aus unseren Regalen zu bekommen. Sie werden eine große Kampagne starten und Studien fälschen, welche zeigen, wie schädlich es für Ihre Gesundheit ist und dass es zu Ihrer eigenen Sicherheit verbannt werden muss. Machen sie das nicht immer so? Denken Sie über einige der Kräuter nach, die sie bereits verbannt haben oder in einem sehr strengen Griff haben, wie Yohimbe, Kava Kava, Ephedra und mehr. Sie finden einen seltenen Fall, bei dem ein paar wenige Menschen bleibende Gesundheitsprobleme hatten oder eine Überdosis des Krauts zu sich nahmen und dadurch sehr krank wurden oder starben. Dann erklären sie das Kraut zu einem Gift und verbannen es aus den Regalen der Geschäfte. Es wird geschätzt, dass mehr als 100.000 Menschen jedes Jahr an pharmazeutischen Medikamenten sterben, im Gegenzug dazu sterben lediglich eine Handvoll Menschen durch Kräuter. Es ist selbstverständlich, wenn man sich die Zahlen ansieht: Natürliche Heilmittel sind immer sicherer.

Leiden Sie an Sauerstoffmangel?

Unter idealen Umständen hätte unsere Umwelt einen Sauerstoffgehalt von 20%, aber wegen Luftverschmutzung und dem immer weiter verschwindenden Regenwald gibt es in einigen Gebieten nur 10% Sauerstoff. Kombinieren Sie das mit dem Fakt, dass die meisten Menschen zu flach atmen und Sie gewinnen jede Wette, dass der größte Teil der Menschen auf diesem Planeten nach Sauerstoff hungert. Mit der Zeit können diese konstant niedrigeren Mengen an Sauerstoff nicht nur gesundheitliche Konsequenzen haben, sondern Sie können auch Ihre Stimmung und deren Funktion beeinflussen.

Großes Heilmittel: Wasserstoffperoxid 35%ig in Lebensmittelqualität

- Anstatt nur einen einzigen Körperteil zu heilen, wirkt Wasserstoffperoxid im ganzen Körper, sodass der Körper in der Lage ist, sich selbst von jeglicher Krankheit zu heilen, die Sie haben können. Dabei kann es sich um durch Viren, Bakterien oder Gifte verursachte Krankheiten handeln.
- Wasserstoffperoxid ist etwas, das Sie sehr günstig bekommen können, sodass die Firmen sehr wenig Geld daran verdienen. Und weil es so bequem und überall erhältlich ist, kann niemand Rechte daran sichern und es überpreislich verkaufen. Natürlich kann jede Firma, die Nahrungsergänzungen anbietet, mit einem „besseren" Mittel aufwarten oder es als etwas Anderes bezeichnen, aber in Wahrheit ist alles, was wir brauchen, Wasserstoffperoxid in Lebensmittelqualität.
- Die Sauerstofftherapie kann bei jedem angewendet werden, in jeder Gegend der Welt, unabhängig von Ihrem Gesundheitszustand. Sogar an Tieren kann es eingesetzt werden. Die Einzigen, die kein Wasserstoffperoxid

in Lebensmittelqualität einnehmen sollten, sind Menschen, die eine Organtransplantation haben oder hatten. Das kommt daher, weil das Wasserstoffperoxid den ersetzten Körperteil als Eindringling wahrnehmen würde, da er nicht die körpereigenen Zellen besitzt und es angreifen würde.

- Die meisten Medikamente und Therapeutika neigen dazu, mehr Nebeneffekte zu produzieren, als heilende Wirkungen zu entfalten.
- Sie verletzen den Körper einerseits, während sie eigentlich andererseits dazu beitragen sollten, ihn zu heilen. Chemotherapie und Bestrahlung sind zwei der Schlimmsten. Aber wenn Sie Wasserstoffperoxid in Lebensmittelqualität anwenden, tötet es in der Tat alles, was Ihnen schadet (Viren, Schadstoffe, Krankheitserreger, etc.) während es gleichzeitig Energie für die gesunden Zellen in Ihrem Körper spendet. Wenn Sie Wasserstoffperoxid anwenden, bekommt der Sauerstoffgehalt in Ihrem Körper einen enormen Schub und das erhöht die Effizienz Ihres Immunsystems, sodass Ihr Körper jede Krankheit bekämpfen und sich selbst heilen kann.
- Es gibt überhaupt keine Nebenwirkungen, wenn Sie Wasserstoffperoxid in Lebensmittelqualität als Heilmittel einsetzen, wenn Sie es so einnehmen, wie empfohlen: in destilliertem Wasser gelöst und auf nüchternen Magen eingenommen.

Wie kann etwas so Einfaches so gut wirken?

Das Element, das im Körper in höchstem Überfluss vorhanden ist, ist Sauerstoff; 90% unserer biologischen Energie beziehen wir aus ihm. Krebs, Viren, Bakterien und andere Krankheiten verursachende Mikroorganismen können nicht in einer Umgebung überleben, die sauerstoffreich ist. Fakt ist, je mehr Sauerstoff in Ihrem Körper vorhanden ist, umso stärker wird Ihr Immunsystem.

Wenn dies der Fall ist, warum können wir dann nicht einfach einige Atemübungen für tiefe Bauchatmung machen, um unsere Sauerstoffaufnahme zu erhöhen? Die Begründung dafür ist, selbst wenn es keine Gifte in der Luft gäbe und Sie große Mengen an reinem Sauerstoff über die Luft einatmen könnten, würden Sie immer noch nicht in der Lage sein, genug Sauerstoff in Ihren Körper zu bekommen, sodass er sich selbst gesund erhalten kann.

Warum? Weil der Körper nur 15 % des Sauerstoffs absorbiert, den er aufgenommen hat. Somit gelangen 85 % des Sauerstoffs, den Sie einatmen, niemals in den Blutstrom. Aber dort wird er gebraucht werden, damit Ihre Zellen und Gewebe ihn zur Heilung verwenden können.

Im Jahr 1931 erhielt Doktor Otto Warburg den Nobelpreis in Medizin oder Physiologie dafür, dass er den Nachweis erbrachte, dass Viren in sauerstoffreicher Umgebung nicht wachsen oder existieren können, da sie anaerob sind. Das bedeutet, dass sie nur auftreten und gedeihen, wo es keinen Sauerstoff gibt. Dr. Wartburg gab bekannt, dass die Hauptursache aller Krebsarten eine unzureichende Menge von Sauerstoff auf zellulärer Ebene ist und dass Krebszellen in einer Umgebung, die reich an Sauerstoff ist, nicht überleben können.

Jedes menschliche Wesen wird bis zu sechsmal im Leben Krebs bekommen und diese kanzerogenen Zellen suchen sich die Bereiche aus, in denen wenig Sauerstoff vorhanden ist, sodass sie sich dort einnisten und vermehren können. Auch haben viele Studien gezeigt, dass maligne Tumore schrumpfen, wenn sie in Kontakt mit Sauerstoff kommen. Sauerstoff tötet nicht nur Krebs, sondern vernichtet auch Erkrankungen verursachende Mikroorganismen, Gifte, Bakterien, Viren und andere Krankheitserreger. Und während die sauerstoffreiche Umgebung alle Krankheiten und Leiden beseitigt, macht sie gesunde Zellen sogar noch gesünder, indem sie ihnen erlaubt, zu gedeihen.

Wie wir bereits vorher besprochen haben, ist die Begründung dafür, dass die medizinische Gemeinschaft Wasserstoffperoxid in Lebensmittelqualität als Allheilmittel für Krankheiten und Leiden nicht im Visier hat, der, dass es damit kein Geld zu verdienen gibt.

Einfach, effektiv und günstig

Sauerstofftherapie durch den Einsatz von Wasserstoffperoxid ist für jedermann machbar. Sie ist hoch effektiv, günstig und billig. Jeder kann sie sich leisten, unabhängig von ökonomischen Umständen. Sie ist deswegen so effektiv, weil sie genauso wirkt, wie die Ozontherapie, indem sie dem Körper eine hohe Konzentration von Sauerstoff zukommen lässt. Der Sauerstoff bewegt sich durch den Blutstrom und geschädigte Zellen werden vernichtet, während gesunde Zellen sogar gesünder werden.

Wasserstoffperoxid ist nichts weiter als Wasser mit einem zusätzlichen Sauerstoffatom, und wenn es im Körper aufgenommen wird, wird dieses extra Sauerstoffatom direkt in den Blutstrom entlassen, wo es ihn mit Sauerstoff überflutet. Es gab bisher noch keine Krankheit oder Leiden, die nicht auf eine Wasserstoffperoxidtherapie reagiert hat. Es wurde nachgewiesen, dass sie alles heilt, von Lebensmittelallergien und Pilzinfektionen bis zu MS und Zirrhosen. Die Liste der Leiden, Toxine, Bakterien, Viren, Pilze und andere Pathogene, dem es beikommen kann, ist viel zu lang, um sie hier anzuführen.

Es genügt zu sagen, dass die Wasserstoffperoxidtherapie immer helfen kann, egal was Ihnen fehlt.

Wie ich gerade erwähnte, funktioniert die Sauerstofftherapie sogar für diejenigen mit Einschränkungen, die das Immunsystem oder Nervensystem betreffen, wie zum Beispiel MS. Im medizinischen Feld werden diesen Patienten für gewöhnlich Interferone verabreicht, die sündhaft teuer und die Injektionen ziemlich schmerzhaft sind. Es gibt auch viele Nebeneffekte von Interferonmedikamenten. Aber mit Sauerstofftherapie wird dem Immunsystem durch den Anstieg an Sauerstoff ein gesunder Anschub gegeben.

Wasserstoffperoxid kann auch bei Zahnfleischentzündung und Parodontose angewendet werden.

Das Spülen mit 3 % H2O2 Essenz oder pharmazeutische Qualität heilt so gut wie immer alle Zahnfleischentzündungen in 2 bis 3 Tagen nach meiner Erfahrung. Viele Patienten, denen der Arzt empfohlen hatte, eine parodontale Operation durchführen zu lassen, haben sich stattdessen dazu entschieden, die Wasserstoffperoxidtherapie zu versuchen und entdeckten, dass Ihr Zahnfleisch gesund wurde, der Schmerz nachließ, die Schwellung zurückgegangen war und Ihr Zahnfleisch nicht weiter blutete. Wenn Sie Ihre Zähne mit einer dreiprozentigen Wasserstoffperoxidlösung putzen, können Sie Zahnfleischentzündungen vorbeugen, die Zähne bleichen und die Bildung von Karies verhindern.

Eine Sauerstofftherapie kann ebenso den IQ erhöhen, kleinere Gehirnschäden umkehren, Ihr Energieniveau anheben und Konzentration und mentale Wachheit steigern. Wenn Sie merken, dass Sie kurz davor sind, eine Grippe zu bekommen, kann Wasserstoffperoxid Ihnen innerhalb von 24 Stunden Linderung verschaffen. (Kurkuma kann auch Gehirnschäden reparieren und hat sogar Schlaganfallpatienten zu 100 % wiederhergestellt). Das klingt sicherlich nach einem Wundermittel, oder? Doch bevor Sie jetzt loslaufen und eine Flasche Wasserstoffperoxid kaufen, lesen Sie erst mal in Ruhe weiter, damit Sie wissen, was genau Sie kaufen müssen und wie Sie es richtig anwenden. Wir sprechen hier nicht über das Peroxid, das Sie in Ihrer Drogerie bekommen. Sie brauchen hierzu Wasserstoffperoxid 35%ig in Lebensmittelqualität. Und, obwohl Wasserstoffperoxid in Lebensmittelqualität als sicher gilt, ist das immer noch eine Chemikalie und muss deswegen auf ein therapeutisches Niveau reduziert werden, welches sicher ist, um es innerlich anzuwenden. Wir haben ein IBMS- Mitglied, das sicheres und effektives Wasserstoffperoxid herstellt. Schreiben Sie uns, um die Adresse zu erhalten.

Die Verwendung von Wasserstoffperoxid 35%ig

Sie müssen verstehen, dass es einen großen Unterschied zwischen den Sorten von Wasserstoffperoxid gibt, welche erhältlich sind. Das Wasserstoffperoxid, das Sie für gewöhnlich im Laden bekommen, hat eine Konzentration von 3 % und ist für pharmazeutische Zwecke. Es eignet sich nur für die äußerliche Anwendung, da es andere Zusatzstoffe beinhaltet, die man nicht einnehmen sollte, wie beispielsweise Phenol und Acetanilid. Weiter gibt es das Wasserstoffperoxid, das von Kosmetikern verwendet wird. Es hat eine Konzentration von 6 % und wird zum Haarefärben verwendet. Auch dieses kann nicht eingenommen werden, da es andere Zusatzstoffe wie Bleiche enthält. Als Nächstes haben wir die Sorte Wasserstoffperoxid, die in 30%iger Konzentration geliefert wird, welche hoch reaktiv ist und für wissenschaftliche Experimente eingesetzt wird. Es gibt noch einige andere Sorten mit Konzentrationen von 30-35 %. Das sind elektronische und technische Klassen, die ebenfalls aufgrund der enthaltenen Stabilisatoren nicht innerlich angewendet werden sollten.

Schließlich gibt es die Sorte von Wasserstoffperoxid 35%ig in Lebensmittelqualität. Diese ist die Einzige, und ich meine wirklich die absolut einzige Qualität, die für eine Einnahme empfohlen wird. Sie wird bei Milchprodukten, wie Eiern und Milch verwendet und auf die Folie der Innenauskleidung von flüssigen Produkten gesprüht, um Keime abzutöten. Sie können Wasserstoffperoxid in so kleinen Größen wie einem halben Liter bis zu großen Mengen, wie einem Fass erwerben. Suchen Sie online nach einer örtlichen, alternativen Drogerie, um zu sehen, wo Sie Wasserstoffperoxid 35%ig bekommen können oder bestellen Sie es direkt online von einem Händler.

Am ganz äußeren Ende der Skala haben wir Wasserstoffperoxid mit einer 90%igen Konzentration, welches als Raketentreibstoff verwendet wird. Davon werden Sie sicherlich die Finger lassen wollen!

Nachdem Sie Ihr Wasserstoffperoxid 35%ig in Lebensmittelqualität gekauft haben, müssen Sie noch lernen, wie Sie es korrekt anwenden. Wenn Sie es auf die Haut auftragen, werden Sie sich verbrennen, also, wenn Sie versehentlich etwas auf die Haut tropfen sollten, halten Sie diesen Bereich sofort unter Wasser. Und wenden Sie niemals Wasserstoffperoxid innerlich an, wenn es nicht richtig in Wasser gelöst ist! Es kann neurologische Schäden verursachen und andere negative Auswirkungen haben.

Die Verwahrung Ihres H_2O_2

Sie können eine kleine Menge in einen Glasbehälter mit einer Pipette füllen und den Rest im Kühlschrank aufbewahren. Gehen Sie ganz sicher, dass Sie Ihre Flasche sorgfältig beschriften, mit „Wasserstoffperoxid 35%ig in Lebensmittelqualität", sodass niemand sie mit etwas anderem verwechseln kann. Bewahren Sie das Fläschchen mit der Pipette im Kühlschrank auf, aber halten Sie es von Kindern fern.

Sauerstofftherapie Dosierung

Die Einnahme von Wasserstoffperoxid bei Infektionen, Erkrankungen und anderen gesundheitlichen Probleme ist einfach. Tropfen Sie drei Tropfen Wasserstoffperoxid 35%ig in ein Glas mit 250 ml destilliertem Wasser (ja, es muss destilliertes Wasser sein, da es kein Chlor enthalten darf), und trinken Sie das dreimal täglich. Am nächsten Tag fügen Sie einen Tropfen mehr hinzu, sodass Sie vier Tropfen Wasserstoffperoxid in Lebensmittelqualität in einem 250 ml Glas Wasser dreimal täglich einnehmen. Am folgenden Tag fügen Sie einen weiteren Tropfen hinzu, am nächsten Tag wieder einen Tropfen, bis Sie drei Wochen voll haben (21 Tage) mit einer Behandlung, die einer Summe von 23 Tropfen des Wasserstoffperoxids in 250 ml destilliertem Wasser, dreimal täglich entspricht. So einfach ist es!

Nachdem Sie die 21-tägige Kur beendet haben, reduzieren Sie die Menge täglich um einen Tropfen, bis Sie wieder bei den drei Tropfen in einem 250 ml Glas destilliertem Wasser dreimal täglich angekommen sind. Das wird dann auch die Erhaltungsphase sein, bei der Sie bleiben werden. Das scheint am Allerbesten zu funktionieren und die Menschen haben die größten Erfolge mit diesem Protokoll.

Wenn Sie 10 bis 15 Dollar für eine 500-ml-Flasche Wasserstoffperoxid 35%ig in Lebensmittelqualität bezahlen, wird Sie das weniger als 15 Cent am Tag kosten, sogar für die maximale Dosis. Wenn Sie in der Erhaltungsphase sind, werden Sie weniger als einen Cent am Tag bezahlen!

Anmerkung: Wenn Sie ein ernsthaftes Gesundheitsproblem haben, können Sie die 23 Tropfen in 250 ml destilliertem Wasser dreimal täglich für 1 bis 6 Monate lang einnehmen, abhängig davon, wie Sie sich fühlen.

Der Geschmack

Wenn Sie mehr Wasserstoffperoxid in das destillierte Wasser geben, kann es sein, dass es beginnt, wie Chlor zu schmecken. Wenn Sie der Geschmack stört, können Sie nach der Einnahme mit einer Mundspülung gurgeln, einen Kaugummi oder ein Minzblatt kauen. Das sollte Ihnen dabei helfen, den Geschmack loszuwerden.

Sie können auch das Wasserstoffperoxid in 250 ml Aloe-vera-Saft tropfen. Wenn Sie den Geschmack von so vielen Tropfen in einem einzigen Glas Wasser dennoch nicht aushalten können, dann erhöhen Sie einfach die Anzahl Wassergläser, die Sie trinken, reduzieren aber gleichzeitig die Anzahl an Tropfen, die Sie einnehmen. Wenn Sie beispielsweise an dem Punkt angelangt sind, an dem Sie 23 Tropfen Wasserstoffperoxid in jedes Glas Wasser tun, verringern Sie einfach die Anzahl der Tropfen um die Hälfte, sodass Sie zwölf Tropfen in ein 250 ml Glas destilliertes Wasser geben. Trinken Sie nach ein paar Stunden noch mal ein Glas mit 11 Tropfen.

Wann sollten Sie es einnehmen?

Sie sollten auch Ihr sauerstoffhaltiges Wasser auf nüchternen Magen einnehmen, entweder eine Stunde vor einer Mahlzeit oder drei Stunden danach. Das sollten Sie deshalb machen, weil Ihr Magen leer sein sollte, weil das Wasserstoffperoxid sonst mit den Bakterien im Magen reagieren würde, die vom Essen übrig sind. Das kann Übelkeit und Erbrechen verursachen, weil es sehr stark schäumen würde – genauso wie wenn Sie 3 % Wasserstoffperoxid auf einen Schnitt oder eine Wunde geben. Wenn Sie feststellen, dass es Ihnen mit einer bestimmten Dosis schlecht wird, dann bleiben Sie für einige Tage oder sogar eine Woche, auf diesem Niveau so lange, bis Sie keine Übelkeit mehr dabei empfinden, und erhöhen Sie dann die Dosis, wie weiter oben beschrieben.

Die Heilkrise

Wenn Ihr Körper beginnt, sich zu entgiften, um zu heilen, kann es sein, dass Sie grippeähnliche Symptome entwickeln wie Erschöpfung, Durchfall, Kopfschmerzen und Übelkeit. Das ist eine ganz normale Reaktion, an der sichtbar wird, dass Ihr Körper gerade dabei ist, viele tote und giftige Zellen loszuwerden. Es kann auch sein, dass Sie einen Ausschlag bekommen, eine Entzündung oder Akne entwickeln. Nicht jeder erlebt so eine heilende Krise und nicht alle Symptome sind extrem. So ähnlich wie bei der Grippe sollten diese auch nur einige Tage anhalten, bis es Ihnen wieder besser geht. Unterbrechen Sie Ihre Sauerstofftherapie nicht, weil diese unangenehmen Symptome zeigen, dass Ihre Behandlung wirkt. Ihr Körper muss sich einfach von dem Müll entledigen, der sich über die Jahre angesammelt hat.

Andere Vorteile für Ihre Gesundheit und Heilung

Um Ihr eigenes, frisch schmeckendes Trinkwasser zu produzieren, das Sie jederzeit und in jeder Menge verfügbar haben, können Sie 5-7 Tropfen Wasserstoffperoxid 35%ig in vier Liter Wasser geben. Gut schütteln und in den Kühlschrank stellen. Sie können es trinken, wie und wann Sie möchten. Stellen Sie Ihre eigene, 3%ige Wasserstoffperoxidlösung her, indem Sie zu 30 ml Wasserstoffperoxid 35%ig in Lebensmittelqualität in 330 ml destilliertes Wasser in ein Gefäß füllen. Sie erhalten 360 ml Wasserstoffperoxidlösung mit 3 % Konzentration. Beschriften Sie Ihren Behälter, sodass Sie es nicht mit der 35%igen Wasserstoffperoxidlösung verwechseln und stellen Sie die Kanne in den Kühlschrank. Dieses gelöste Sauerstoffwasser kann zu vielerlei gesundheitlichen Dingen verwendet werden:

- **Zähne und Zahnfleisch** – Benutzen Sie Ihre 3%ige Wasserstoffperoxidlösung so wie sie ist als Mundspülung oder mischen Sie sie mit ein wenig Natriumbikarbonat (ungefähr ein Teelöffel Natron und so viel der 3%igen Lösung, dass eine Paste entsteht) und putzen Sie sich damit die Zähne. Das ist exzellent, um Karies vorzubeugen, Zahnfleischentzündung zu heilen und um die Zähne aufzuhellen. Sehen Sie sich einmal Ihr Lieblings-Zahnweiß oder Ihre Lieblings-Mundspülung genau an, denn der Inhaltsstoff, der benutzt wird, um die Zähne aufzuhellen, ist Wasserstoffperoxid!
- Hellen Sie ihre Zähne einfach auf, wie mit diesen teuren Sets oder sogar wie in einer Zahnarztpraxis, indem Sie ein Wattestäbchen in Ihre 3%ige Lösung tunken, die Sie hergestellt haben und damit über Ihre Zähne wischen. Stellen Sie sicher, dass Sie immer ein sauberes Wattestäbchen benutzen, wenn Sie damit in Ihre Wasserstoffperoxidlösung tunken, sodass Sie sie nicht verunreinigen. Das wird all die Spuren von Ihren natürlichen Zähnen nehmen, aber auch von Porzellankronen und -brücken, sicher und effektiv. Sprühen Sie die Wasserstofflösung nicht vollends ab und trinken und essen Sie nichts für die nächsten 20 bis 30 Minuten, nachdem sie an den Zähnen angewendet wurde. Schließlich möchten Sie, dass die Wasserstoffperoxidlösung so lang wie möglich auf Ihren Zähnen bleibt.
- **Fußbad** – Fügen Sie ¼ Tasse Ihres 3%igen Wasserstoffperoxidwassers in eine Fußwanne mit warmen Wasser und tauchen Sie Ihre Füße hinein. Es wird Ihren Fusspilz wie von selbst erledigen; ebenso werden Beschwerden durch Diabetes nachlassen.
- **Baden** – Sie können mit Sauerstoff angereichertes Wasser auch über die Haut aufnehmen, indem Sie darin baden. Füllen Sie 2-6 Tassen der 3%igen Wasserstoffperoxidlösung in Ihr warmes Badewasser. Wenn Sie sich darin

baden, wird das Ihre Poren öffnen und etwas von dem Wasserstoffperoxid wird durch die Haut aufgenommen. Dieses Bad nehmen Sie am Besten morgens oder am frühen Nachmittag ein, da es die meisten Menschen energetisiert. Es ist auch vortrefflich dafür geeignet, wenn Sie Hautinfektionen haben, Akne auf dem Rücken, an den Armen oder Beinen, Furunkel, oder Pilze – wie z.B. Fußpilz oder gegen Juckreiz an den Geschlechtsorganen. Es hilft auch Menschen, die eine genitale Pilzinfektion haben.

- **Akne –** Sind sie es leid, einen Haufen Geld für hoch beworbene und sehr teure Akne-Systeme auszugeben, die drei oder vier Produkte beinhalten, die sie alle anwenden müssen, nur um Ihre Pickel zu bekämpfen? Stattdessen benutzen Sie einfach Ihre 3%ige Wasserstoffperoxidlösung. Tropfen Sie es einfach zweimal am Tag auf einen Wattebausch und tupfen Sie Pickel direkt damit ab und Sie können zusehen, wie schnell Ihre Akne sich klärt. Pickel entstehen nur dann, wenn Poren mit Bakterien verstopft werden. Da Wasserstoffperoxid antiseptisch wirkt, wird es die Bakterien beseitigen, welche Ihre Hautprobleme verursachen. Wenn Sie auf Milchprodukte verzichten, werden Sie auch keine Akne oder bestimmte Allergien haben.
- **Sauerstofftherapie zum Inhalieren** – Statt Ihr Sauerstoffwasser zu trinken, können Sie es auch inhalieren. Gehen Sie einfach in einen Laden, kaufen Sie eine Flasche Nasenspray, leeren Sie sie aus, spülen sie gründlich und dann füllen Sie sie mit Ihrer 3%igen Wasserstoffperoxidlösung auf. Zweimal morgens und zweimal abends sprühen Sie sich die Lösung direkt in Ihren Mund und inhalieren den Nebel. Sprühen Sie 1-3 Mal. Das wird den Sauerstoff direkt in Ihre Lungen bringen. Wenn Sie eine Grippe oder Erkältung haben, können Sie diese Dosierung alle paar Stunden anwenden. Die Krankheit sollte innerhalb einiger weniger Tage verschwunden sein. Es mag so scheinen, als würden Sie durch diese Inhalations-Methode nicht wirklich viel von der Sauerstofflösung in Ihren Körper bekommen, aber viele Anwender schwören darauf und sagen, dass sie bereits gegen alles geholfen hat, von Bronchitis zu Melanomen. Das 3%ige Wasserstoffperoxid auf diese Weise aufzunehmen, kann sich auch auf Ihre Stimmung auswirken, da es einen stark energetisierenden Effekt hat. Darum ist es am Besten, es am Morgen und am Nachmittag einzunehmen, am Abend jedoch nicht, weil das zu Schlaflosigkeit führen kann.
- **Für ältere Menschen:** Ältere Menschen, denen Alzheimer diagnostiziert wurde, oder die durch Arthritis schmerzgeplagt sind und Qualen leiden, kann die Sauerstofftherapie sehr gut tun. Durch die oben beschriebene In-

halationsmethode haben einige Anwender von erneuerter Energie, einem stärkeren Immunsystem, vom Verschwinden der Schmerzen, von klarem mentalen Fokus und einem besseren Gedächtnis berichtet. Es scheint, als wären die Zeiger der Zeit um 10, 20 oder 30 Jahre zurückgedreht worden!

Wenn es so toll ist ... warum sind dann medizinische Einrichtungen dagegen? Wie wir bereits besprochen haben, kann man mit Wasserstoffperoxid kein Geld verdienen. Außerdem, wenn Menschen etwas nicht verstehen und wenn etwas neu für sie ist, sind die Meisten für gewöhnlich ängstlich und lehnen es direkt ab.

Das medizinische Feld glaubt, dass Wasserstoffperoxid eine Oxidation von Zellen verursacht. Mit andern Worten nehmen Sie an, dass es unsere Zellen rosten lässt. Doch in Wahrheit ist es so, dass nur krankheitsverursachende Mikroorganismen, Viren und Bakterien oxidiert werden, da der Körper ein Enzym produziert, das die Zellen schützt.

Vielleicht haben Sie Sorge, dass die Einnahme von Wasserstoffperoxid 35%ig tödlich sein könnte. Das wäre es natürlich auch, wenn Sie es unverdünnt als Wasserstoffperoxid 35%ig trinken würden.

Aber wenn Sie es auf 3 % Prozent in Wasser lösen, hat es enorm heilsame Wirkung. Es gibt viele Dinge auf dieser Welt, die wir täglich zu uns nehmen, die uns in größeren Mengen oder unverdünnt umbringen könnten. Allein wenn Sie einmal Ihre verschriebenen Tabletten und deren Nebenwirkungen in Betracht ziehen, die Sie aktuell einnehmen! Eine Sauerstofftherapie hat keine negative Nebenwirkungen, nur positive Effekte.

Wie bereits zuvor erwähnt, wenn jeder auf diesem Planeten sich sofort dafür entscheiden würde, seine Gesundheit und seine Heilung in die eigenen Hände zu nehmen, würde das die medizinische Gemeinschaft in ihren Grundfesten erschüttern. Apotheken, Krankenhäuser und Arztpraxen würden wie Geisterstädte werden. Wir würden nur im Notfall Versorgung benötigen, so wie beispielsweise bei gebrochenen Knochen, ernsthaften Wunden usw.

Viele andere Länder benutzen Sauerstofftherapie routinemäßig. Unglücklicherweise geht es in den westlichen Industrienationen immer nur ums Geld, mehr als es darum geht, wirklich Heilung für Krankheiten zu finden oder ihnen vorzubeugen.

Sowie die Information über Wasserstoffperoxid 35%ig in Lebensmittelqualität sich weiter und weiterverbreitet, weil immer mehr Menschen es benutzen, wird die FDA ein Machtwort sprechen und anfangen, mehr Warnungen oder Bedrohungen auszuüben. Eine große Zahl an Menschen hat eine große Macht, und wenn wir uns dagegen wehren und unser Recht erklären, uns für unsere eigene Gesundheit und Heilmethoden zu entscheiden, werden Regierung, FDA, die großen pharmazeutischen Unternehmen und alle anderen Bonzen, die damit in Verbindung stehen, mit der Zeit dazu gezwungen sein, aufzugeben. Bis dahin liegt es an uns, die Informationen über alternative und sichere Methoden gesund zu werden und zu bleiben, weiterzugeben.

Um alles noch mal zusammenzufassen, was ich Ihnen gerade gesagt habe und dem auch noch ein paar Dinge hinzuzufügen, kommt die Liste der Dinge, die ich als beste Krebsheilungsmethoden erlebt habe:

- Wasserstoffperoxid (35%ig Lebensmittelqualität). Ich benutzte 8
- Tropfen täglich in 1 Liter Aloe Vera Saft.
- Vitamin C Injektionen
- Vitamin E – 400 internationale Einheit pro 30 Pfund Körpergewicht
- Coenzym Q10
- Omega 3
- Schilddrüsen unterstützende Mittel (natürliche)
- L-Cystein
- N-Acetylstein
- Glutathion
- Klettenwurzel
- Essiac bzw. Flor Essence
- Sauerstoffbehandlungen
- Hanfsamenöl
- Grapefruitsamenextrakt
- alle frischen Säfte, Obst und Gemüse in Bioqualität

Natürlich ist das nicht alles, da wir ja wissen, dass es bereits über 400 natürliche Krebsheilmittel gibt. Dieses Buch hat nicht genug Seiten, um alle einzeln zu besprechen. Ich möchte Ihnen kurze Beschreibungen darüber geben, von welchen Methoden ich denke, dass sie die Besten sind und welche ich persönlich als heilsam erlebt habe.

Vergessen Sie nicht, dass Krebs immer mit Stress verbunden ist! Wenn Sie sich der Krebssymptome entledigen ohne die zugrundeliegende Ursache herauszufinden, warum Sie den Krebs in erster Linie geschaffen haben, dann wird er zurückkehren!

Eine Anmerkung über Krankenschwestern

An diesem Punkt möchte ich ganz klar betonen, dass, wenn ich meine tiefe Abneigung bezüglich der medizinischen und pharmazeutischen Industrie äußere, das all die wunderbaren Krankenschwestern nicht betrifft. Sie machen sowieso die ganze Arbeit und meistens wissen Sie mehr über Gesundheit und Heilung als die Ärzte. Auch die Experten in der Notfallambulanz und in der plastischen Chirurgie schließe ich dabei nicht mit ein. Diese Menschen sind von Gott gesandt und wir würden nicht ohne sie leben wollen.

Was mich wütend macht, sind die Ärzte, die die gefährlichen Gifte austeilen, welche von der Pharmazeutischen Industrie gestellt werden.

Wenn es um Krebs geht, laufen Sie so weit wie möglich vom Krankenhaus weg und entgiften Sie sich. Bauen Sie Ihre eigene Gesundheit wieder auf und unterstützen Sie Ihr Immunsystem, so gut Sie können, mit Gottes Kraft und der Kraft der Natur.

Eine weitere Ausnahme: Natürlich sind unsere Ärzte in der rekonstruierenden Chirurgie und der Notfallmedizin die kompetentesten und wertvollsten Ärzte der Welt. Und das ist auch der einzige Bereich, in dem die Schulmedizin einen wirklichen Wert besitzt! Ich bewundere ihr Talent und ihre Arbeit.

Fallstudie einer Heilung mit IBMS®

Heilung von Knochenkrebs

Gayle war eine mutige Frau, die mit einem Krebs zu mir kam, der sich in ihrer Wirbelsäule, ihrem Becken und ihrer Hüfte ausgebreitet hatte. Gayle war voller Energie und entschlossen, für ihre Gesundheit zu kämpfen. Sie erfüllte alle Voraussetzungen für meine IBMS-Therapie. Gayle liebte ihr Leben und ihre Karriere, hatte klare Ziele und eine gesunde Beziehung zu ihren Kindern und ihrem Ehemann. Anfangs war es schwierig, einen Grund zu finden, was bei ihr diesen furchtbaren Krebs ausgelöst haben könnte. Die einzige Sache, welche ich bemerkte, war, dass Gayle immer unruhig wurde, wenn wir über ihre früheren Beziehungen sprachen.

Gayle war so unglaublich stark, dass es vier Sitzungen brauchte, um einen Durchbruch zu erlangen. Schließlich entwickelte sie genug Vertrauen und Beziehung, um zu erzählen, dass sie bereits vorher verheiratet gewesen war. Sie war mit einem Herrn aus der Türkei verheiratet gewesen, welcher sie mit vagen Versprechungen und Lügen davon überzeugt hatte, dorthin zu ziehen. Ihr Leben in der Türkei war die Hölle. Ihre Schwiegermutter missbrauchte und quälte sie und ihr Ehemann behandelte sie wie ein Tier. Diese Sache zerstörte Gayles Persönlichkeit. Sie begann, sich zu isolieren und sich zurückzuziehen. Manchmal war Gayle sogar suizidal. Ihre Schwiegermutter hatte einmal versucht, sie umzubringen. Bei einem Besuch in Deutschland suchte Gayle einen Spezialisten auf, welcher sie untersuchen und behandeln sollte, weil ihr Zustand lebensbedrohlich geworden war. Während dieses Aufenthalts konnte sie erfolgreich von ihrem Ehemann fliehen und ein komplett neues Leben beginnen.

Ihre Gesundheit schien sich zu verbessern, aber sie unterdrückte ihre Erfahrungen aus der Vergangenheit und war voller Hass gegenüber ihrer Ex- Schwiegermutter und ihrem früheren Ehemann. Sie konnte nicht vergessen, wie sie missbraucht, abgewertet und gequält worden war.

Mit der IBMS-Technik verhalf ich Gayle dazu, die Vergangenheit auszulöschen. Sie war wegen ihrer Hassgefühle, ihrer Verzweiflung und Hilflosigkeit mit dem Krebs verstrickt. Nach zehn Sitzungen konnte Gayle schließlich ihrem Ex-Ehemann und ihrer früheren Schwiegermutter vergeben. Sie lernte, sie so zu akzeptieren, wie sie waren und schließlich gelang es ihr, diese beiden Menschen loszulassen. Gayle ließ auch ihre unruhige Reaktion los, wenn es um die Vergangenheit ging. Sie entwickelte eine neue Zukunftsperspektive, genauso wie neue Denkmuster, welche die Heilung und Erholung erleichterten. Innerhalb von vier Monaten erholte sich Gayle komplett. Heutzutage arbeitet sie in Vollzeit und ist aktiv glücklich und zufrieden mit ihrem Leben.

„Es ist nur meine Meinung, aber ich könnte ja Recht haben.“

11. WIE ICH MEINE PATIENTEN IN EUROPA VON ALLEN MÖGLICHEN KRANKHEITEN GEHEILT HABE

Aus meinem Bestseller Buch: „The Great Book of HealthTM“ habe ich hier einige Zusammenfassungen, die ich mit Ihnen teilen möchte. Sie finden mehr Informationen auf meiner Website und auf den CDs, welche ich erstellt habe, um Ihnen dabei zu helfen, das ganze Wissen in meinen Büchern „Instinkt-basierte Medizin“ und „Die einzige Antwort auf Krebs“ schneller und effektiver anzuwenden, wenn Sie den IBMS®-Prozess beschleunigen müssen oder wollen.

Was habe ich für ein Ziel mit diesem Buch und meiner ganzen Arbeit?

Ich werde alles in meiner Macht Stehende tun, um einen Zusatz in der Verfassung zu verankern, welcher Freiheit in Gesundheitsfragen und Patientenrechten sowie eine allumfassende Umsetzungspflicht der Verfassung an sich beinhaltet!

Historisch gesehen ist es so gewesen, dass, immer wenn die Regierung sich mit erzwungenen Gesundheitsbehandlungen einmischte – Ader lassen und Quecksilberinjektionen – tötete es oder schadete es zumindest dem Patienten. Da die Regierung offensichtlich medizinische Handlungen ohne Lizenz ausübt, und zwar jedes Mal, wenn sie sich in unsere Gesundheit und Behandlungsmöglichkeiten einmischt, sollte sie für diese Taten zur Verantwortung gezogen werden! Alle Menschen sollten gleichbehandelt werden, sodass kein Gesetz legal oder anwendbar ist, welches einer Regierung, einem Regierungsmitglied oder Personen oder Gruppen Immunität vor krimineller oder ziviler Verfolgung gewährt. Der einzige Grund, warum die Regierung das so handhabt, ist derjenige, dass sie sehr wahrscheinlich weiß, dass sie kriminelle Handlungen begeht und der Bevölkerung Schaden zufügt wird. Darum sollten solche Gesetze unwirksam werden und auch nicht von irgendeinem Richter oder einer Jury anerkannt werden. Ich stehe mit der Krebs Patienten Advokat Foundation für Behandlungs- Freiheit und Behandlungsfreiheit für Patienten ein.

Der FTC, die FDA und ACS sind meiner Meinung nach nur dazu da, um die Interessen der pharmazeutischen und medizinischen Industrie zu schützen. Darum ist solch ein Vorgehen eine Verletzung ihres Amtseids, ihrer gesetzlichen Ordnung und ich glaube es ist Betrug, Verrat oder irgendeine verfolgbare Handlung. Jedes Gesetz, das nur und ausgewählten Gruppen wie Bankiers, Politikern und Großkonzernen dient, sollte null und nichtig sein.

Da wir alle gleich sind, sollte es dann nicht auch illegal sein, irgendjemanden aus dem Gesetz auszuschließen oder jemanden anderen darüber zu stellen? Sollten nicht dieselben Gesetze für jeden gelten, ohne Ausnahme? Grundsätzlich, so wie ich die Verfassung mit dem Recht auf Freiheit und Unabhängigkeit verstehe, haben wir damit automatisch eine Wahlfreiheit, wenn es um unsere Gesundheit und unser Leben geht!

Wenn jemand Zwangsimpfungen mit nachweislich gefährdenden und schädlichen Giften und Mikroben durchdrückt, oder wenn jemand den Zwang zur Chemotherapie forciert, mit Bestrahlung oder Operationen, die Schmerzen verursachen und töten, scheint es dann nicht logisch, dass diese Person oder Gruppe oder Regierung oder Teile von ihnen unsere Verfassung und Rechte verletzen?

Da alle Fakten über Giftstoffe und Mikroben in Impfstoffen gut bekannt und wissenschaftlich dokumentiert sind und auch die Effekte der giftigen Chemotherapie und krebsauslösenden sowie gesundes Gewebe verbrennende Bestrahlungen mittlerweile gut bekannt sind genauso wie die Gefahren von Operationen und damit verbundenen Medikamente, ist das keine offensichtliche Verschwörung?

Wenn das, was Dr. Tulio Simoncini behauptet, wahr ist, hat die medizinische Profession nur eine Krebsheilungsrate von 2 % - 3 % und das, obwohl Krebs mit mehr als 300 natürlichen Behandlungen heilbar ist. Die Verbrechen gegen die Menschlichkeit werden von den Konzernen und Politikern verübt, welche an der Produktion und Anwendung gefährlicher Behandlungen beteiligt sind und welche durch politische Verstrickungen Regelungen schaffen, die uns rechtlich dazu zwingen, diese gefährlichen, tödlichen Behandlungen anzuwenden. Verstößt das nicht gegen die Verfassung? Ist es nicht vielleicht sogar Hochverrat oder zumindest ein großes Verbrechen? Ich denke schon!

Cholesterin ist gut für Sie! Essen Sie jeden Morgen 2 Hartgekochte Eier!

Das gewinnbringende und kontrollierende Schema der Pharmazie und der medizinischen Berufe verursachen unnötige Krankheiten, Krebs und Tote! Cholesterin senkende Medikamente schaden Ihnen und können Sie schneller sterben lassen als Sie müssten. Sie zerstören die Leber- und/oder Nierenfunktion. Doch der skandalöseste Teil dieses Ganzen ist, dass es so etwas wie einen zu hohen Cholesterinspiegel gar nicht gibt! Sie sterben an zu wenig Cholesterin.

Fast 87 % aller unserer Körperzellen bestehen aus Cholesterin. Somit werden bei jeder Zellerneuerung hohe Mengen an Cholesterin benötigt. Die Hormonproduktion, ihr Gehirn und alle ihre Körperfunktionen brauchen Cholesterin. Der normale, durchschnittliche, extrem gesunde Cholesterinwert liegt bei 250 und drüber, alles unter 250 wird ihrem Körper Probleme bereiten, auf einem optimalen Niveau zu funktionieren, und sich selbst zu reparieren.

Die Verschwörung der Leute, die das große Geld an Ihrem Leid und Ihrer Krankheit machen und den Symptomen, die diejenigen selbst produzieren, indem Sie Ihr Cholesterin senken, ist riesig. Sie haben einfach einen unrealistischen und ungesunden Cholesterinwert erfunden und haben Ihnen das alles mit Werten unter 250, dann wieder über 200 usw. erzählt, um jeden Mensch in Amerika oder in der Welt aufgrund dieser Sache zu einem Patienten zu machen! Das ist eine entsetzliche Lüge!

Cholesterin ist etwas Gutes und es gibt so etwas wie ein gutes oder schlechtes Cholesterin nicht. LDL und HDL sind nicht einmal Cholesterin, es sind Transportproteine. Außerdem hatte noch nie jemand auf dieser Welt einen Herzinfarkt, der von Cholesterin ausgelöst wurde. Jeder tödliche Herzinfarkt wurde durch eine chemische Reaktion (Azidose) ausgelöst und nicht von Cholesterin. Cholesterin gehört zu den Guten! Es rettet Ihnen täglich das Leben! Wenn Sie vergiftet und übersäuert sind, dann brennt diese Säure Löcher in Ihre Blutbahn. Um zu verhindern, dass Sie innerlich verbluten und sterben, wird sich das Cholesterin im Körper dort um die Löcher stopfen und die Blutung stoppen. 87 % aller neuen Zellen werden aus Cholesterin geschaffen. Cholesterin Mangel kann zu schweren Organ und Gehirn Störungen führen.

Salz und hoher Blutdruck - Nicht wahr!

Sie erzählen Ihnen immer, dass Sie von Salz einen hohen Blutdruck bekommen, weil Sie wissen, dass wenn Sie nicht genug Salz in Ihrem System haben – zumindest einen halben Teelöffel Himalayasalz – dann werden Sie krank oder entwickeln Mangelsymptome. Sie werden an chronischem Wassermangel leiden, was sozusagen grundsätzlich die Hauptursache von Alterung ist und Krankheit und den Tod bedingt. Gefahr bringt nur Tafelsalz, das aus Sand, Glas und Salz bestehen kann, welches Ihre Arterien schneiden und dann geht das Choloesterin an diese Stellen, um die Blutung zu stoppen. Dieser Prozess wird ihren Blutdruck steigen lassen, was aber sicherlich nicht am Salz liegt! Also bitte benutzen Sie Himalayasalz auch bekannt als Pink Salz.

Eier sind gut für Sie!
Jeder sollte mindestens zwei hart gekochte Eier am Tag, zumindest viermal die Woche, essen, um gute, gesunde Cholesterinwerte zu bekommen. Wenn Sie Statine in irgendeiner Form einnehmen, bitte suchen Sie sich einen lizenzierten Heilpraktiker, der ihnen dabei helfen kann, diese abzusetzen und zwar so schnell wie möglich! Jede Verbrennungsstation in jedem Krankenhaus, das ich kenne, gibt ihren Brandopfern bis zu 20 hart gekochte Eier am Tag, weil die wissen, dass dies der schnellste und sicherste Weg ist, gesunde Zellen aufzubauen. Also, wenn Ihnen Ihr geldhungriger oder inkompetenter Arzt sagt, dass Ihre Cholesterinwerte zu hoch sind, lachen Sie ihn aus und finden Sie einen anderen.

Die Diabetes-Lüge
Viele meiner Kollegen, zahllose Therapeuten und Wissenschaftler haben herausgefunden, dass Diabetes 2 meistens mit Eleotin und einer vegetarischen oder Rohkost Diät, kombiniert mit viel Wasser und Enzymen, geheilt werden kann.

Die asiatische Diabetes Gemeinschaft und andere Organisationen haben Eleotin (welches eine Zusammenstellung von Kräutern und keine Medizin ist) als endgültige Heilung für Diabetes befunden. Meistens braucht es nur 1 bis 5 Monate, um die Person zu heilen, aber das funktioniert wirklich und ich habe es seit Jahren selbst gesehen!

Ein hoher Blutdruck – ganz einfach zu heilen
Nach meiner Erfahrung kann ein hoher Blutdruck einfach solange mit einem vollen Spektrum an Vitamin E, C und D plus Coenzym Q10 und einer Rohkost Diät behandelt werden, bis er sich normalisiert. Natürlich ist die Intravenöse Chelat Therapie eine große Hilfe und es ist die schnellste und effektivste Behandlung, die ich kenne. Sie brauchen trotzdem noch die Nahrungsergänzung die ich oben genannt habe, um es richtig zu machen, wenn Sie meine Meinung dazu gehören möchten. Ich habe auch Patienten gesehen, welche sich einfach von fast allen Krankheiten heilen konnten indem Sie nur Lebensmittel von einem bestimmten Bio Lebensmittel Hersteller außen.

Arthritis verschwindet für gewöhnlich in 5 Monaten
Ich habe viele Fälle erlebt in welchen Arthritis, sogar rheumatische Arthritis, innerhalb von 5 Monaten komplett verschwunden war, durch die Anwendung von CMO und gegen die Schmerzen DMSO und gegen die Entzündungen koloidales Silber. Machen Sie sich keine Sorgen, ich garantiere Ihnen Sie werden

nicht blau werden wie der „Blaue Mann“, welche die Medien vor langer Zeit parodierten! Er hat das selbst verursacht.

Depressionen und Ängste geheilt – meine fast 100 % Erfolgsrate

Das Gefühl der Hilflosigkeit, Hoffnungslosigkeit, das Gefühl der Überforderung und in Angst zu leben ohne klare Ziele, Aktionspläne und fehlende Motivation, Selbstliebe oder Selbstbewusstsein und einem niedrigen Selbstwertgefühl ist meistens die Ursache von Depressionen und Ängsten.

Meiner Erfahrung nach, ist es nicht ein chemisches Ungleichgewicht, was Depressionen auslöst, es ist der Zustand der Depressionssymptome, welche die chemische Unausgeglichenheit bewirkt. Immer wenn ich mit Patienten arbeitete, gab ich Ihnen diese fehlenden Elemente, Emotionen und die Klarheit in derselben Technik welche ich auf meinem CD Set über Depression und Ängste benutze. Dieses Set besteht aus den 3 Grundlagen CDs des IBMSTM-Stressreduktions Paket und diesen extra Sitzungen: Übernehmen Sie die Verantwortung für Ihr Leben, Erwecken Sie den Champion, Lebenslösungen und Trauma Löschung. Die IBMS®-Sitzungen sind exakt dasselbe, was ich benutzte um die Gehirne meiner Patienten auf das höchste Glück und Kontrolle zu trainieren.

Impfungen sind ein Angriff mit einer tödlichen Waffe

Impfungen sind, und das ist meine tiefste Überzeugung, der Hauptgrund, wenn nicht sogar die einzige Ursache von Autismus, plötzlichem Kindstod, Parkinson, Multiple Sklerose, Alzheimer und mehr. Ich bin absolut davon überzeugt, dass sie Krebs auch die meisten Autoimmunkrankheiten auslösen und. Die Inhaltsstoffe in Impfungen sind die giftigsten Stoffe die sie auf diesem Planeten finden können!

Liste von Füllstoffen und Adjuvantien in Impfstoffen

Als erstes müssen Sie verstehen, dass ein Adjuvans ein Mittel ist, das das Immunsystem stimulieren kann und die Reaktion auf eine Impfung steigert. Diese Liste, welche ganz bewusst offiziell verwaltet wird, gibt es für jeden Impfstoff, der den Bürgern zu Verfügung gestellt wird, auch mit dem Zusatz von Sqalen, der wahrscheinlich in der Schweinegrippe-Impfung enthalten ist, bereitet vielen Eltern und Großeltern Sorgen. Die erste Beunruhigung entstand bei der Ansage, dass die Kinder und schwangerer Frauen als Erste impfen würden und dann „abzuwarten um zu sehen ob es auftretende Behandlungsschäden geben würde“ (darunter auch Krämpfe, neurologische Probleme und Tod). Nebenbei bemerkt, in Ländern in denen nicht gegen Polio, Windpocken usw. geimpft wurde, verschwanden diese Krankheiten schneller als in Ländern die geimpft haben. Bessere hygienische Bedingungen und eine bessere Ernährung waren dafür verantwortlich, dass diese Krankheiten so und so von selbst verschwunden wären.

Zusätzlich zu den Viren und der bakteriellen RNA oder DNA, welche Bestandteile von Impfstoffen sind, hier die Füllstoffe:

- Aluminium Phosphat – wird direkt in Verbindung mit Alzheimer gebracht
- Aluminiumhydroxid – steht direkt in Verbindung mit Alzheimer
- Ammoniumsulfat – eine nicht organische, chemische Verbindung, bekannt als Dünger und „Protein Reiniger" eingesetzt wird; ist bekannt dafür, Nieren- und Leberschäden zu verursachen und Störungen des Verdauungstrakts
- Amphotericin B – ein „Antimyotisches Desinfektionsmittel", ein Antibiotikum, welches den Urintrakt, die Eingweide und die Herzfunktionen schädigt
- Betapropiolactone
- Formaldehyd – wird verwendet als „Konservierungsstoff & Desinfektionsmittel", bekannt als Auslöser für Krebs, chronische Bronchitis, Augenirritationen wenn es in Kontakt mit dem Immunsystem des Körpers kommt
- Formalin
- Gelatin
- Gewaschene, rote Blutzellen vom Schaf
- Glycerin
- Hydrolisierte Gelatine
- Kalb (Rind) Serum & Serum von Rinderföten
- Menschliche, diploide Zellen (gewonnen aus Zellen von abgegangenen Föten)
- Mononatriumglutamate (MNG) bekannt dafür, beim Menschen Krebs auszulösen, aber auch in Zusammenhang mit Übergewicht stehend
- MRC5 Proteinreste
- Neomycin (Antibiotikum)
- Phenolrot, ein hochtoxisches desinfizierendes Färbemittel, steht in Zusammenhang mit Leber, Nieren, Herz und Atemwegs Sheldon Shelton
- Phenoxyethanol (Frostschutzmittel) Nebenwirkungen – hat nachweislich neuere toxische Nebenwirkungen
- Polymyxin B
- Polysorbat 20
- Polysorbat 80 – steht bei Injektion mit Unfruchtbarkeit in Zusammenhang
- Potassium diphosphate

- Potassium monophosphate
- Saccharose
- Sorbitol
- Thimerosal (Quecksilber) – ein Neutrontoxin, welches mit psychologischen, neurologischen, und immunologischen Problemen verbunden ist – speziell mit Autismus. Schäden des Nervensystems (wie z.B. eine subakute sklerosierende Panenzephalitis (SSPE), Brachiale plexitis (Entzündung des Brachialplexus Nervs), Hirnhautentzündung nach Impfung, Diagonale Rückenmarksentzündung und dezentrale Nervenschäden), Nierenkrankheiten, Geburtsdefekte, Zahnprobleme, Stimmungsschwankungen, mentale Veränderung, Halluzinationen, Gedächtnisverlust, und Konzentrationsstörungen können auftreten. Auch unter den Symptomen sind Tremor, Verlust des Empfindungsvermögens der Haut, undeutliche Sprache und – in seltenen Fällen – auch Tod und Lähmung. Dieser Zusatzstoff alleine war der Auslöser für eine andere, erst kürzliche gestartete Sammelklage, welche von Müttern von Kindern, welche mit Autismus & anderen der vielen damit verbundenen Verhaltensauffälligkeiten geboren wurden, organisiert wurde. Autismus tritt heutzutage so häufig auf, wie noch nie in der Geschichte; Abhängig vom Bundesstaat ist die Autismus Rate bei 1:67 bis zu 1:150. Die Autismus Raten waren mal bei 1:20.000. Quecksilber kann auch für die signifikanten Anstieg der Alzheimer- und Senilitäsraten verantwortlich sein, welche in Verbindung mit fünf oder mehr erfolgreichen Grippeimpfungen stehen. Obwohl das meiste Quecksilber (Thimerosal) aus den Impfstoffen von Kindern entfernt wurde, ist es immer noch in allen Grippeimpfungen in toxischen Dosen vorhanden.
- Tierische Bestandteile (eine Ursache für all die verschiedenen Autoimmun Krankheiten, welche mit Impfungen in Verbindung gebracht werden): Pferdeblut, Hasengehirn, Hundenieren, Affennieren, Hühnerembryonten, Hühnereier, Enteneier, Schweineblut, Porcin (Schwein) Bauchspeicheldrüsen Hydrolysat aus Casein (das Zell Gewebe aus dem Schwein ist ein zusätzlicher ablehnen wehrter. Für jüdische und moslemische Menschen)
- Tri-n-butylphosphat
- Vero-Zellen, durchgehende Linie Affennierenzellen – verbunden mit dem SV 40 Virus von welchen bekannt ist, dass er Laukämie auslöst.

Diese Zusatzstoffe werden unseren Kindern ohne das Wissen der Öffentlichkeit oder deren Zustimmung gegeben und heutzutage müssen Ihre Kinder sogar geimpft sein um in der Schule oder im Kindergarten angenommen zu werden!

Wie ich bei meinen Patienten Hautkrebs heilte

In der Vergangenheit habe ich, bevor ich das was sich heute das „BePure Entgiftungssystem“ nennt, komplett hatte, spülte ich die mutierten Hautstellen mit Natriumbikarbonat (Natron) und gab Ihnen 25.000 internationale Einheiten Vitamin D3, dreimal täglich und setzte die Stellen die Zellveränderungen aufwiesen, dreimal täglich für 12 bis 20 Minuten dem direkten Sonnenlicht aus. Zusätzlich wandte ich natürlich mein generelles Krebs System auch hier an.

Wie wir Darmkrebs heilten

In meinen MTCs (Gesundheitszentren) in Deutschland benutzten meine Angestellten oder Kollegen nach einer einfachen Darmreinigung und der Standard Krebs Nahrungsergänzung, die Sauerstoff Mehrschritt Therapie nach Prof. Manfred von Ardenne. Ich habe auch immer noch ionisierten Sauerstoff direkt auf den Tumor geblasen und wir sahen oft, wie der Tumor vor unseren Augen schrumpfte, genauso wie Professor von Ardenne es in seiner Arbeit veröffentlichte.

Danach spülten wir den Darm mit einer Natriumbikarbonatlösung und hatten meistens extrem schnellen Erfolg. Wir setzten unsere Patienten auch immer in eine Sauerstoffkammer, unabhängig davon was deren gesundheitlichen Probleme waren, und auch das war ein riesiger Erfolg.

Das Schweinegrippe Verbrechen

Was auf der Welt stimmt mit so vielen Amerikanern nicht? Wo ist John Wayne wenn man ihn braucht? Es ist ein nachgewiesener Fakt, dass der Impfstoff gegen die Schweinegrippe künstlich in einem Labor hergestellt wurde. Dann wurde er bewusst in Umlauf gebracht. Das Patent auf den brandneuen Virus ist 2 Jahre alt! Woher haben die überhaupt den Impfstoff für die Grippe bekommen?

Nur einige wenige (bereits erkrankte) Menschen starben an der Schweinegrippe (Wenn das überhaupt stimmt – es ist nämlich 3 Tage nach deren Tod nicht mehr nachweisbar), obwohl weltweit tausende Menschen jährlich an der gewöhnlichen Grippe sterben! Sind die paar wirklich genug, um das Pandemie Level auf Stufe 6 anzuheben und grundsätzliche Zwangsimpfungen für alle Mitglieder und Länder der WHO zu befehlen? An der Schweinegrippe-Impfung werden mehr Menschen sterben oder ernsthaft erkranken, obwohl sie niemals an der Schweinegrippe gestorben wären. In Lebendimpfstoffen gegen Viren sind mehr gefährliche Toxine als Sie jemals in einem einzigen Leben einsammeln könnten und das würde jedem schaden der diesen Schuss bekommt.

Meine Rückschlüsse

Es gibt zwei vernünftige Fragen, die man sich hier stellen muss: (1) ist die Schweinegrippe Impfung sicher und effektiv, und wenn dem so ist, (2) wird dann die Impfung von 95 % der Bevölkerung mehr Schutz für die Gesamtbevölkerung bieten? Wenn man diese beiden Fragen zustimmend beantworten kann, dann hätten wir eine vernünftige Begründung für Zwangs Impfungen.

Die überwältigende Mehrheit wissenschaftlicher Daten zeigen jedoch das genaue Gegenteil. Die Impfung mit Lebendviren gegen Schweinegrippe ist weder adäquat getestet worden, noch für sicher und gesund gefunden, er ist nicht versicherungsfähig, und aufgrund der gut bekannten Phänomene von sekundären Übertragungsaspekten von Impfungen mit Lebendviren, kann diese sogar die Anzahl der Ansteckungen mit dem Virus erhöhen.

Dieser Impfstoff mit Lebendviren hat 2.3 mal mehr genetische Wandlungsfähigkeit und zugesetzte Adjuvantien und Gifststoffe wie eine natürlicher Virus, weil er Squalene enthält. Squalene hat signifikante Autoimmun-Entzündungswirkung und generelle Autoimmune Wirkung, welche potentiell eine deutliche Gefahr für die Gesundheit des Individuums darstellt.

Das ist der wahrscheinlichste Grund warum 300.000 amerikanische Soldaten die das Golfkriegssyndrom haben sich jetzt für eine totale Berufsunfähigkeit melden. All die wissenschaftlichen Studien über die Wirksamkeit des Grippevirus Lebendimpfstoffs zeigen in Wirklichkeit minimale bis null Effektivität. In anderen Worten das Verhältnis von Nutzen zu Risiko ist, aus rein wissenschaftlichem Standpunkt heraus betrachtet, extrem unausgewogen.

Um den zweiten Teil der Frage zu beantworten, ist zu sagen das alle Studien, die aktuelle durchgeführt werden, zeigen, dass eine Impfung von 95 % oder mehr einer Bevölkerung keinen Unterschied bei der Eindämmung der Ausbrüche einer bestimmten Krankheit gegen die diese Menschen geimpft worden waren, machte. In der Tat können, auf wissenschaftlichem Nachweis basierend, massenhaft durchgeführte Zwangs Impfungen mit einem stark mutierenden Virus in Wahrheit eine reale und tödliche Pandemie eher auslösen, als sie zu verhindern. Darum gibt es, aus einer rein wissenschaftlichen Perspektive, keine gültige wissenschaftliche Begründung für Zwangsimpfungen. Darum glauben wir, dass alle Menschen ein verfassungsmäßiges religiöses und medizinisches Recht darauf haben nicht gegen ihren Willen geimpft zu werden.

Eine Zusammenfassung

Die überwältigende Mehrheit der Forschung und wissenschaftlicher Studien unterstützen in keiner Weise die Handlung von wissenschaftlichen erzwungenen Lebendimpfungen gegen Grippeviren; dieses zu tun könnte in der Schändung der Mehrheit von Gottes menschlichen Wesen und des Planeten Erde enden.; Die Wissenschaft und die Zerstörung zeigen stark an, dass Zwangsimpfungen sowohl unmoralisch als auch ethisch illegal sind (eine Ethik die sich im Kern im Judentum und im Christentum gleicht) und diese Zwangsimpfungen verletzen die zugrunde liegenden Zehn Gebote in fünffacher Weise: du sollst nicht töten, stehlen, lügen oder falsches Zeugnis ablegen, andere Götter anbeten (Geld und Macht), beneiden oder begehren.

Die Freiheit ist für den kollektiven Körper das, was Gesundheit für jeden individuellen Körper bedeutet. Ohne Gesundheit kann kein Mensch sein Glück genießen; Ohne Freiheit kann sich keine Gesellschaft an ihrem Glück erfreuen. **- Thomas Jefferson**

Zweifeln Sie niemals daran, dass eine kleine Gruppe bewusster, engagierter Bürger die Welt verändern kann; in der Tat sind das die einzigen, die es jemals getan haben. **- Margaret Mead**

Wichtig ist zu wissen, dass Krebs keine genetische bzw. Erbkrankheit ist.

Die verlogenen Ausreden der Krankheitsindustrie

„Es gibt keinen wissenschaftlichen Beweis der zeigt, dass X Krebs verursacht, oder irgendeine andere Krankheit oder Leiden …"

FTC, FDA, ACS, die Medien und andere Gauner nutzen diesen total absurden und dämlichen wissenschaftlichen Satz, um ihre Lügen über Krebs oder Krankheit zu ignorieren oder zu beweisen. Als gäbe es keinen schlüssigen, wissenschaftlichen Nachweis, dass Fluoride Krebs verursachen oder als gäbe es keinen wissenschaftlichen Beweis, dass Impfungen Autismus auslösen. Natürlich nicht! Weil die Ganoven, die diesen Müll verkaufen, keine Studie durchführen würden, die nachweisen würden, dass deren Gifte Menschen töten und kein anderer hat das Geld um diese Studien durchzuführen.

Also natürlich gibt es wirklich keine wissenschaftliche Studie, die zeigt, dass Ihr die Kriminellen seid, weil Ihr Euch gegenseitig schützt und sicher stellt, dass wenn eine Studie veröffentlicht wird die beweist, was Sache ist, nämlich dass Eure Produkte Menschen töten, diffamiert Ihr den Autor oder kreiert irgendeine Art von falschem Beweis, dass die Studie nicht glaubwürdig ist.

Es irritiert mich wirklich, wenn ich jemanden in den öffentlichen Medien sagen höre, dass die Amerikanische Krebsgesellschaft behauptet, dass keine wissenschaftlich verlässlichen Studien durchgeführt wurden, die Impfungen, Quecksilber oder Chlor und Fluorid mit der Entwicklung von Krebs in Verbindung bringen, darum gäbe es auch keinen wissenschaftlichen Nachweis, der X mit Krebs in Verbindung bringt. Oder andersherum, es gibt keinen wissenschaftlichen Beweis, dass Essiac-Tee, B 17, Vitamin D3 oder Vitamin C intravenös verabreicht Krebssymptome heilen kann – und das ist eine unverhohlene Lüge.

Beseitigung der Krise im Gesundheitswesen innerhalb von 4 Jahren
Ein Aufruf von Dr. Leonard Coldwell – 17. Januar, 2009 um 4:38 Uhr, EST

Der medizinische Doktor und medizinische Berufe sind die Todesursache Nummer eins in Amerika, meist verursacht in Krankenhäusern durch Behandlungsfehler und Nebenwirkungen von pharmazeutischen Medikamenten. Es ist die Hauptursache von Leid und permanenten Gesundheitseinschränkungen sowie chronischen Krankheiten. Ich bin davon überzeugt, dass die einzige Möglichkeit zur Lösung der Versorgungskrise im Gesundheitswesen darin besteht, die Ausbildung für medizinische Ärzte zu reformieren und damit zu beginnen, die Öffentlichkeit in Prävention, Selbsthilfe und Selbstheilung zu schulen. Als führende Autorität für Krebs und stressbedingte Leiden und für Ausbildung im Gesundheitswesen kann ich dafür garantieren, dass ich innerhalb von vier Jahren sowohl die Krise im Gesundheitswesen lösen kann, als auch die Kosten für Gesundheitsversorgung, wenn ich volle Unterstützung erhalte. Bitte beachten Sie den Sachverhalt, dass jeder Krebs innerhalb von 4 -12 Wochen geheilt werden kann, solange der Patient noch nicht irgendeine Form von Chemotherapie, Strahlenbehandlung oder Operationen hatte. Ich habe diese Tatsache wieder und wieder bewiesen. Wenn Sie am Beweis interessiert sind, lesen Sie mein vom Jim Humble Verlag erschienenes Buch: „Instinktbasierte Medizin“ wie Sie Ihren Arzt und Ihre Krankheit überleben.
Respektvoll,
Dr. Leonard Coldwell

Ja, ich kann die Krise im Gesundheitswesen beseitigen und fast jeden innerhalb von vier Jahren gesund bekommen, wenn ich die legale, politische und finanzielle Macht hätte, das zu tun. Und danach würden Prävention und Weiterbildung zumindest 90 % der Bevölkerung so und so gesund erhalten und die Gesundheitskosten wären fast verschwindend gering – außer für Unfälle.

Krebs, Diabetes, Herzkrankheiten, Arthritis und so viele andere Leiden können alle mit natürlichen extrem günstigen Verfahren geheilt werden, die in vielen Fällen sogar seit Tausenden von Jahren als sicher und wirkungsvoll gelten. Meine Kollegen und Forschungspartner, Freunde und Kämpfer für die Freiheit in Gesundheitsfragen können das jederzeit bestätigen. Gebt mir einfach die Autorität und die Möglichkeiten, mein System legal anzuwenden und bringen Sie mir 100 Patienten mit Krebsleiden, Diabetes Typ II, hohem Blutdruck oder Arthritis und ich löse das Problem zu mindestens 90 % aller Fälle innerhalb von 2 bis 16 Wochen.

Die Doktor-Coldwell-Diät zur Gewichtsreduktion

Über die Jahre habe ich einige Strategien gefunden, welche für mich sehr gut funktionierten aber auch für meine Freunde und meine Patienten. Wenn Sie etwas Gewicht verlieren wollen und noch keinen Krebs haben, kann mein Gewichtsreduktionsplan Ihnen dabei helfen in kurzer Zeit ein paar Pfunde zu schmelzen. Falls bei Ihnen Krebs diagnostiziert wurde,

Anmerkung: Bitte halten sie Rücksprache mit dem Arzt, bevor Sie eine Diät oder Gewichtsreduktion beginnen.

1. Essen Sie zwei Tage lang alles was Sie möchten. Sie werden bei diesem Gewichtsreduktionsplan Ihre Kohlenhydrate reduzieren, also genießen Sie einige Ihrer Lieblingsgerichte.
2. Beginnen Sie mit dem Briefe Jura Entgiftungssystem BIP Uhrentgiftung System Dr. C Entgiftungssystem
3. Essen Sie nichts zum Frühstück oder Mittagessen, trinken Sie nur gefiltertes Wasser oder frische Säfte und jeden Abend zum Abendessen Proteine, wie etwa Fisch, Eier und Hühnchen. Nehmen Sie keine Kohlenhydrate zu sich wie Nudeln, Reis oder Kartoffeln. Essen Sie jedes Gemüse, das Sie möchten, mit viel frischem Salat und einem Dressing aus Olivenöl, Zitronensaft, Kräutern. Zum Abendessen essen Sie so viel, wie Sie möchten.
4. Fügen Sie Kräuter, Gewürze und Himalayasalz zu.
5. Trinken Sie täglich vier Liter gefiltertes Wasser mit einem halben Teelöffel Himalayasalz.

6. Bereiten Sie sich bezüglich Ihrer Essgewohnheiten vor. Ich habe meine schlimmsten Hungerattacken um 3 Uhr nachmittags, also werde ich dann ganz geschäftig! Ich mache Besorgungen, arbeite im Freien oder mache alles Mögliche, was ich tun kann, um mich vom Thema Essen abzulenken, da ich ja weiß, dass ich um 6 Uhr abends das ganze Protein und das frische Gemüse essen darf.
7. Wenn Sie Hunger bekommen, beschäftigen Sie sich und innerhalb einer halben Stunde bis 45 Minuten wird Ihr Drang, zu essen meist verblassen.
8. Essen Sie nicht nach 8 Uhr abends. Sagen Sie sich selbst, dass Sie den ganzen Tag so stark geblieben sind und dass es das jetzt nicht wert ist, Ihre eingesetzten Reduktionsbemühungen aufs Spiel zu setzen und zu essen. Wenn ich sehr viel Hunger bekomme und es bis in die Frühe nicht aushalten kann, esse ich ein paar Kürbiskerne.
9. Während Sie diesen Gewichtsreduktionsplan machen, sollten Sie in jedem Fall Nahrungsergänzungen zu sich nehmen, um sicherzustellen, dass Sie keine Defizite haben.
10. Wenn Sie einen Tag total verhauen, ist das Okay! Dennoch sollten Sie zusehen, dass Sie am nächsten Tag wieder in die Spur kommen als hätten Sie Ihre Diät niemals unterbrochen.
11. Wiegen Sie sich jeden Morgen bevor Sie irgendetwas essen oder trinken und schreiben Sie Ihr Gewicht auf, um Ihre Abnehmerfolge zu dokumentieren.
12. Wenn Sie Unterstützung und Kraft benötigen, um motiviert zu bleiben, besorgen Sie sich das IBMS-Stressreduktion-CD-Paket.
13. Nachdem Sie so viel Gewicht verloren haben, wie Sie möchten, können Sie wieder so weiteressen, wie Sie wollen. Doch sollten Sie sich nur das heraussuchen, was sie wirklich mögen und nicht was einfach zur Gewohnheit wurde. Ein weiterer Vorteil von dieser Diät ist der, dass Sie schneller satt werden, weil Ihr Magen schrumpfen wird!
14. Um Ihr Gewicht zu halten, wenn Sie ein Kilo zugenommen haben, gehen Sie einfach wieder für ein oder zwei Tage auf Reduktionskurs – nur Proteine und Gemüse – das sollte das Problem lösen.
15. Für kontinuierliche Abnehmerfolge können Sie auch der Insulindiät folgen. Hierbei essen Sie Zucker, Brot, Kohlenhydrate und Früchte zum Frühstück danach essen Sie 5 Stunden lang nichts. Zum Mittagessen und zum Abendessen essen Sie nur Proteine und Gemüse und achten Sie darauf, dass Ihre Mahlzeiten immer 5 Stunden auseinanderliegen. Essen Sie nicht nach 8 Uhr abends. Die meisten Menschen stellen dabei immer wieder fest, dass sie ungefähr ein Pfund am Tag verlieren, obwohl Sie täglich

eine große Menge an Kalorien sich nehmen. Ein medizinischer Professor in Deutschland erfand die Insulindiät und hat damit sehr großen Erfolg.

16. Finden Sie heraus, was für Sie funktioniert. Ich habe verschiedene Dinge miteinander kombiniert, bis ich herausfand, was am besten für Gewichtsverlust und optimale Gesundheit ist.
17. Wenn Sie dennoch Unterstützung beim Abnehmen benötigen, können Sie auch ein Produkt einsetzen, das mir sehr geholfen hat.
18. Ich habe auch herausgefunden, dass einmal die Woche für 24 Stunden zu fasten sehr gut dazu geeignet ist, um extra Pfunde zu verbrennen. Vermeiden Sie einfach jede Woche einen ganzen Tag lang zu essen und trinken Sie mindestens vier Liter Wasser. Das alleine streicht 52 Mahlzeiten im Jahr. Stellen Sie sich vor, wie viel Geld Sie für Lebensmittel einsparen können, und wie gut Sie sich danach fühlen werden, da Ihre Kleidung nicht mehr so eng sitzen wird.
19. Essen Sie nichts was Sie absolut nicht mögen! Essen Sie moderat und nur solange Sie hungrig sind oder ein Verlangen haben. Wenn Sie einmal gesättigt sind, packen Sie Ihre Restschokolade oder Studentenfutter in einen Zipperbeutel oder in eine Vorratsdose und stellen Sie diese für später weg. Sie sollen sich nicht selbst beschneiden, aber Sie möchten ja auch kein Vielfraß sein.
20. Wenn Sie zwischen den Mahlzeiten hungrig werden, trinken Sie ein großes Glas Wasser, weil das meistens für eine Weile satt macht.
21. Spielen Sie ein Spiel mit sich selbst. Wenn Sie hungrig sind, sagen Sie sich: „Mal sehen, ob ich es noch weitere 15 Minuten oder eine halbe Stunde aushalten kann, bevor ich etwas esse.“ Probieren Sie das einfach aus. Meistens wird der Appetit dann von alleine vergehen, da die meisten von uns darauf trainiert sind zu essen, auch wenn wir gar keinen Hunger haben.
22. Belohnen Sie sich einmal die Woche mit etwas, was Sie gerne essen, sich aber normalerweise nicht leisten. Vielleicht nehmen Sie am besten etwas das relativ teuer und dekadent ist, sodass Sie nur ein oder zwei Bissen machen müssen und zufrieden sind.
23. Wenn Sie hungrig sind und es nicht bis zu Ihrer nächsten Mahlzeit aushalten können, essen Sie etwas Gesundes. Jeder kann ein paar gesunde Dinge finden, die er gerne isst! Wenn Sie sich am nächsten Morgen wiegen, werden Sie sich motiviert fühlen, wenn der Zeiger weiter unten hängen bleibt.
24. Probieren Sie einmal die Woche einen Tag Saftfasten. Trinken Sie einen ganzen Tag lang nur Säfte. Gehen Sie noch mal für eine Weile zu einer Rohkost-Ernährung über.

25. Mischen Sie alles miteinander! Und finden Sie heraus, was für Sie funktioniert und was nicht. Das ist der Grund, warum es so wichtig ist, sich jeden Morgen zu wiegen. Ein Heft zu führen kann Ihnen auch dabei helfen, Ihren Erfolg sichtbar zu machen.
26. Das ist keine wissenschaftliche Diät, kein Konzept; das sind einfach Dinge, die ich über die Zeit beobachtet habe, die für mich und für viele andere Menschen funktionieren. Also seien Sie nicht zu streng mit sich selbst oder zu hart zu sich selbst. Benutzen Sie Ihre Instinkte und entdecken Sie, was Ihnen gut tut. Spielen Sie damit und haben Sie Spaß dabei. Gewinnen Sie Gesundheit, Glück und Vitalität mit jedem Pfund das Sie schmelzen!

Jetzt habe ich viele Vorschläge gemacht, welche für mich gut funktioniert haben, für meine Freunde und Klienten und für meine Familienmitglieder. Das soll nicht bedeuten, dass Sie einem Gesundheitsplan folgen sollen. Sie müssen Ihre eigenen Antworten auf Abnehmen und Gesundheit finden. Sollten Sie Zweifel haben, bevor Sie mit irgendeiner Diät beginnen, suchen Sie einen Ernährungsberater auf.

12. DIE PHARMAINDUSTRIE UND DER KREBS

Aktuelle Statistiken zu Krebs:

- Im Jahre 1900 lag die Krebsrate bei 7 %. Heute beträgt sie 56 %.
- Prostatakrebs erhöhte sich um 200 %
- Brustkrebs erfuhr eine Steigerung von 64 %
- Krebs in der Kindheit steigerte sich um 35 %
- Die Anzahl der neuen Krebsdiagnosen in westlichen Ländern hat seit den 1950er Jahren um 60 % zugenommen.
- Man sagt voraus, dass einer von zwei Menschen und mehr als eine von drei Frauen weltweit während ihrer Lebenszeit Krebs haben wird.
- Der Krebs hat mittlerweile die Herzattacke als #1 Killer der Amerikaner unter 85 Jahren überholt.

Obwohl diese Statistiken schockierend sind, ist es eine Tatsache, dass die meisten Ärzte und Krankenhäuser zusammen mit den pharmazeutischen Unternehmen Hunderte Milliarden Dollar jedes einzelne Jahr verlieren würden, wenn es eine Heilung für Krebs gäbe. Tatsächlich würden diese dann wahrscheinlich Bankrott gehen. Zusätzlich würden die meisten Politiker nicht gewählt oder wiedergewählt werden, da viele ihrer Kampagnen von großen Pharmazieunternehmen finanziert werden.

„Es gibt kein Geld für Heilung! Aber Trillionen für die Behandlung!“

Es ist eine Tatsache, dass nur 3 % der Menschen, bei denen Krebs diagnostiziert wird und die den traditionellen, schulmedizinischen Weg einschlagen, diesen auch überleben. Ja, 97 % von ihnen sterben! Die Statistiken werden sogar noch düsterer, bis hinunter zu 0,1 % der Leute, die länger als fünf Jahre am Leben sind, nachdem sie behandelt wurden.

Mit der ganzen Bestrahlung, Chemotherapie, Medikamenten und der Technologie überlebten nur drei Prozent aller Krebspatienten! Es kommt noch dicker. Zusätzlich geben die Patienten Hunderte und Tausende von Euro jährlich aus, diesen Krebs zu „behandeln“, obwohl die Überlebensrate trostlos ist.

Wie will man uns nach so vielen Jahren mit all unserer aktuellen Technologie und anderen gewaltigen Errungenschaften der Medizin glauben machen, dass bis heute niemand auf der ganzen, weiten Welt herausfinden konnte, wie man Krebs vorbeugt oder ihn mit einer höheren Überlebensrate als 3 Prozent heilt?

Wieso ist Krebs fast eine Epidemie geworden, die sich von Jahr zu Jahr mehr ausbreitet, obwohl Trillionen von Dollar für das Finden eines Heilmittels ausgegeben werden?

Pharmazeutische Unternehmen sind die Antwort. Sie werden nur Studien für Medikamente durchführen, die sie selbst entwickelt haben, sodass am Ende des Programms, wenn ihre Medikamente zugelassen werden, sie das alleinige Recht haben, sie zu verkaufen. Sie würden niemals eine Studie über Lebensmittel, Kräuter oder Vitamine durchführen, die wir im Supermarkt kaufen können oder die wir in unseren eigenen Gärten anbauen können, weil sie das nicht patentieren können. Dies wiederum bedeutet, dass sie damit kein Geld verdienen können. Bei der FDA ist das dasselbe; sie genehmigen oder billigen keine natürlichen Produkte. Wiederum, weil es damit kein Geld zu verdienen gibt.

Es benötigt im Schnitt $250 Millionen Dollar, um ein Medikament von der FDA zugelassen zu bekommen! Firmen, die natürliche Produkte herstellen oder verkaufen, haben nicht so viel Geld. Die FDA hat das so eingerichtet, damit sie sich ein Monopol erhalten können und damit „natürliche Wettstreiter“ eliminiert werden.

Die traditionele Krebsbehandlung funktioniert nicht

Etwas wieder und wieder zu tun, das nicht funktioniert und gleichzeitig unterschiedliche Ergebnisse zu erwarten, ist der Definition nach reiner Wahnsinn. Die typische und sehr teure Krebsbehandlungsstrategie sieht in etwa so aus:
Schritt 1 - Operation
Schritt 2 - Chemotherapie
Schritt 3 - Bestrahlung
Schritt 4 - Krebsmedikamente
Schritt 5 - Tod (97 % sterben innerhalb der 5-Jahres-Marke). Zu viele sterben kurz nach Beginn der Behandlung.

Sich selbst einer der orthodoxen Krebsbehandlung, mit einer Überlebensrate von nur 0,1 % nach fünf Jahren, zu unterziehen, ist total irrwitzig. Einfacher gesagt ist es ein Todesurteil. Bis der Tod dann schließlich eintritt, ist die Lebensqualität bereits nach der ersten Behandlung gerichtet. Gott sei Dank gibt es für jede Krankheit eine Heilung.

Es ist wirklich wahr, dass jede Krankheit geheilt werden kann, aber nicht alle Menschen können geheilt werden. Es gab niemals eine unheilbare Krankheit, nur unheilbare Menschen.

Bevor Sie sich für die traditionelle Krebsbehandlung entscheiden oder für die traditionelle Behandlung irgendeiner andere Krankheit, informieren Sie sich. Sich unvorbereitet in diesen Kampf zu begeben, macht Sie offen und verletzlich für die Manipulationen, Angstpraktiken und Gehirnwäsche der medizinischen Gemeinschaft. Sie sollten sich niemals hilflos oder hoffnungslos fühlen! Weil das genau das ist, was sie wollen, sodass Sie sich Hals über Kopf und sofort in deren Behandlungsprogramm begeben. Ein medizinisches Programm, das eine 97%ige Heilungsrate aufweist und nach 5 Jahren nahezu 0 % Heilungschancen. Welcher Mensch, der noch bei klarem Verstand ist, möchte diese Sorte von „Hilfe"? Darum ist es sehr wichtig, alle Informationen zu sammeln, die Sie bekommen können.

Wie ich Ihnen bereits mehrfach sagte, es gibt viele, viele Wege, Krebs vorzubeugen und zu heilen, und diese sind alle kein Geheimnis!

Warum Sie Ihren Arzt nicht über sichere, effektive und natürliche Krebsbehandlungen sprechen hören werden, ist, dass sie es nicht dürfen! Er kann seine Approbation verlieren oder sogar im Gefängnis landen. Der Hauptgrund aber ist der, dass mit natürlichen Heilmethoden kein Geld zu verdienen ist. Wenn Ihr Arzt den Krebs so „behandelt", wie es immer gemacht wird, sichert er einen Kunden für die nächste halbe Dekade.

Ein anderer Grund, warum Ihr Arzt nicht über natürliche Alternativen diskutieren wird, ist der, dass es ihnen in der medizinischen Ausbildung nicht beigebracht wird.
Medizinische Journale enthalten sehr selten Artikel über alternative Behandlungen, weil sie für die allopathische Gemeinschaft veröffentlicht werden, und größtenteils durch Werbemittel der pharmazeutischen Firmen finanziert werden.

Ärzte sind auch gehirngewaschen, weil sie sehr viel negative Informationen über alternative Behandlungen von der American Medical Association (AMA) und der Pharmaindustrie bekommen. Aber auch von der Amerikanischen Krebsgesellschaft (ACS), dem nationalen Krebs Institute (NCI) und anderen Einrichtungen der Regierung, welche sich einfach weigern zu alternativen Behandlungen zu recherchieren oder sie gar zu bewerben. Aufgrund dieser Faktoren sind Ärzte nur befugt Behandlungen zu verschreiben, welche die FDA zugelassen hat. Wenn Ihnen Ihr Arzt Behandlungen verschreibt, welche die FDA nicht zugelassen hat, könnte sein medizinischer Gesundheitsausschuss ihn mit einer hohen Strafzahlung, mit einer Suspendierung seiner Lizenz oder sogar mit dessen Tilgung abstrafen.

Die AMA wird Ihnen nichts über natürliche Heilmittel erzählen, weil sie ihre Mitglieder schützen möchte – und ihr Einkommen. Behalten Sie im Gedächtnis, dass die AMA keine wissenschaftliche Einrichtung ist – ein weitverbreitetes Missverständnis – es ist eine professionelle Gemeinschaft einer speziellen Interessengruppe, namens allopathische, medizinische Ärzte.

Wenn die Menschen eine echte Wahl bei ihrer medizinischen Behandlung hätten und wenn sie mehr über alternative Methoden belehrt würden, wäre die Nachfrage der aktuellen, schulmedizinischen Behandlung weniger als 10%. Wenn Ärzte wirklich ihre Patienten heilten, würde nur die Notfallmedizin existieren. Das medizinische und pharmazeutische Feld würde nahezu eine Trillion Dollar verlieren d. h. arbeitslos und arm machen!

Sie müssen für Ihre Gesundheit und Ihre Freiheit kämpfen!

Lassen Sie sich nicht von der medizinischen Gemeinschaft lenken. Bleiben Sie immer offen und im Klaren über **Ih**re verfügbaren Handlungsmöglichkeiten. Wissen ist Macht! Erlauben Sie denen nicht für Sie zu denken, sogar, wenn sie versuchen werden, Sie damit zu überzeugen, dass es „zu Ihrem Besten“ ist. Benutzen Sie immer Ihren gesunden Menschenverstand. Lesen Sie alles was Sie können und hören Sie sich andere Menschen an, die Krebs hatten und ihn besiegt haben. Stellen Sie auch sicher, dass Sie auch Menschen anhören, welche die traditionelle medizinische Methode gewählt haben. Wie haben diese sich gefühlt, während sie da durchgingen? Was sagen deren Lieben dazu? Ich bin mir sicher, dass Sie sehr viele Horrorgeschichten hören werden!

- Konzentrieren Sie sich auf die Menschen, die gute Resultate erzielten, die Krebspatienten, die geheilt wurden, und diejenigen, die gesund und immer noch am Leben sind, und zwar 5, 10 Jahre oder länger nach der Diagnose. Finden Sie heraus, was sie getan haben das für sie funktionierte.
- Lassen Sie niemals zu, dass Ihre Entscheidung auf der Basis von Arroganz oder Ignoranz entsteht.

- Suchen Sie bewusst nach verschiedenen Meinungen.
- Bleiben Sie damit nicht alleine. Bilden Sie Netzwerke mit anderen Patienten.
- Lesen Sie Erfahrungsberichte von Menschen, die von Krebs geheilt wurden, weil diese Sie sicherlich mehr davon überzeugen können, dass alternative Behandlungen funktionieren. Sogenannte wissenschaftliche Studien und Statistiken werden immer nur das zeigen, was die Krankheitsindustrie Ihnen weismachen will. Mit anderen Worten, wer für die Studien bezahlt, bekommt die Ergebnisse, die er möchte.

Das ist auch exakt die Begründung, warum die medizinische Gemeinschaft keine Patientenberichte als „wissenschaftlichen Nachweis" zulässt; dafür werden sie nicht bezahlt!

Ich glaube, dass die einzige verlässliche Studie, das Studium des realen Lebens ist, das Studium von realem, lebendigem Erfolg! Erfahrungsberichte von Patienten und deren positive Beweise, dass etwas funktioniert, oder nicht funktioniert, während alles andere gesteuert ist.

Wie große Pharmaunternehmen alternative Medizin blockieren

In Wirklichkeit gibt es sehr viele alternative Behandlungen gegen Krebs. Dennoch würden sie der Pharmaindustrie keinen großen Gewinn bringen, sondern viel niedrigere Profite. Das bedeutet, dass diese Behandlungen auch für die Medien nicht lukrativ sein würden, nun raten Sie mal, welche Behandlungen sie anschieben?

Die Bundeshandelskommission wird keine alternative Krebsbehandlung bewerben lassen, weil sie behaupten, sie wären alle „unbewiesen". Was in Wahrheit bedeutet, dass die Alternativmedizin als Krebsbehandlungsmethode den großen pharmazeutischen Unternehmen kein Geld bringen wird.

Wenn eine neue medizinische Entdeckung gemacht wird, ist die einzige Frage, die gestellt wird „wird das profitabel genug sein?" Wenn die Aussicht auf Profit zu niedrig ist, dann wird die neue Behandlung verbannt und begraben und niemand wird sie jemals wiederfinden. Juristisch gesehen ist es für eine Substanz unmöglich einen „wissenschaftlichen Nachweis" zu erhalten, ohne dass die großen pharmazeutischen Unternehmen sie der FDA unterbreiten, und die werden denen nur Dinge übermitteln, die für sie sehr, sehr profitabel sind.

Alternative Krebsheilungs-Schulungen werden von medizinischen Ärzten geblockt, weil die großen Pharmaunternehmen die Ausbildung der Mediziner übernommen haben und Schulen, welche natürliche Heilweisen unterrichteten, zerstört haben.

Sie bilden oder übernehmen meistens große „karitative" Organisationen, vornehmlich solche, die dann komplett von der Schulmedizin kontrolliert werden, (z.B. Die Amerikanische Krebsgesellschaft, die Leukämie-Stiftung etc.).

Sie blockieren Forschungsgelder für alternative Krebs-Behandlungsmethoden, und somit valide, statistische Informationen, indem sie die FDA und die NIH (National Institutes of Health – Nationale Gesundheitsinstitute) indirekt mittels ihrer Kontrolle über Forschungsgelder steuern.

Sie verbieten jedem medizinischen Arzt, alternative Behandlungsmöglichkeiten bei Krebs einzusetzen, indem sie absolute Kontrolle über den Kongress und die AMA (beides landesweite und staatliche Organisationen) haben und sich Begrifflichkeiten, wie „nicht nachweislich wirksame Behandlung" bedienen.
Sie verweigern Herstellern von natürlichen Substanzen, die wissenschaftliche Wahrheit über ihre Produkte und Patientenberichte zu veröffentlichen, weil die FDA und FTC die Kontrolle haben und diese Organisationen sich erlauben, die Definition des Begriffs „wissenschaftlicher Nachweis" zu bestimmen.

Sie kontrollieren die Medien und blockieren jegliche öffentliche Bekanntwerdung vieler Entdeckungen der natürlichen Heilweisen durch legitimierte Forschungsinstitute.

Sie schließen alternative medizinische Kliniken, welche viele Beweise über die Nützlichkeit von alternativen Krebsbehandlungen gefunden haben.

Eine ihrer favorisierten Strategien ist es, Werbung für Scheinmedikamente zu machen, und zwar durch ausgeklügelte, statistische Desinformation und bewusst gewählte Terminologien über ihre Kontrolle der ACS American Chemical Society - Amerikanische Chemische Gesellschaft) und anderer Organisationen.

Die Pharmaindustrie gibt jährlich Milliarden von Dollars aus, um ihren Masterplan in die Realität umzusetzen. Die FDA, NIH, NCI, ACS, medizinische Ausbildungsinstitute etc. sind einfach nur ihre Marionetten, während die Leiter solcher Organisationen freudig der Zerstörung der Alternativmedizin beiwohnen. Warum machen sie das? Das erklärt sich alles übers Geld, denn auch sie wollen ihr Stück vom Kuchen je größer, desto besser.

Ja, die Pharmaindustrie gibt jährlich sehr viel Geld aus, um sicherzugehen, dass die alternative Medizin bei jedem Schritt ihres Weges niedergedrückt wird, während die orthodoxe Medizin weiterhin Profite einheimst – und das alles auf unsere Kosten!

Immer neue Krankheiten

Jedes Jahr kommt die medizinische Gemeinschaft mit einer langen Liste neuer Krankheiten die sie angeblich entdeckt haben und denen sie wissenschaftlich klingende Namen gaben. Diese Krankheiten sind einfach nur erfunden, damit die medizinische und pharmazeutische Industrie mit uns Geld verdienen kann.

ADS, ADHS, bipolare Störung, und so viele andere, sind nicht einmal richtige Krankheiten, sondern gesundheitliche Missstände verursacht durch Mangelernährung, Sauerstoffmangel, Kompromisse gegen sich selbst, Stress usw.

Medizinische Firmen und Ärzte könnten nichts besser finden, als uns allen einen Stempel zu geben, der uns als „krank“ mit irgendeiner Krankheit betitelt, sodass sie weiterhin mit Arztvisiten, Tests und Verschreibungen an uns Geld verdienen können.

Wege um sich selbst sicher, vernünftig und gesund zu halten

Als Allererstes erlauben Sie Ihren Gefühlen nicht, gesundheitliche Entscheidungen für Sie zu treffen. Wenn Sie krank sind und oder, wenn Sie auch einfach nur gesund bleiben wollen, müssen Sie vernünftig denken, da es sehr viele Gauner da draußen in der Welt gibt. Medizinische Firmen und sogar skrupellose Hersteller natürlicher Nahrungsergänzungsmittel packen Sie bei Ihrem Gefühlserleben, sodass sie ihre Produkte an Sie verkaufen können. Diese Firmen wollen Sie durch Ihre Ängste und deren Gehirnwäsche in ein Denken verlocken, dass ihre Medizin, ihre Programme und ihre Therapie oder ihre Methode die einzige auf der Welt, sei die Ihnen helfen kann. Und deren sogenannte Heilmittel haben immer einen hohen Preis, manchmal sogar Ihr Leben.

Die Skeptiker entbehren in ihrer Argumentation jeglicher Substanz

Mein Buch „Die eine einzige Antwort auf Krebs“ wurde in kürzester Zeit zum erfolgreichsten Selbsthilfebuch, in 8 Sprachen, zur Weiterbildung und Informationen über natürliche Heilmethoden bei Krebs. Für die Skeptiker gibt es keine Möglichkeit, die von mir aufgedeckten Fakten dieser natürlichen Heilmittel anzugreifen. Natürlich wird es immer falsche Beschuldigungen gegen mich geben. Es wird Versuche geben, Zweifel zu wecken, indem einige der Inhalte, Statistiken oder persönliche Kommentare oder Schlüsse infrage gestellt werden. Aber all das zählt nicht, weil das, was ich anbiete, Informationen darüber sind, wie Krebs geheilt werden kann, geheilt wurde und für alle Zeit geheilt werden wird.

Was wirklich von Bedeutung ist, ob ich 35 000 Patienten hätte, 34 999 oder auch nur einen Einzigen: meine einzige Mutter, die ich von Leberzirrhose, Hepatitis C und Leberkrebs im Endstadium heilte? Macht das überhaupt einen Unterschied, wenn ich Ihnen von großen Heilern erzähle und davon wie sie Krebs geheilt haben? Menschen wie Dr. Tutto Simoncini, Harry Hoxey oder Max Gerson oder sogar Hulda Clark oder die kanadische Krankenschwester Rene Caisse, welche Krebspatienten mit Essiac Tee heilte? Macht es überhaupt einen Unterschied ob ich recht habe mit irgendetwas von dem, was ich sage, wenn Sie einfach nur Ihren gesunden Menschenverstand einsetzen und auf Ihre Instinkte vertrauen? Wenn Sie durch die Vorschläge und Informationen, die ich Ihnen gegeben habe, in der Lage sind, sich selbst zu heilen oder sich selbst gesund zu erhalten, wird Ihr Vertrauen in Ihren inneren Heiler größer und auch der Bogen, den Sie um Krankenhäuser und Arztpraxen machen.

Es ist mir egal, ob die Menschen glauben, dass ich sie geheilt habe oder ob die Informationen, die Sie aus diesem Buch angewendet haben, sie geheilt hat. Es ist mir egal ob mein Buch Ihnen überhaupt eine Vorstellung der Notwendigkeit mehr Forschung für sich selbst zu betreiben und schließlich einen Weg für sich zu finden, gesund zu bleiben und zu werden, vermittelt – ganz egal was kommen möge. Es ist mir ganz egal, ob Sie mir danken, oder Gott oder der Natur oder sich selbst, das Einzige was für mich zählt, ist dass Sie gesund werden und es auch bleiben.

Am Ende von allem, was zählt es da, ob ich eine wissenschaftlich nachgewiesene Krebsheilungsrate von 92,3 % oder gar keine habe? Wenn meine Gedanken, Ideen und Informationen Sie dazu gebracht haben zu hoffen, einen guten

Kampf gegen alle Hindernisse zu führen, und schließlich Ihre ganz persönliche einzige Antwort auf Krebs finden, macht es da einen Unterschied, ob irgendeine Statistik richtig oder falsch ist, wenn Sie am Ende gesund geworden sind und kämpfen?

Ich schreibe das, weil ich nach 14 Bestseller-Büchern bereits weiß, wie die pharmazeutische und medizinische Industrie und deren machthungrige Kontrolleure der Regierungsbüros oder deren Repräsentanten spezieller Interessengruppen wie der kriminell handelnden Amerikanischen Krebsgesellschaft, funktionieren. Sie werden mich als Person angreifen, Lügen verbreiten und Halbwahrheiten in Umlauf bringen. Sie werden andere Menschen dafür bezahlen, mich in meinem Charakter oder persönlich anzugreifen und falsche Informationen zu produzieren und Beschuldigungen um Zweifel zu erwecken.

Sie sollten wissen, dass das was die machen sehr einfach ist, und nur dazu konzipiert ist, Zweifel zu wecken und falsche Gedanken über die Fakten hervorzurufen. Sie werden oftmals unter falschem Namen auf deren oder deren Kumpels Webseiten, Radiostationen oder TV-Sendungen Fragen stellen. Es wird eine Frage sein, die immer genauso gut von einem meiner Angestellten sehr einfach beantwortet werden kann. Z.B. schrieb eine Person auf einer fragwürdigen Webseite: „Ich frage mich, wo sein Hauptbüro ist – ich versuchte alles um es zu finden, aber es wurde nirgends vermerkt – wer weiß, worauf dieser Kerl aus ist, wenn man nicht mal seine Hauptniederlassung finden kann."

Auf solche Falschheit antworte ich, dass mein Team und ich einfach erreichbar sind. Meine Kontaktinformationen sind überall. Wenn Sie mich jemals in real erlebt haben und einer der Tausenden Menschen waren die mich alleine in diesem Jahr gesehen oder gehört haben bzw. auf einer Gesundheitsmesse oder anderen Veranstaltung getroffen haben, dann haben Sie vielleicht sogar meine persönliche Telefonnummer.

Darum, wenn Sie jemals solch falsche Stellungnahmen lesen, können Sie sich schon sicher sein, dass der Autor dieser Äußerung nur ein Tor ist.

Sie sollten auch wissen, dass, wenn die Krankheitsindustrie eine negative Kampagne startet, können Sie davon ausgehen, dass ich sie getroffen habe und sie meine Stimme zum Schweigen bringen will.

Wenn die Informationen in diesem Buch nicht wahr, einfach zu verstehen und anzuwenden wären, hätte es dann bereits in seiner ersten englischsprachigen Vorauflage innerhalb von 4 Tagen ausverkauft sein können? Im ersten offiziellen Druck war es innerhalb von elf Tagen ausverkauft gewesen. Die zweite Auflage war wieder ausverkauft und ist jetzt in der offiziellen siebten Auflage. Ich gebe Ihnen mein Wort, dass ich überhaupt keine negative Bemerkung über dieses Buch bekommen habe. In Wirklichkeit habe ich zahllose Briefe erhalten die zu 100 % positiv, dankbar und ermutigend waren.

Sie kennen jetzt deren Motiv der profitabelsten Industrie. Die Stiftungen, Gemeinschaften und Clubs wollen nur Ihr Geld und erzählen Ihnen immer, dass sie nach einer Heilung suchen. Obwohl heute bereits Hunderte bekannte, natürliche und wirkungsvolle Krebsheilungen verfügbar sind!

Und, wie gesagt, ist es der pharmazeutischen und medizinischen Industrie und deren Ärzte nur erlaubt, Geld bringende, Patienten tötenden „Behandlungen" anzuwenden. Sie alle verdienen sehr viel Geld. Selbst wenn sie diese traditionellen Krebsbehandlungen nicht anwenden möchten, sind sie vom Gesetz her dazu gezwungen, es zu tun und nur in der Lage, Schneiden, Vergiften und Verbrennungen anzuwenden, um ihre Patienten zu behandeln.

Also denkt jetzt immer noch jeder, dass die pharmazeutische Industrie, die Amerikanische Krebsgesellschaft, medizinische Berufe und Politiker, die von diesen Gruppen bezahlt werden, irgendein Interesse daran haben, eine schnelle, günstige und permanente Heilung gegen Krebs zu finden? Niemals werden sie klein beigeben, sondern auf Teufel komm raus kämpfen mit Beleidigungen, Bedrohungen und Angriffen jeglicher Art. Ihre Trolle haben bereits im Internet jede Menge gefälschter Berichte verbreitet, nur um zu versuchen, dass Sie meine Botschaft als gegenstandslos betrachten.

Hier kommt die Wahrheit: **WER HEILT HAT RECHT!** Nur Ergebnisse zählen! Unabhängig davon, was Sie tun, anwenden oder probieren. Fakt ist, wenn Sie Ihre Krankheit und Ihren Arzt überleben, dann ist das das Einzige, was zählt. Ich bin bereits in Rente. Ich arbeite nicht mehr direkt am Patienten. Ich habe nichts zu verkaufen und alle Profite meiner Bestseller der vergangenen 12 Jahre flossen in meine Stiftungen für Drogen-Schulprogramme, gewaltfreie Schulen, Gesundheit für Kinder, Krebspatienten-Advokaten-Stiftung etc. Alle damit verbundenen Produkte und deren Besitzrechte wurden vor vielen Jahren verkauft und der Verkaufserlös floss auch komplett in meine Stiftung.

Der Erlös von „Die einzige Antwort auf Krebs“ und alle Gewinne gehen in die Stiftung. Ich habe überhaupt keinen Grund Sie zu belügen. Ich habe keinen Grund Sie in irgendeiner Form fehlzuleiten. Alles, was ich mit diesem Buch tue und getan habe ist, Ihnen alle Informationen zu geben, von denen ich glaube, dass sie Ihnen das Wissen und das Handwerkszeug geben, das Sie benötigen, um für sich selbst zu denken und basierend auf Ihren eigenen Entscheidungen und Entschlüssen zu handeln.

Mit diesem Buch halte ich mein persönliches Versprechen an Gott, das ich ihm bereits vor mehr als vier Dekaden gab: Wenn er mir dabei helfen würde, meine Mutter zu heilen, würde ich den Rest meines Lebens damit verbringen, sicherzustellen, dass andere Familien nicht dasselbe durchmachen müssen, was meine Mutter und ich auszuhalten hatten.

Ich arbeite mit allen, meinen persönlichen und finanziellen Möglichkeiten an einem Zusatz zu unserer großartigen Verfassung und einer Freiheitsurkunde für Freiheit in Gesundheitsfragen und Patientenrechte. Also, wenn Sie jemals eine Lüge, einen Vorwurf oder irgendeine Art mich zu diffamieren, finden oder Teile meiner Botschaft, erinnern Sie sich einfach daran: **NUR ERGEBNISSE ZÄHLEN!**

Ich habe Ihnen alle Informationen gegeben, von denen ich denke, dass Sie sie brauchen, um Ihr Leben in die Hand zu nehmen und die Verantwortung für Ihr eigenes Leben, Ihre Gesundheit, Ihren Erfolg und Ihr Glück zu übernehmen. Sogar wenn Sie nur meine Lebensgeschichte mögen oder einige Inspiration zum Handeln daraus ziehen oder Hoffnung durch meine Arbeit finden, dann ist das alles, was ich möchte. Wenn Sie wirklich glauben, dass dieses Buch seinen Preis nicht wert ist, bitte schreiben Sie mir und ich werde Ihnen das Geld erstatten!

Lesen Sie meinen täglichen Blog – Schreiben Sie sich ein. All diese Informationen sind kostenfrei.

Mein Ziel ist meine Webseite www.DrLeonardColdwell.de als Hauptinformationsquelle für freie Informationen für Krebspatienten weltweit zugänglich zu machen. Ja, ich könnte, mit meinem Newsletter auch Videos verkaufen, aber ich gebe ihn kostenfrei heraus, melden Sie sich einfach auf meiner Webseite für den täglichen Newsletter an.

13. VON DER REGIERUNG ANGEORDNETE, GEBILLIGTE, IGNORIERTE ODER ERLAUBTE URSACHEN FÜR KREBS

1. Impfungen: ein Angriff mit einer tödlichen Waffe!

- Versuchte Körperverletzung, gefährliche Körperverletzung,
- Versuchter Totschlag,
- versuchter Mord oder Mord?

Inhaltsstoffe von Impfungen

Ich danke meinem wertvollen Freund Mike Adams, dem Health Ranger für seine Forschungsarbeit (Redakteur für natürliche Nachrichten) für diese Forschungsergebnisse:
Viele Menschen glauben, Impfstoffe beinhalten ein paar Virenstückchen, Wasser und das war's dann auch schon. Weder die Ärzteschaft noch die Massenmedien klären einen wirklich auf, welche Inhaltsstoffe in Impfstoffen zu finden sind. Manche Inhaltsstoffe sind gar als "Betriebsgeheimnis" geschützt und somit auch den zuständigen Behörden gänzlich unbekannt. Gerät man - meist per Zufall - an einen Beipacktext, ist man als Laie oft überfordert mit den vielen chemischen Begriffen.

Daher ist es nicht verwunderlich, dass vielen Menschen nicht bewusst ist, dass Impfstoffe gentechnisch veränderte Zellen, starke Nervengifte und Allergene wie Quecksilber und Aluminium, Zellen von abgetriebenen Föten, krebserregender Formaldehyd und vieles andere enthalten. Da Impfstoffe auf lebenden Zellkulturen (Hühnereiern, Affennieren, menschlichen Krebszellen etc.) gezüchtet werden, kommen diese Zellen trotz sorgfältiger Reinigung im Impfstoff ebenfalls vor. Spezifische Viren, die man normalerweise nur in Hühnern oder Affen findet, können durch Impfstoffe auch in den menschlichen Körper gelangen. (Auch Viren, die man heute vielleicht noch nicht kennt und daher nicht nachweisen kann!)

Grundlegendes zu Impfstoffen

Es gibt verschiedene Arten von Impfstoffen, hier die gängigsten Impfstoffvarianten:

- Lebendimpfstoffe mit vermehrungsfähigen Erregern auf der Basis von Bakterien und Viren (Masern, Mumps, Röteln, Polio-Schluckimpfung etc.)
- Inaktivierte Virusimpfstoffe (Polio-Injektion nach Salk, Influenza, Tollwut)

- Impfstoffe auf Basis inaktiver Bakterien (Keuchhusten)
- Toxin bzw. Toxoid-Impfstoffe (Diphterie, Tetanus)

Wie werden Impfstoffe überhaupt gezüchtet/erzeugt?
Da Viren nur in lebenden Systemen existieren und sich vermehren können, werden sie gewöhnlich im Tier selbst, in Zellkulturen und befruchteten Hühnereiern gezüchtet oder aus dem Blut infizierter Tiere gewonnen.

Beispiele für "Züchtungsmedien" sind Hirngewebe von Kaninchen, Nierengewebe von Hunden, Meerschweinchen, Kaninchen und Affen, Eiweiß von Hühner- oder Enteneiern, Hühnerembryos, Kälberserum, Blut vom Pferd oder Schwein und Eiter aus Kuhpocken. Es handelt sich wohlgemerkt immer um lebende Tiere!

Jede Impfung mit lebenden oder inaktivierten Viren stellt, wie bereits erwähnt, ein potenzielles Risiko dar. Besonders Affenviren werden von Forschern für besonders gefährlich gehalten.

Affen sind Träger zahlreicher Viren, die bei ihrem Wirt völlig harmlos sind, jedoch bei der Überquerung der Artenschranke, d.h., wenn sie in ein anderes Lebewesen gelangen, besonders aggressiv und gefährlich werden können. Jede Art hat grundsätzlich ihre für sie spezifisch eigene Typen von Mikroben, die sich in Millionen Jahren der Evolution entwickelt und als brauchbar erwiesen haben.

Viren, die für eine Art ungefährlich sind, können für eine andere Art gefährlich und sogar tödlich sein.

Es ist aber auch möglich, dass zwei nicht virulente Viren, die bei einer Impfung gemischt werden, durch Wechselwirkung im Organismus eine tödliche Krankheit erzeugen. Dies gilt besonders für Mehrfachimpfstoffe bzw. das gleichzeitige Verabreichen mehrerer Impfstoffe auf einmal.

Um Ihnen einen Überblick zu verschaffen, haben wir die wichtigsten Begriffe im Anschluss erklärt, die Beipacktexte der gängigsten Impfungen finden Sie online.

Besorgniserregende Begriffe aus dem Beipacktext

VERO-Zellen: Zellen aus Affennieren

Aluminiumhydroxyd: ein Aluminiumsalz, das als starkes Allergen bekannt ist. Weitere Aluminiumverbindungen in Impfungen sind Aluminiumphosphat und Aluminiumsulfat. Aluminiumsalze fördern die Entstehung von Alzheimer und verschiedenen Krebsarten, z.B. Brustkrebs und können zahlreiche Autoimmunerkrankungen auslösen.

Humane diploide Lungenfibroplaste: Zelllinien, die aus abgetriebenen Föten hergestellt werden. Solche Zellen werden auch u.a. in folgenden Impfstoffen verwendet: VAQTA von Merck (Hepatitis A), HAVRIX von GlaxoSmithKline (Heptatitis A), VarivaxO von Merck (Windpocken), PoliovaxO von Aventis-Pasteur (Polio), ImovaxO von Aventis-Pasteur (Tollwut)

Rekombinante Hefezellen: gentechnisch veränderte Hefezellen

Folgende Impfstoffe enthalten gentechnisch veränderte Zelllinien:
Infanrix hexa® / GSK Biologicals (Komponente für Hepatitis B)
Infanrix penta® / SmithKline Beecham (Komponente für Hepatitis B)
Synflorix® / GlaxoSmithKline (Pneumokokken)
Dukoral® / Crucell Sweden AB (Cholera)
Ambirix® / GlaxoSmithKline (Hepatitis A/B)
Twinrix® Erw. / GSK Biologicals (Hepatitis A/B)
Fendrix® / GlaxoSmithKline Biologicals S.A. (Hepatitis B)
HBVAXPRO® / Sanofi Pasteur MSD (Hepatitis B)
Tritanrix® HepB / GSK Biologicals (Komponente für Hepatitis B)
Gardasil® / Sanofi Pasteur MSD (Humane Papilloma Viren HPV)
Cervarix® / GlaxoSmithKline (humane Papilloma Viren HPV)
Silgard®* / Sanofi Pasteur MSD (humane Papilloma Viren HPV) - nur USA
Fluenz® / MedImmune (Influenza) - nur UK und USA.

Formaldehyd: gilt lt. WHO als krebserregend

Thiomersal: = Ethyl-Quecksilber-Thiosalicylat
Eine Quecksilberverbindung, die zur Konservierung benützt wird. Thiomersal besteht zu fast 50 % aus hochgiftigem Quecksilber. Achtung! Quecksilber kann sich auch hinter anderen Begriffen verstecken!

Antibiotika: werden Impfstoffen beigemengt, um die Ausbreitung schädlicher Keime im Impfstoff zu verhindern. Außerdem sollen sie eventuell auftretende Immun- oder Überreaktionen dämpfen und legen die natürliche Immunantwort zum Teil lahm!

Kritische Wissenschaftler vermuten, dass Impfreaktionen und Impfschäden dadurch zeitlich verschoben werden. Man beobachtete Impfschäden nämlich am häufigsten 2 bis 4 Wochen nach einer Impfung, manche sogar erst Monate oder Jahre später. Zu diesem Zeitpunkt lassen sich Impfschäden noch schwerer nachweisen, als wenn sie direkt nach einer Impfung auftreten. Viele dieser Reaktionen werden nicht einmal als Impfschäden vermutet oder gemeldet. Nanopartikel als Wirkverstärker: Dr. Stefan Lanka (Mikrobiologe und Virologe) warnt vor dem Einbringen von Nanoteilchen in den Körper, da sie durch ihre Winzigkeit das Nervensystem und Gehirn schädigen können.Die Folgen einer solchen Schädigung sind Müdigkeit, Konzentrationsstörungen, Schlaf- und Atemstörungen bis hin zu Lähmungen und Ersticken, Multiple Sklerose, Parkinson, Alzheimer, u.v.m.

Artfremdes Eiweiß, z. B. Hühnereiweiß: Es handelt sich dabei um Reste aus dem Herstellungsprozess. Fremdes Eiweiß wirkt injiziert völlig anders als verspeist. Der Impfcocktail gelangt dabei direkt ins Blut (Impfungen werden in stark durchblutete Muskeln injiziert.). Dies ist widernatürlich.

Alle physikalischen und biologischen Abwehrbarrieren, wie man sie in Haut, Schleimhaut, Mandeln, Magensäure, lymphatischem Gewebe des Darmtraktes, Leber, u.v.m. findet, werden dadurch umgangen. Solche „Verletzungen“ kommen in der Natur nicht vor. Der Organismus ist dadurch total überfordert. Fremdeiweiß kann zu Abstoßungsreaktionen bis hin zu schweren allergischen Schocks führen.

Phenoxyethanol: weitere Namen: Phenoxyethanol, Phenylcellosolve, Monophenylglykol, 2-Phenoxy-1-ethanol, Ethylenglykolmonophenylether.

Phenoxyethanol ist eine organische Verbindung und tritt bei Raumtemperatur als farblose, viskose Flüssigkeit auf. Die Dämpfe sind schwerer als Luft. Verwendung findet es als Konservierungsstoff. Außerdem kann es je nach Dosierung zum Beruhigen, Betäuben oder Einschläfern von Fischen verwendet werden. Kann Allergien auslösen. Gesundheitsschädlich beim Verschlucken. Reizt die Augen. Darf nicht in den Untergrund bzw. in das Erdreich gelangen. Darf nicht in die Kanalisation, das Oberflächenwasser und Grundwasser gelangen. (wikipedia.de, Sicherheitsdatenblatt)

Ethanol: weitere Namen: Ethylalkohol, Äthanol (standardsprachlich), Äthylalkohol (standardsprachlich), Weingeist, Spiritus, Alkohol (umgangssprachlich). Ethanol ist ein wichtiges organisches Lösungsmittel, eine Grundchemikalie in der Industrie und ein Desinfektionsmittel. Eine der technischen Hauptverwendungen von Ethanol ist die Nutzung als Biokraftstoff als sogenanntes Bioethanol. Ethanol ist brennbar. Die Dämpfe sind schwerer als Luft. Reizen Augen und Schleimhäute. In großen Mengen aufgenommen, bewirkt Ethanol Schwindel, Rausch, Narkose, Atemlähmung. (wikipedia.de, Sicherheitsdatenblatt)

Impfungen enthalten Quecksilber, Aluminiumsalze, Formaldehyd, gentechnisch veränderte Stoffe und Krebszellen.

2. Klare Beweise: Handystrahlung verursacht Hirntumore

Die Frage, ob Mobiltelefone Hirntumore verursachen, ist definitiv beantwortet – das haben kürzlich Ärzte und Wissenschaftler aus den ganzen USA auf einer Pädiatriekonferenz in Baltimore bekannt gegeben.

Die Beweislage ist klar: Handys verursachen Hirntumore, sagt Dr. Devras Davis, Präsident des Environmental Health Trust (Umwelt und Gesundheitsvereinigung).

Besonders Kinder sind für die schädlichen Auswirkungen von Handystrahlung anfällig, sogar schon im Mutterleib, warnten die Experten. Deshalb sollten schwangere Frauen ebenfalls den Handygebrauch einschränken. „Halten Sie das Handy von Ihrem Bauch fern, insbesondere gegen Ende der Schwangerschaft«, rät Davis.

Oxidative Schäden führen zu Krebs

Mobiltelefone geben eine spezielle Art Strahlung ab, Hochfrequenzstrahlung oder RFR (von englisch radiofrequency radiation) genannt, die auch für die Übermittlung kabelloser Internetsignale verwendet wird. Sie unterscheidet sich von der Ionisationsstrahlung (zum Beispiel beim Röntgen), die bekanntlich zu DNA-Schäden und Krebs führen kann. Bis vor Kurzem beharrten viele Gesundheitsexperten darauf, dass die RFR schlicht zu wenig Energie habe, um diese Art von Zellschäden hervorzurufen, die für eine Tumorbildung nötig sei. Leider behaupteten sie das auch dann noch, als es immer mehr Studien über den Zusammenhang von RFR-Einwirkung und Krebs gab.

Bereits im Jahr 2010 fand die internationale Interphone-Studie heraus, dass der Gebrauch von Handys über zehn Jahre und länger mit einem um 40 Prozent erhöhten Risiko auf Hirntumore, einem um 300 Prozent höheren Risiko auf Tumore an den Hörnerven und einem ebenfalls erhöhten Risiko auf Tumore in der Ohrspeicheldrüse im Zusammenhang steht.

Das Hirntumorrisiko war unter den Personen, die bereits vor dem 20. Geburtstag mit der Handynutzung anfingen, um 400 Prozent höher. Die Methodik dieser von der Industrie finanzierten Studie wurde jedoch von vielen kritisiert, weil die Techniken zur Datenanalyse für den Nachweis geringerer Risiken konzipiert waren – das legt die Vermutung nahe, dass das tatsächliche Risiko noch viel höher ist.

Die Internationale Agentur für Krebsforschung stufte im Jahr 2011 RFR als möglicherweise krebserregend ein.

Im Jahr 2015 schließlich lieferte eine in Electromagnetic Biology & Medicine veröffentlichte Studie eine Teilantwort auf die Frage, wie RFR Krebs verursachen kann. Bei der Untersuchung der bisherigen Forschung über die biologischen Auswirkungen von RFR kam heraus, dass die Strahlung, die durch die Nutzung von Handys oder kabellosem Internet absorbiert wird, oxidativen Stress auslöst – ein Zustand, in dem die antioxidative Kapazität des Körpers überfordert ist und sich freie Radikale anreichern.

Freie Radikale verursachen in Zellen und in der DNA oxidative Schäden und stehen in engem Zusammenhang mit Krebs, Herzkrankheiten, Demenz und anderen Erkrankungen.

Kinder haben ein höheres Risiko

Kinder sind für die gesundheitlichen Folgen der Handynutzung besonders anfällig, warnten Teilnehmer der Baltimore-Konferenz. Laut Davis absorbiert das kindliche Gehirn bei derselben Strahlungseinwirkung doppelt so viel Strahlung wie das erwachsene. Das könnte auch die Auswirkungen auf ungeborene Kinder erklären, die bei Studien mit Schwangeren ermittelt wurden.

„Es gibt einen Zusammenhang zwischen dem Gebrauch von Mobiltelefonen unter Schwangeren und Verhaltensauffälligkeiten bei ihren Kindern", sagt Dr. Hugh Taylor von der Yale School of Medicine (USA).

Zudem werden Kinder durch die störende Wirkung von Handys auf zwischenmenschliche Beziehungen geschädigt, warnt die klinische Psychologin Catherine Steiner-Adair. *Diese Geräte wirken sich wirklich belastend und strapazierend auf unsere familiären Beziehungen aus, weil die durchschnittliche Mama und der durchschnittliche Papa ihre Handys 60- bis 100-mal am Tag checken,* sagt die Psychologin.

Tatsächlich haben zahlreiche Studien erwiesen, dass Eltern regelmäßig ihre Kinder ignorieren und stattdessen aufs Handy-Display schauen, und dies wird mit einem höheren Level an Verhaltensstörungen bei den Kindern assoziiert. Die Kinder sind sich auch durchaus bewusst, dass sie ignoriert werden.

In einer internationalen Studie sagten 30 Prozent der befragten Kinder, dass ihre Eltern mindestens ebenso viel Zeit mit ihren Handys verbringen wie mit ihnen. Ähnlich viele Kinder sagten, sie fühlten sich unwichtig, wenn ihre Eltern durch ein Mobilgerät abgelenkt sind. Und mehr als die Hälfte sagte aus, dass ihre Eltern ihre Handys zu oft benutzen.

Übermäßige Nutzung mobiler Telefone durch die Eltern fördert auch die Technikabhängigkeit bei ihrem Nachwuchs, die wiederum kognitive, emotionale und soziale Probleme nach sich zieht.

„Wir haben es mit einer Art dreifachem oder vierfachem Fluch aus biologischen und psychologischen Folgen sowie Auswirkungen auf die Gehirnwellen zu tun", sagte die Kinderneurologin Dr. Martha Herbert.

Wir schützen und regenerieren uns besser mit www.EMFSchutz.com

3. Leitungswasser

Fluorid und Chlor im Trink- und Duschwasser, zusammen mit den ganzen anderen Giftstoffen, die im Wasser enthalten sind, verursachen Krebs. Es sind Schätzungen zufolge ca. 250 giftige Stoffe in Leitungswasser.

4. Ganzkörper Scanner am Flughafen verursachen Krebs.

Jeder, der regelmäßig fliegt, wird Krebs bekommen, wenn er oft durch den Ganzkörper-Scanner geht. In Flughäfen, bei Gericht oder anderen von der Regierung kontrollierten Grenzen.

Bestrahlung verursacht Krebs! Die Ganzkörper-Scanner am Flughafen verursachen Krebs. Sie werden Kinder und Erwachsene umbringen und sie unfrucht bar machen. Krebs und Tumore, speziell bei den Jüngeren, werden wahrscheinlich mehr werden, je mehr Scanner landesweit überall installiert werden.

Es gibt keine „sichere" Dosis von Strahlung, 50 % der amerikanischen Krebserkrankungen werden durch Strahlung verursacht.

Menschen mit medizinischen Implantaten, solche wie Herzschrittmacher, sollten auch elektromagnetisch pulsierende Körper-Scanner meiden, weil diese die des Herzschrittmachers signifikant verändern können.

Die Millimeterwellen-Scanner strahlen eine Mikrowellenlänge zwischen zehn und einem Millimeter aus, Millimeterwellen genannt. Diese Wellen werden als extrem hohe Frequenzen bezeichnet (EHF), die höchste Radiofrequenz-Welle die ausgestrahlt wird.

EHF strahlt in einer Bandbreite von 30 bis 300 Gigahertz, sie werden auch mit MMW abgekürzt. Es gibt auch Strahlung, die als Terahertz Strahlung (THz) bekannt ist (unter 1mm bis auf 0.1mm). Die Strahlung von Terahertz-Wellen produziert nur wenig Kraft, sie ist jedoch in der Lage, doppelte DNA-Stänge aufzubrechen oder aufzusprengen, in dem sie in der DNA Luftbläschen bildet, die andere Prozesse in der DNA stören könnten, wie zum Beispiel Genexpression und DNA Replikation.

Radiologie und Röntgentomografie sind sehr schädlich und potenziell tödlich, da sie ionisierte Röntgenstrahlen mit hoher Eindringtiefe aussenden. Auch die in elektrischem Kinderspielzeug durch herstellungsbedingte Inhomogenitäten innerhalb des Kabels verursachte Rückstreuung schadet der DNA. Forscher haben herausgefunden, dass Computertomografie (CT) 29 000 Krebsfälle verursachen wird und fast 15 000 Amerikaner, die im Jahr 2007 damit untersucht wurden, töten werden.

Ein Bericht im britischen Medizinjournal Lancet besagt, dass Mammogramme (Röntgen der Brüste), welche 1983 eingeführt wurde, die Ursache für den 328%igen Anstieg des Duktal-Karzinoms (eine Form von Brustkrebs) ist, wovon 200 % von der Mammografie selbst verursacht wurden. Eine Lawrence-Berkeley-Laborstudie zeigte, dass Brustgewebe extrem empfindlich für Krebs ist, der von Bestrahlung verursacht wird. Ironischerweise lösen Mammografien wahrscheinlich diejenigen Krebse aus, den Sie später finden werden.

Strahlungsschäden sind kumulativ. Jedes Mal, wenn Strahlung durch unseren Körper hindurchgeht, werden Zellen zerstört. Wenn Zellen nicht in der Lage sind, den Schaden zu 100 % zu reparieren, kommen Probleme wie Tumore und Krebs auf. Wie Dr. Gofmans Studien bereits zeigten, gibt es überhaupt kein sicheres Dosierungsniveau von Strahlung. Wenn menschliche Zellen und DNA durch Bestrahlung verändert und zerstört werden, gibt es nur noch sehr wenig, was man machen kann. Man erwartet, dass in der Zukunft Rückstreuungs- und Millimeterwellen-Ganzkörper-Scanner obsolet sein werden, da sie eventuell von Röntgen-Scannern ersetzt werden, die ein klares Bild des Inneren eines Menschen liefern. Eine einflussreiche, internationale Strahlungs-Sicherheits-Organisation hat bereits davor gewarnt, dass die Nackt-Körper-Scanner, welche aktuell an Flughäfen auf der ganzen Welt ausgerollt werden, das Krebsrisiko und Risiko für Geburtsdefekte erhöhen und nicht bei schwangeren Frauen oder Kindern angewendet werden sollen.

Schwangere Frauen und Kinder sollten niemals Scannern ausgesetzt werden nach einem Report, der zusätzlich sagte, dass „die Regierungen andere Techniken einsetzen sollten, um zum selben Ergebnis zu kommen, ohne den Einsatz ionisierender Röntgenstrahlen.“

„Das Komitee zitierte die grundlegenden Sicherheitsstandards der Vereinbarungen der IAEA von 1996, welche über drei Dekaden hinweg verfasst wurden, die Menschen vor Strahlung schützen. Häufiges Aussetzen, selbst niedriger Strahlung, kann nach der U.S. Umwelt-Schutz-Agentur zu Krebs und zu Geburtsdefekten führen“, berichtet Bloomberg.

Gerichte haben herausgefunden, dass Leibesvisitationen nur legal sind, wenn eine Person bereits straffällig wurde oder sich in einer mit Arrest einhergehenden Untersuchungshaft befindet, bei der der klare Verdacht bestehen muss, dass sie eine Waffe tragen könnten. Massen von Menschen dieser nackten Leibesvisitation am Flughafen auszusetzen, kehrt den Kern des Gedankens von Unschuld, bis das Gegenteil bewiesen wurde, in sein absolutes Gegenteil um.

Sie schließt Menschen vom Fliegen aus und behandelt sie vor allem wie Terroristen, nur weil sie für die Erniedrigung einer virtuellen Leibesvisitation ablehnen. Das ist ein klarer Verstoß gegen das menschliche Grundrecht auf Bewegungsfreiheit.

Die neuen Mikrowellen-Body-Skanner sind sogar noch gefährlicher und tödlicher. Hören Sie sich das Interview mit Harald Thiers dazu an http://ibms-deutschland.com/r-t. Die lebensnotwendigen Wasserclusterstrukturen werden durch die Mikrowellen zerstört.

Papst Benedikt der XVI. kritisierte Flughafen-Körperscanner. Er hat sich gegen die Nutzung von Körperscannern an Flughäfen ausgesprochen. Er beharre darauf, dass der menschliche Stolz gewahrt bleiben muss.

ÜBER DEN AUTOR

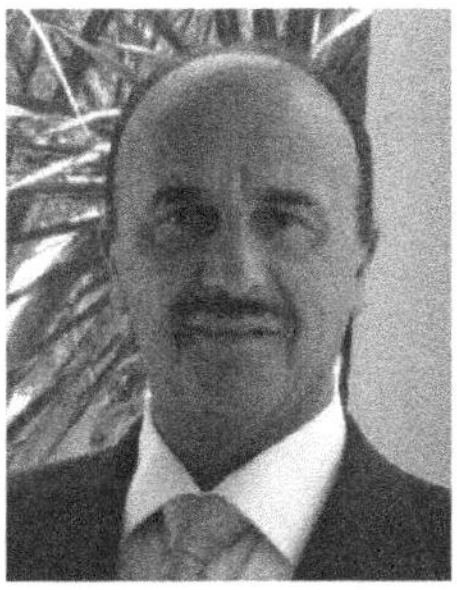

Dr. Leonard Coldwell wird als eine der führenden Autoritäten der Selbsthilfe-Schulung von Krebspatienten angesehen. Viele Fachleute bezeichnen ihn als den führenden Krebsexperten der Welt. Doktor Leonard Coldwell ist der am häufigsten empfohlene ganzheitliche und alternative Arzt. Seine Heilungsrate bei so genannten unheilbaren Krankheiten in Europa ist legendär. Nach 16 Jahren als Allgemeinmediziner in Europa verließ Doktor Coldwell die Allgemeinmedizin, um sich auf seine angewandte Forschung zu Stress und stressbezogenen Krankheiten – mit speziellem Schwerpunkt auf Krebs und anderen „unheilbaren" Krankheiten – zu konzentrieren.

Er veranstaltet die weithin beliebte Radiosendung „Doktor Coldwell Report". Mit seiner Co-Moderatorin Kelly Wallace gestaltet er aufschlussreiche, gesundheitsfördernde Sendungen zu aktuellen Themen, die die Welt bewegen. In dieser Show interviewt er einige der meistgefragten Gäste zu den Themengebieten Gesundheit, Heilen und Kampf für Patientenrechte.

Besuchen Sie bitte folgende Internetseiten:
www.DrLeonardColdwell.de

E-Mail:
DoctorLeonardColdwell@gmail.com

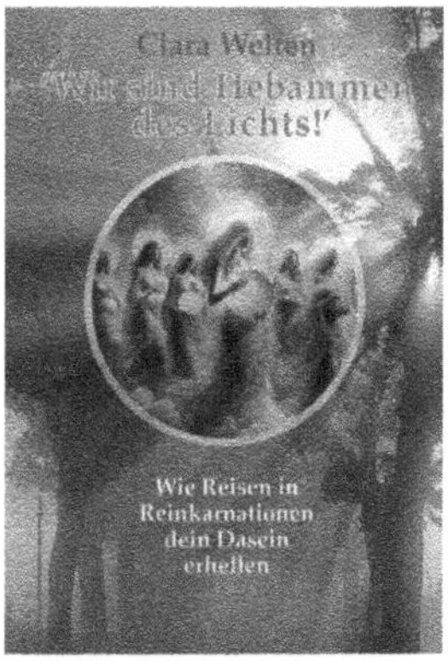

"Wir sind Hebammen des Lichts!"

Wie Reisen in
Reinkarnationen
dein Dasein
erhellen

Clara Welten

Diese Aussage richtet Clara Welten an alle Seelen, die sich auf der Suche nach ihrer wahren Bestimmung begeben, um in diesen herausfordernden Zeiten die Welt zu einem besseren und friedvolleren Ort zu machen. Es ist gleichzeitig ein Aufruf, die reine Essenz deiner Seele zu erkennen, dich aus karmischen Verstrickungen zu lösen und zum/zur Schöpfer*in deiner Realität zu werden.

Durch dieses Buch wirst du nicht nur dein theoretisches Wissen über spirituelle Techniken vertiefen, sondern auch Zeuge/Zeugin von Reisen zwischen den Welten werden, indem du Clara Welten und ihre Klienten in frühere Existenzen und Epochen begleitest, die zum Teil weit vor unserer Zeitrechnung liegen: 17 Reisen in Reinkarnationen haben Menschen von ihren schwerwiegenden Themen konkret und nachhaltig erlösen können. Öffne dein Herz für die faszinierende Dimension der Wiedergeburt, lass dich in die Abgründe einer Seele entführen, lies, wie Gesundung geschehen konnte. Erlebe fesselnde und zugleich sehr berührende Geschichten, durch die du eine neue Perspektive sowie ein tieferes Verständnis für dein irdisches Dasein gewinnen kannst.

In diesem einzigartigen Buch stellt Clara Welten ihre Arbeit im Bereich der Tiefenpsychologie, des Schamanismus und der Spiritualität vor. Sie zeigt dir auf, wie du mithilfe spiritueller Methoden sowohl deine Biografie als auch deine „karmische Landkarte" erkunden kannst, auf dass du lichtvoll erstrahlst und unser aller Dasein mit deiner Präsenz erhellst.

MIT EINEM GELEITWORT von Dr. ROSINA SONNENSCHMIDT

251 Seiten * ISBN 978-90-8879-369-1 * Hardcover

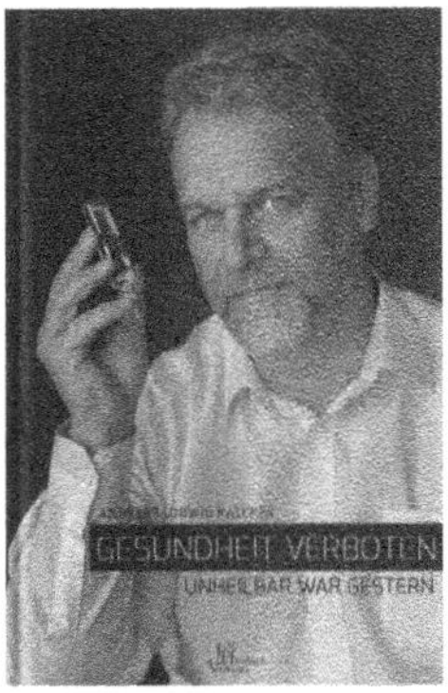

GESUNDHEIT VERBOTEN – UNHEILBAR WAR GESTERN

Andreas Ludwig Kalcker

Dieses Buch ist das Ergebnis vieler Jahre der Sammlung von Daten in Bezug auf angeblich unheilbare Krankheiten durch den Biophysiker Andreas Kalcker, der es wagte, die Wahrheit auszusprechen und Lösungen anzubieten, wo es bisher keine gab.

Nachdem er sich selbst von einer Krankheit erholt hatte, die als unheilbar galt, war er in der Lage, den gemeinsamen Nenner aller Krankheiten zu finden und eine wirksame therapeutische Lösung anzubieten, für die er von den etablierten Ärzten heftig angegriffen wurde. Das Buch enthält alles, was man wissen muss, um ein neues Paradigma in Bezug auf die körperliche und geistige Gesundheit zu schaffen und gleichzeitig festzustellen, dass auch in der pharmazeutischen Wissenschaft nichts so ist, wie es zu sein scheint.

Kalckers Buch ist in einem einfachen und verständlichen Stil ebenso für interessierte Laien wie für Fachleute geschrieben. Es enthält eine wertvolle Sammlung von Daten, Protokollen und Beispielen für die Heilung praktisch sämtlicher Krankheiten und Leiden.

„Ein furchtloser Mann auf der Suche nach der Wahrheit."
- Dr. Isabel Bellostas (Kinderärztin)

„Wir sind Andreas zutiefst dankbar für seine unschätzbare Hilfe für unseren Sohn und unsere Patienten. Wir wollen ihm beistehen, sodass er nicht den Mut verliert und weiterhin die Welt auf seine wunderbaren Entdeckungen aufmerksam macht."
- Dr. Jorge Valentín Esteves (Onkologe)

486 Seiten * ISBN 978-90-8879-156-7 * Softcover

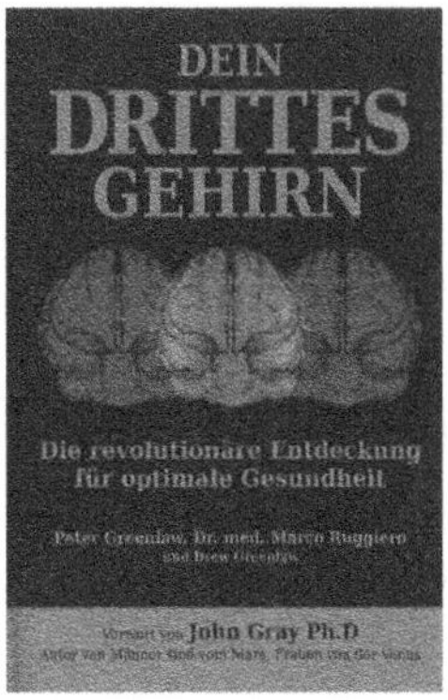

DEIN DRITTES GEHIRN

Peter Greenlaw und Dr.med. Marco Ruggiero

Dein drittes Gehirn liefert Ihnen bisher fehlende Informationen, um Ihr Lebenspotenzial voll und ganz zu verwirklichen. Es ist die wohl spannendste Entdeckung des vergangenen Jahrhunderts.

Vor fast zwanzig Jahren entdeckten Wissenschaftler und Forscher, dass wir ein zweites Gehirn haben. Dieses zweite Gehirn wurde im Magen-Darm-Trakt entdeckt und hat so viele Neuronen wie unser Gehirn.

Doch die Entdeckung des zweiten Gehirns wurde durch eine weitere große wissenschaftliche Entdeckung in den Schatten gestellt – die Entdeckung unseres „dritten Gehirns“ durch Dr. Marco Ruggiero.

In „Dein drittes Gehirn“ erfahren Sie, dass ein in der Anatomie fast dreitausend Jahre lang unbemerktes Organ, das Mikrobiom, tatsächlich ein drittes Gehirn und nicht einfach irgendein Organ ist.

Nach jahrelangen Bemühungen war Ruggieros Forschungsarbeit auf dem Gebiet der Entdeckung und Entwicklung einer Supernahrung für das dritte Gehirn erfolgreich. Diese Nahrung nutzt denselben Fermentationsprozess, der schon bei unserer Geburt stattfindet. Dr. Ruggiero und seine Frau Stefania Pacini nutzten ihre langjährigen wissenschaftlichen Erkenntnisse aus Molekularbiologie, Anatomie und Ernährungswissenschaft und rekonstruierten erfolgreich genau die Kombination aus Pilzen, Bakterien, Hefen und Mikroben, die Babys während des Geburtsvorgangs aufnehmen.

Für den Laien ist die Vorstellung eines zweiten, dritten oder vierten Gehirns erst einmal genauso verwirrend, wie sie letztendlich auch genial ist.
- Peter Greenlaw

„Dein Drittes Gehirn“
der Beginn eines neuen medizinischen Zeitalters.

202 Seiten * ISBN: 978-90-8879-171-0 * Hardcover

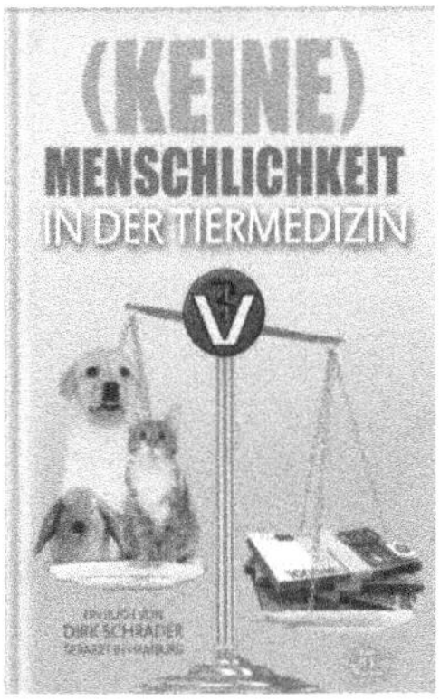

(KEINE) MENSCHLICHKEIT IN DER TIERMEDIZIN

Dirk Schrader

Der Tierarzt aus Hamburg, zeigt nicht nur auf was mit Chlordioxid und anderen nicht konventionellen Heilmethoden in der Tierpraxis erreicht werden kann, sondern auch die Missstände, die durch Gesetze, Behörden, Lobbyisten, Pharmazeuten und nicht zuletzt auch durch Tierärzte selbst, aufrechterhalten werden.

Mit seiner „Menschlichkeit" hatte Dirk Schrader schon früh in seiner tierärztlichen Karriere erste Auseinandersetzungen mit Kollegen und Behörden. Doch statt Menschhörigkeit, bevorzugte Herr Schrader menschliche Vernunft einzusetzen, und ging eigene Wege.

Tiere haben heutzutage die gleichen Krankheiten wie Menschen und werden auf gleiche Art und Weise behandelt wie Menschen. Angefangen bei der Nahrungsindustrie, nach Schrader Krankmacher Nr. 1, Pharmaindustrie, und Tierpraxen, sind alle nur von ein und derselben Philosophie besessen. Macht, Geld und Habgier.

Seine Erfahrungen bezüglich Chlordioxid im Rechtsstreit, die in diesem Buch mit aufgenommen wurden, sind ebenfalls von großem Wert für Kollegen und andere Therapeuten, die diese Substanz in ihrer Praxis einsetzen oder einsetzen wollen. Denn nichts wird in den Medien schlimmer verunglimpft als Jim Humbles MMS oder, wie es heute genannt wird, Chlordioxid (C.D.).

Wie Sie schon schnell beim Lesen bemerken werden, ist dieses Buch kein Ratgeber für Tierfreunde im üblichen Sinne, sondern eine mutige Lektüre für mündige Tierbesitzer, die jedoch bei keinem Tierhalter und ebenso in keiner tierärztlichen Praxis fehlen darf.

224 Seiten * ISBN 978-9088-79-160-4 * Hardcover

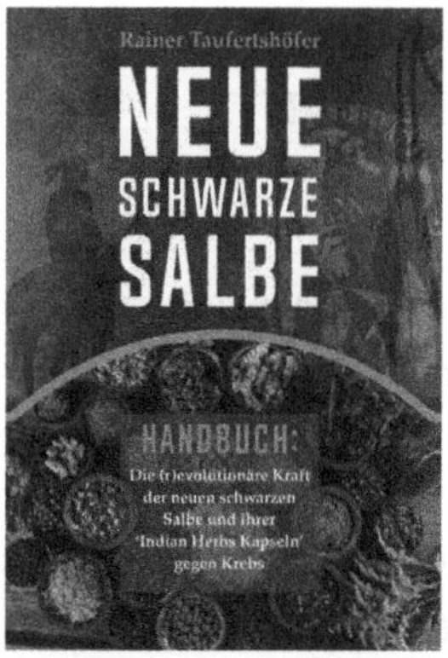

NEUE
SCHWARZE
SALBE

HANDBUCH:
die (r)evolutionäre Kraft der neuen schwarzen Salbe und ihrer 'Indian Herbs Kapseln' gegen Krebs

Rainer Taufertshöfer

Warum dieses Buch unverzichtbar ist:

- Tradition trifft Innovation: Eine einzigartige Symbiose aus jahrzehntelanger Expertise und bahnbrechender Forschung.
- Wissenschaftlich fundiert: Gestützt auf 68 renommierte Studien diverser Fachbereiche.
- Speziell ausgerichtet: Ideal für Menschen, die sich nicht ausschließlich auf konventionelle medizinische Ansätze verlassen möchten.

Was Sie im Buch erwartet:

- Vielfältige Einsatzmöglichkeiten: Natürliche Therapieansätze für äußere und innere Anwendungen.
- Wirkstoff-Portfolio: Tiefgehende Analysen zu Graviola, Chaparral, Kanadische Blutwurz und weiteren potenten Naturstoffen, ergänzt durch Erkenntnisse zu ihrer synergistischen Wirkung.
- Kapitelstruktur: Von kritischen Vergleichen zwischen Schulmedizin und Naturheilkunde bis hin zu leicht verständlichen Studienzusammenfassungen. Ausgewählte, aussagekräftige Fotografien veranschaulichen die präsentierten Herstellungsverfahren und Anwendungsprotokolle.

Bonusmaterial:

- Eine wissenschaftliche Abhandlung über Irisdiagnose, ergänzt durch eindrucksvolle Fotografien.

200 Seiten * ISBN 978-90-8879-633-3 * Hardcover

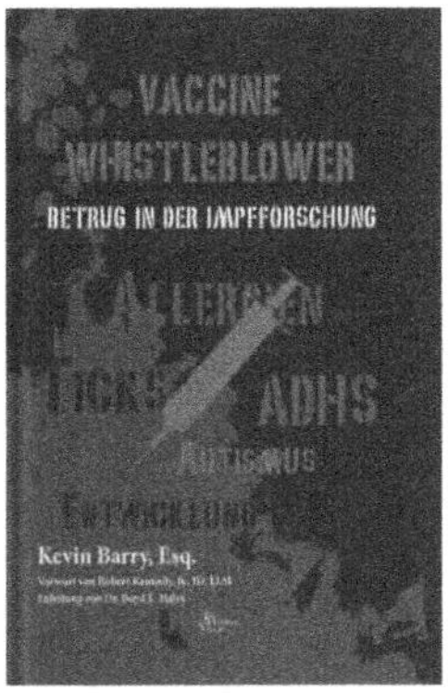

VACCINE WHISTLEBLOWER
Betrug in der Impfforschung

Kevin Barry

Nun hat er ausgepackt!
Dr. Thompson ist in der CDC kein unbedeutender Mann. Er ist Autor und Mitautor aller drei führenden CDC-Studien, die die Impfstoffe als Ursache für Autismus ausschließen: De Stefano 2004, Thompson 2007 und Price 2010. Im Jahre 2008 bezeichnete Dr. Paul Offit, der führende Sprecher der Impfindustrie und wichtigster Befürworter der weiteren Verwendung von Quecksilber bei Impfstoffen, Dr. Thompsons „wunderbare“ Studie von 2007 als die Studie, die die Sicherheit von Thimerosal „endgültig“ bestätigen würde.

„Ich habe einen Vorgesetzten, der mich auffordert zu lügen“. „Die Leute in den höheren Positionen wollten bestimmte Sachen durchziehen, und ich habe da mitgemacht...“, hat Dr. Thompson nun zugegeben. „Thimerosal aus Impfstoffen verursacht Ticks,“ sagte uns Thompson. „Ich kann behaupten, dass Ticks bei Kindern mit Autismus viermal häufiger auftreten. Es gibt biologische Beweise, dass Thimerosal autismusartige Merkmale hervorruft.“

„Ich habe mich immer sehr engagiert für das Impfen eingesetzt. Ich habe meine sechs Kinder alle impfen lassen. Ich glaube, dass das Impfen Millionen von Menschen das Leben gerettet hat, und dass eine möglichst hohe Durchimpfungsrate wünschenswert wäre. Um dieses Ziel zu erreichen, benötigen wir sichere Impfstoffe, eine transparente und zuverlässige Wissenschaft und unabhängige Regulierungsbehörden. Die ungeheuren Behauptungen von Dr. William Thompson, einem Mitarbeiter des CDC und Informanten, beweisen jedoch eindeutig, dass wir leider nicht über solche verfügen.“
- Robert F. Kennedy, Jr., JD. LLM

176 Seiten * ISBN 978-90-8879-140-6 * Hardcover

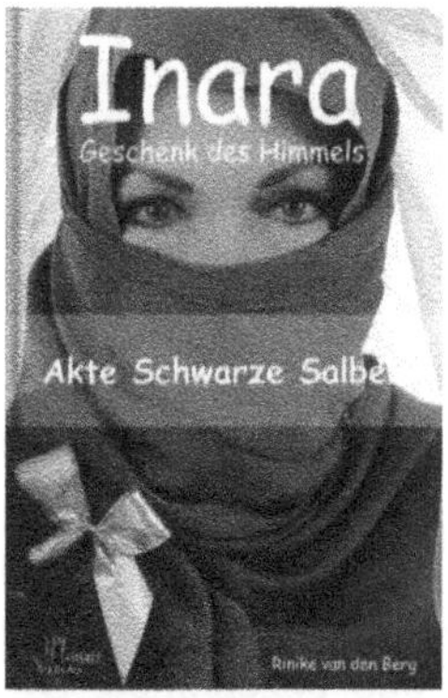

INARA
Geschenk des Himmels

Akte Schwarze Salbe

Rineke van den Berg

Herzzerreißend geschildert, mit knallharten Fakten undintensiv gelebten Gefühlen in einem Buch zusammengefasst. Der Versuch von Rineke van den Berg, Patienten mit Hautkrebs unter Anwendung der Schwarze Salbe von den elenden, schmerzhaften, trübseligen und vor allem zu kostspieligen, regulären Behandlungsmethoden zu erlösen, führt zu Konflikten an vielen Fronten und endet in einer Katastrophe.

Die Firma der Autorin wird komplett ruiniert. Alles wird beschlagnahmt und ihr Internetshop gesperrt. Mit aller Macht arbeiten Behörden, Medien und Staatsanwaltschaft zusammen, um dieses simple und sehr wirkungsvolle Mittel aus der Welt zu schaffen.

Die Hexenjagt hat begonnen. Noch nie wurde auf solch eine Art und Weise Klage gegen eine Therapeutin und deren empfohlenes, heilendes Kräutermittel vollstreckt. Alles wurde unternommen um die Integrität und fachkundige Behandlungsmethode von Rineke van den Berg zu diskreditieren. Man wollte sie zum Schweigen bringen.

Doch Rineke belässt es nicht dabei und zeigt, dass vieles möglich ist? Positivität und Mitgefühl behalten die Oberhand in diesem packenden Buch mit dem wohlklingenden Titel „INARA“, wobei es sich hier wirklich um ein Geschenk des Himmels handelt.

„Inara“ ist zufällig der Name, den die Staatsanwaltschaft der Akte über die schwarze Salbe gab.
„Inara“ bedeutet in der Übersetzung „Geschenk des Himmels“.

124 Seiten * ISBN 978-9088-79-021-8 * Softcover

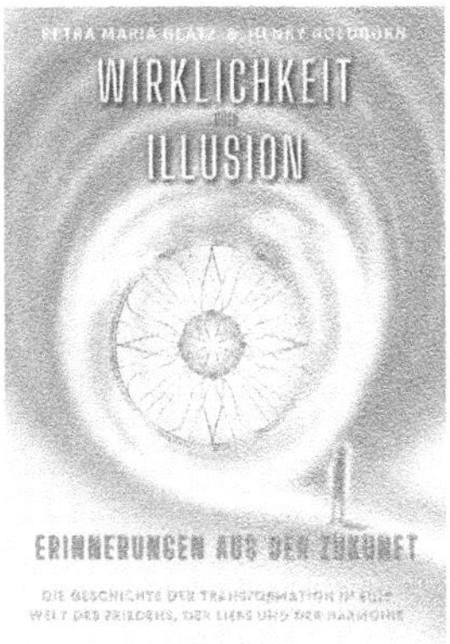

WIRKLICHKEIT
ODER
ILLUSION

Erinnerungen aus der Zukunft

Petra Maria Glatz und Henry Goldborn

Wirklichkeit oder Illusion
In diesem Buch findest du einen visionären Weg, deine Gedanken und deine eigene Vision einer besseren Zukunft für dich glaubhaft zu halten, durch die Zeit zu tragen, ihr wahrhaftig treu zu bleiben und sie zur Manifestation zu bringen. Alle Mittel und Werkzeuge, die du auf dem Weg in deine erfüllte Zukunft brauchst, sind in diesem Buch zu finden.

Die Autoren geben einen tiefen Einblick in ihre Lebensreise in die Erfüllung. Und zwar rückblickend aus der Zukunft im Jahr 2051. Sie schildern detailliert die Welt im Jahr 2051 - wohin uns unsere Entwicklung geführt hat, wie wir leben, wie wir sind und welche Fähigkeiten wir in allen Säulen unseres Lebens entwickelt haben.

204 Seiten * ISBN 978-90-8879-188-8 * Hardcover

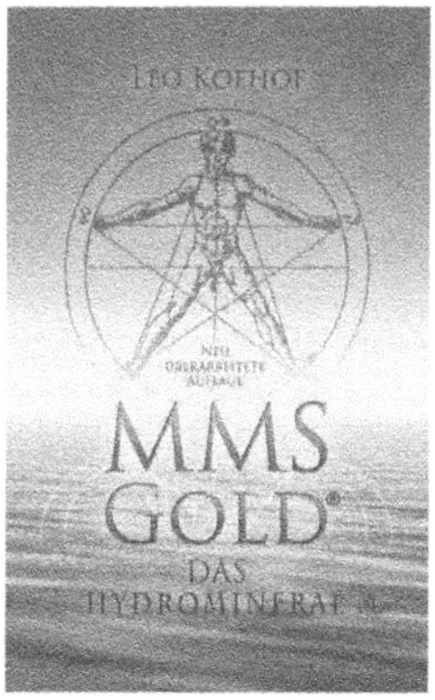

MMS GOLD®

das

Hydromineral

Leo Koehof

Mineralien und Zellfunktionen im Gleichgewicht
Das Buch vermittelt eingehende Einsichten in die Rolle der Mineralien und Spurenelemente, die im MMS-Gold® enthalten sind. Diese elementaren Bausteine sind von wesentlicher Bedeutung für die reibungslose Funktion unserer Zellen. Sie tragen nicht nur dazu bei, den Stoffwechsel zu fördern, sondern können auch unerwünschte Substanzen im Körper binden und entfernen, was zur Wiederherstellung eines inneren Gleichgewichts beiträgt.

Wasserreinigung und -optimierung
MMS-Gold® kann Wasser reinigen und optimieren. Bereits wenige Tropfen MMS-Gold® können die Qualität des Wassers verbessern. MMS-Gold® trägt dazu bei, Wasser zu optimieren.

Positive Auswirkungen auf das allgemeine Wohlbefinden
Das Buch hebt die vielfältigen positiven Auswirkungen von MMS-Gold® hervor. Von der Unterstützung der Sauerstoffversorgung der Zellen bis zur Förderung der Aufnahme von Nährstoffen und zur Stimulation der Zellaktivität.
MMS-Gold® kann zur Verbesserung verschiedener Aspekte unserer körperlichen Funktionen beitragen.

153 Seiten * ISBN 978-9088-79-034-8 * Hardcover

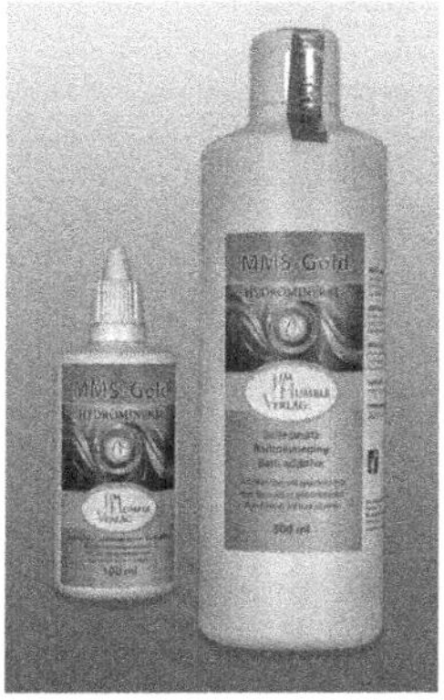

MMS GOLD®
HYDROMINERAL

BADEZUSATZ

Natürliche Mineralien für das Wohlbefinden
Mineralien sind von essentieller Bedeutung für zahlreiche lebenswichtige Prozesse im Körper. MMS-Gold® enthält eine vielfältige Mischung von über 60 Mineralien und Spurenelementen in flüssiger, ionischer Form. Diese spezielle Form erlaubt es dem Körper, die Mineralien direkt über die Haut auf zu nehmen.

Unterstützung des Stoffwechsels und Prävention
Die enthaltenen Mineralien spielen eine entscheidende Rolle bei der Förderung eines reibungslosen Stoffwechsels. Sie dienen als Grundlage für eine optimale Funktion des Körpers und können dazu beitragen, ernährungsbedingten Defiziten vorzubeugen, die mit bestimmten gesundheitlichen Herausforderungen in Verbindung stehen können.

Die Vorteile von MMS-Gold®
- Unterstützung der Zellfunktion
- Ausleitung unerwünschter Stoffe
- Optimierung des Wassers
- Vollständiges Spektrum an Spurenelementen
- Positive Auswirkungen auf den Körper
- Förderung von Sauerstoffzufuhr und Nährstoffaufnahme
- Stimulation der Zellaktivität
- Bei oxydativem Stress
- Tiefgreifender Wasseraustausch
- Verbesserung enzymatischer Funktionen
- Positiver Einfluss auf Hormone

Abfüllmengen:
100 ml € 24,95 1400077
500 ml € 84,95 1400078

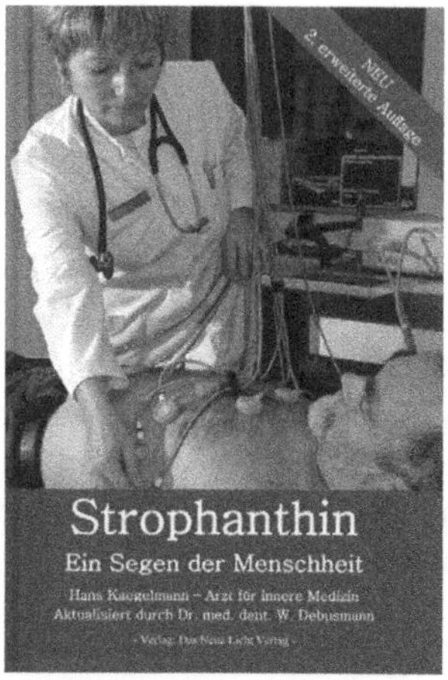

STROPHANTHIN
Ein Segen der Menschheit

Dr. Hans Kaegelmann - Arzt für innere Medizin
Aktualisiert durch Dr.med.dent. W. Debusmann

Seiner Meinung nach sind mit der präventiven peroralen Medikation von Strophanthin fast alle sogenannten Herzinfarkte und Angina-Pectoris-Beschwerden sowie Herzreinfarkte vermeidbar.

Doch leider wurde, wie viele andere natürliche Heilmittel, auch dieses hochwirksame natürliche Medikament durch wirtschaftliche Interessen der Pharmaindustrie stillschweigend vom Markt verdrängt. Das Ergebnis ist, dass seitdem weltweit viele Menschen in einer Größenordnung unvorstellbaren Ausmaßes qualvoll und unnötig an Herzkrankheiten leiden und am Herzinfarkt sterben. Auch heute noch können viele Ärzte und tausende Patienten die segensreiche Wirkung von Strophanthin bestätigen.

Die durch die Weltgesundheitsorganisation (WHO) statistisch belegte Pandemie der Herzinfarkte und übrigen Herzkrankheiten wird somit künstlich am Leben gehalten und könnte, laut Aussage des Arztes und Wissenschaftlers Hans Kaegelmann, bei der richtigen Anwendung von Strophanthin, in kurzer Zeit beendet sein.

In diesem Buch informiert Hans Kaegelmann auf eine für jeden Betroffenen leichtverständliche Art und Weise, was er tun kann, um sein unnötiges Leiden zu beenden.

122 Seiten * ISBN 978-9088-79-015-7 * Hardcover